マンガでわかる
薬薬連携
地域連携を活性化する仕組み

医師 石松 宏章［著］
Hiroaki Ishimatsu
ＦＵＪＩ［作画］

マンガでわかる 薬薬連携 地域連携を活性化する仕組み◎目次

主な登場人物

調剤薬局（A県B市　ひまわり薬局）

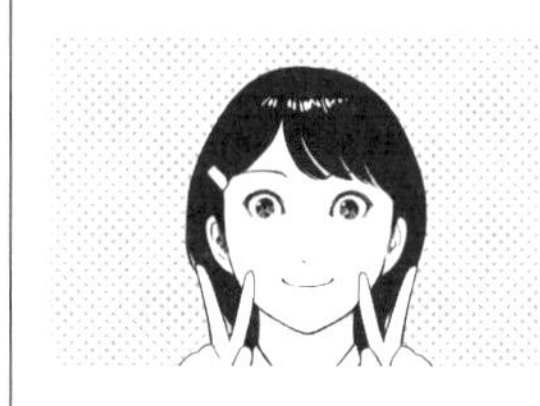

中村まい（24歳女性）

ひまわり薬局勤務の新人薬剤師。
明るくハキハキとした性格。
もともと仕事に対してあまりモチベーションが高いタイプではなかったが、先輩薬剤師や日々の患者さんとのやり取りの中で、次第にやる気を見せていくようになる。

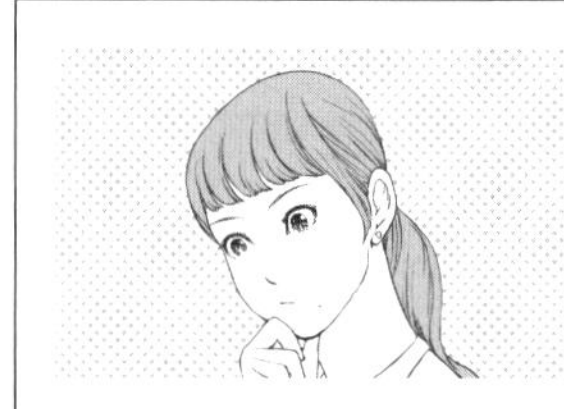

井上さん（32歳女性）

まいの働くひまわり薬局の先輩薬剤師。
プロ意識が高く、「患者さんのために何ができるか？」を常に考えている。
井上さんとの出会いによって、まいの意識も変わっていく。

病院（A県B市　東慶大学付属病院［東慶病院］）

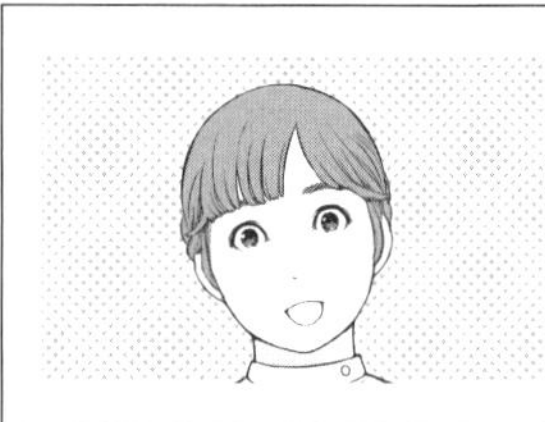

渡辺陽子（24歳女性）

東慶大学付属病院薬剤部の新人薬剤師。
真面目でしっかりしているように見えるが、たまに抜けているところがある。
まいとは大学の同級生。

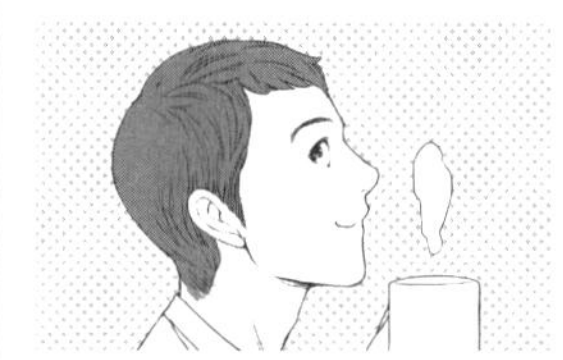

川口さん（37歳男性）

陽子の働く東慶大学付属病院の先輩薬剤師。
大学卒業後からずっと東慶大学付属病院に勤務しており、薬剤部でも病棟でも頼れる存在。積極的に学会にも参加しており、向上心がある。最近は多職種による地域連携についても興味がある。

第一章
薬薬連携の重要性

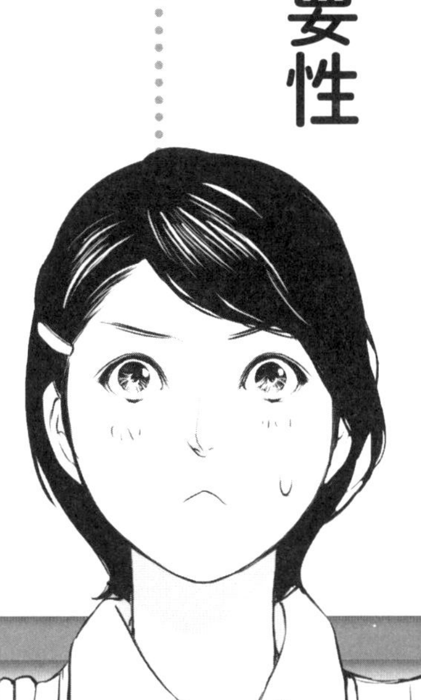

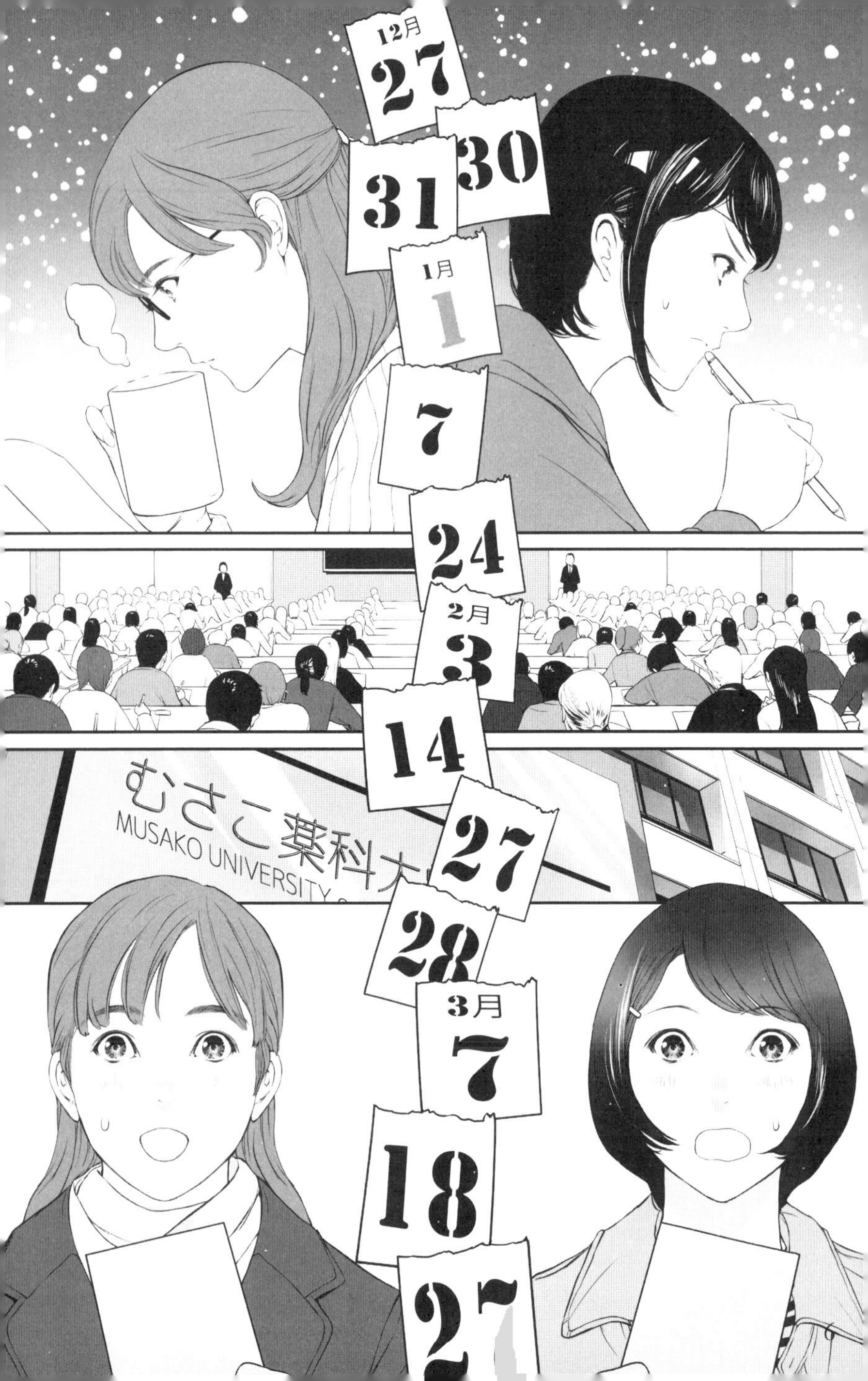
12月
27
30
31
1月
1
7
24
2月
3
14
むさこ薬科大
MUSAKO UNIVERSITY
27
28
3月
7
18
27

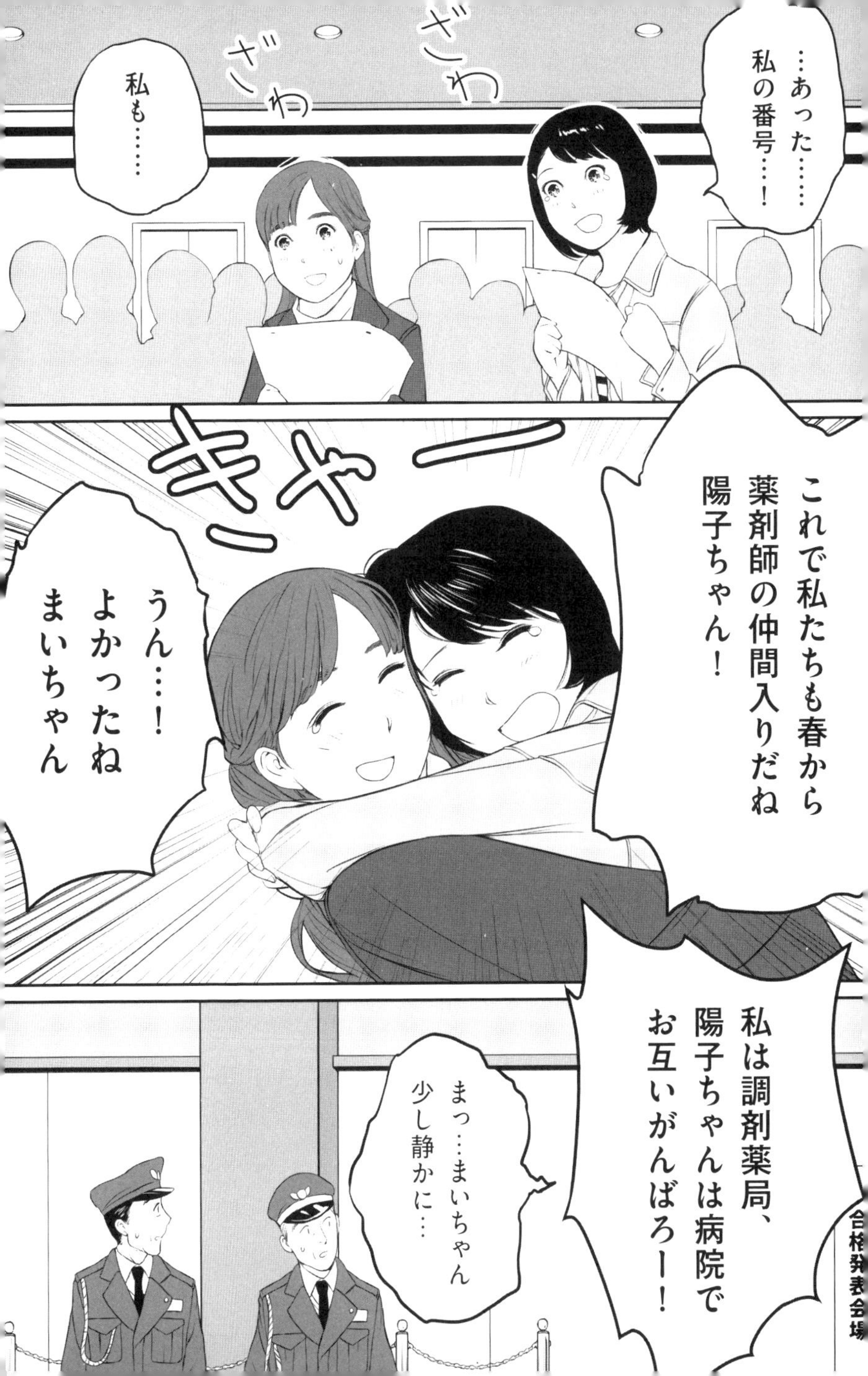
…あった……私の番号……！
ざわ
ざわ
私も……
キャー
これで私たちも春から薬剤師の仲間入りだね陽子ちゃん！
うん…！よかったねまいちゃん
私は調剤薬局、陽子ちゃんは病院でお互いがんばろー！
まっ…まいちゃん少し静かに…
合格発表会場

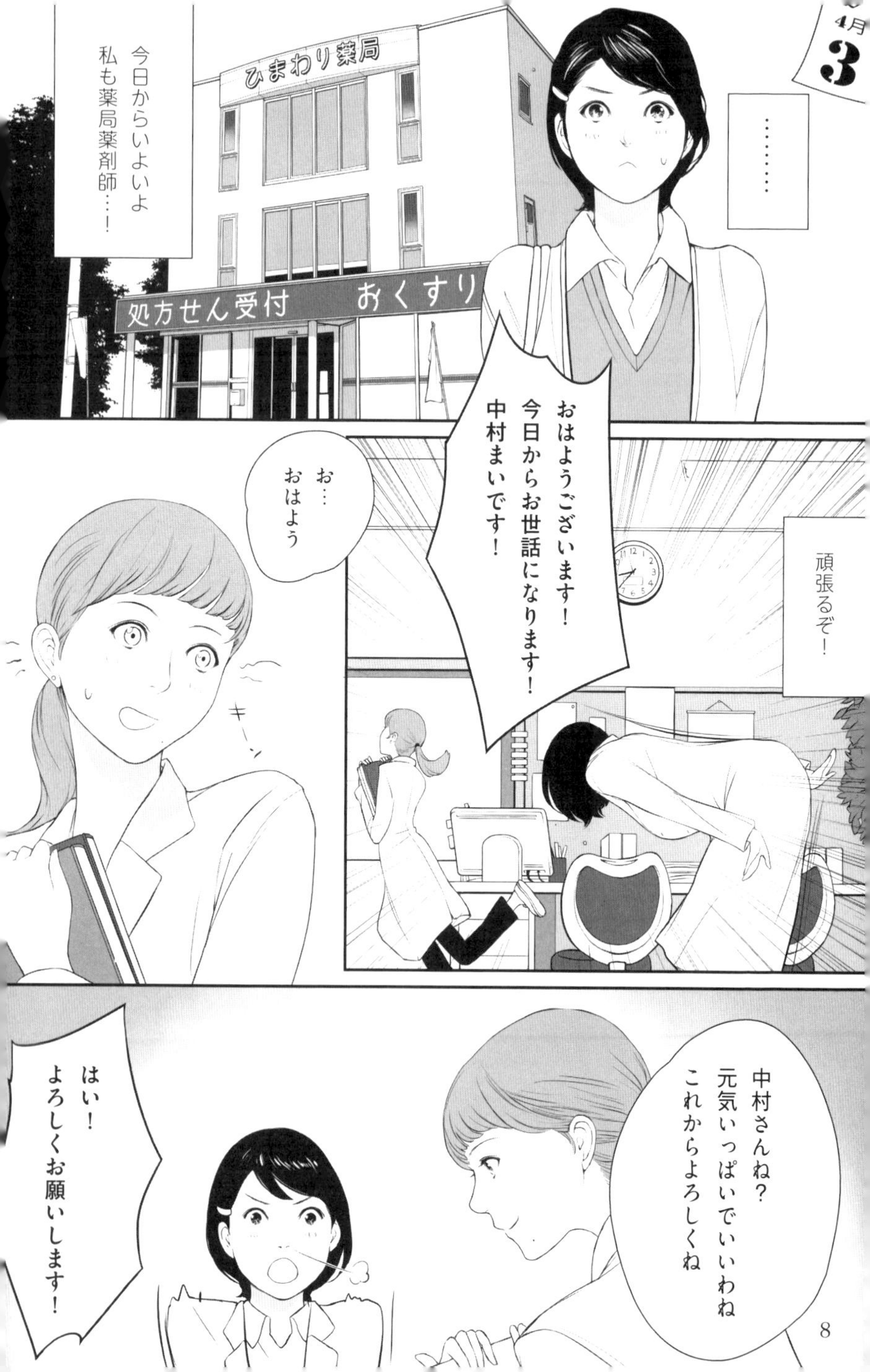
4月
3
ひまわり薬局
処方せん受付　おくすり
今日からいよいよ
私も薬局薬剤師…！
………
おはようございます！
今日からお世話になります！
中村まいです！
お…
おはよう
頑張るぞ！
中村さんね？
元気いっぱいでいいわね
これからよろしくね
はい！
よろしくお願いします！

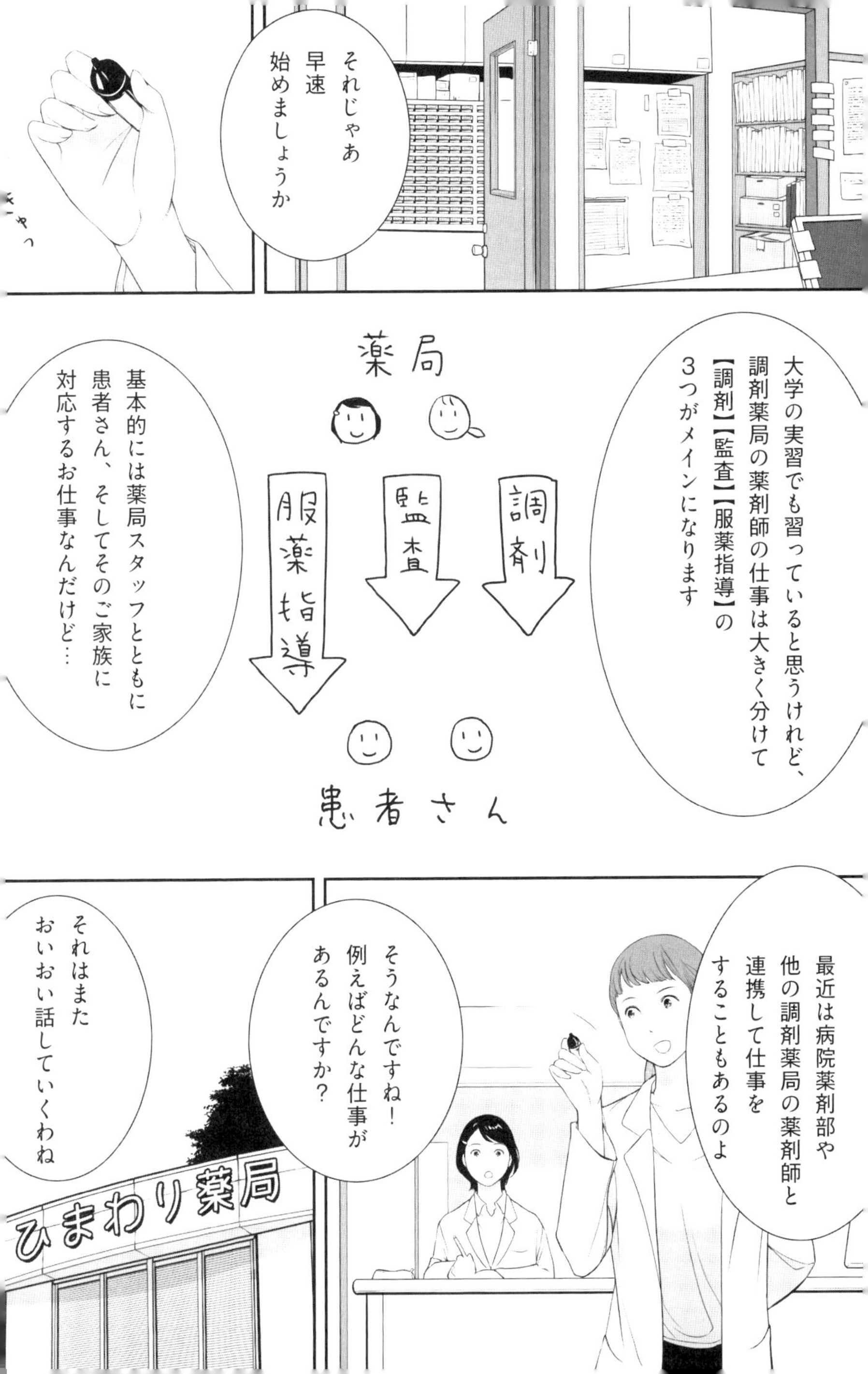

きゅっ
それじゃあ
早速
始めましょうか
大学の実習でも習っていると思うけれど、
調剤薬局の薬剤師の仕事は大きく分けて
【調剤】【監査】【服薬指導】の
3つがメインになります
薬局
調剤
監査
服薬指導
患者さん
基本的には薬局スタッフとともに
患者さん、そしてそのご家族に
対応するお仕事なんだけど…
最近は病院薬剤部や
他の調剤薬局の薬剤師と
連携して仕事を
することもあるのよ
そうなんですね！
例えばどんな仕事が
あるんですか？
それはまた
おいおい話していくわね
ひまわり薬局

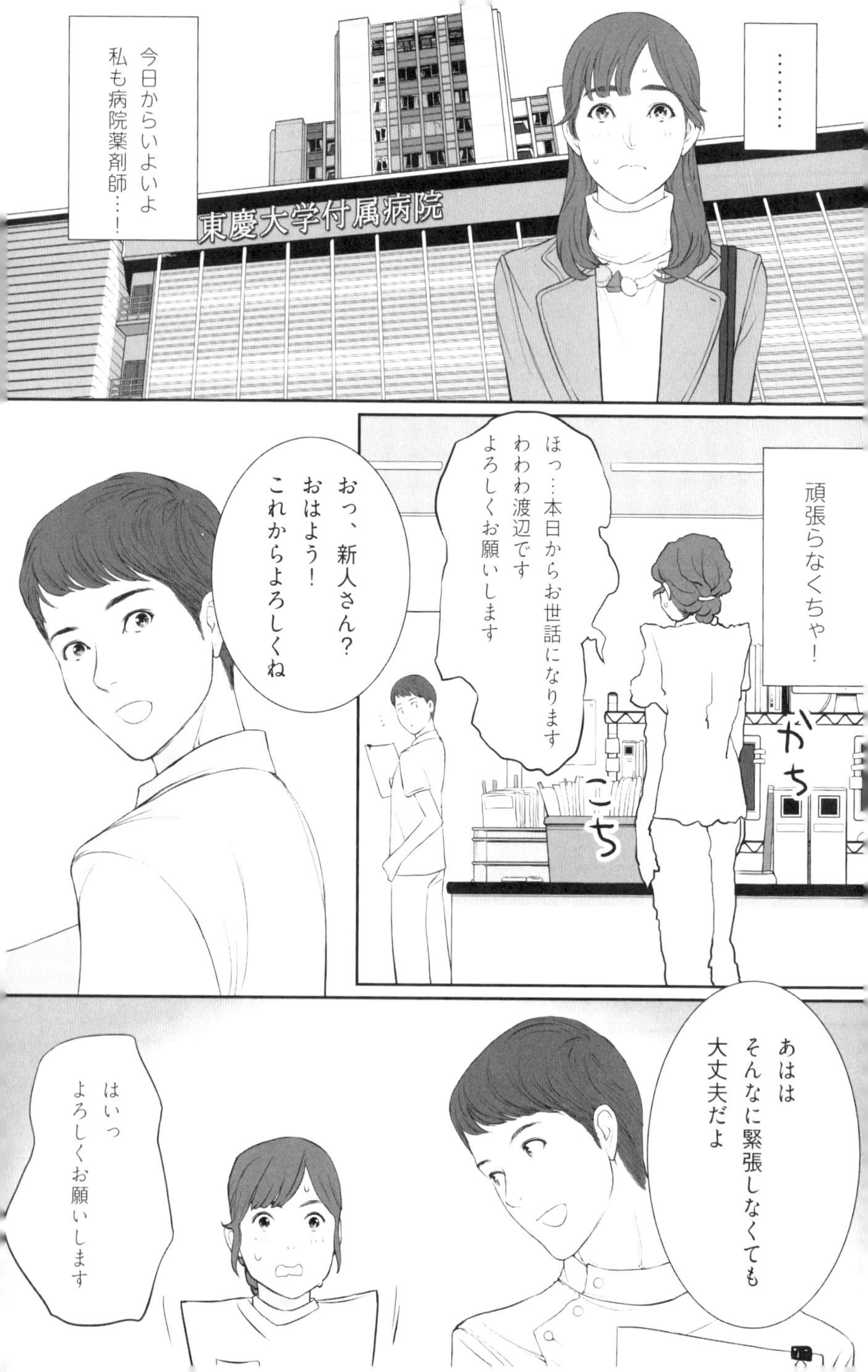
…………
今日からいよいよ
私も病院薬剤師…！
東慶大学付属病院
頑張らなくちゃ！
ほっ…本日からお世話になります
わわわ渡辺です
よろしくお願いします
がち
こち
おっ、新人さん？
おはよう！
これからよろしくね
あはは
そんなに緊張しなくても
大丈夫だよ
はいっ
よろしくお願いします

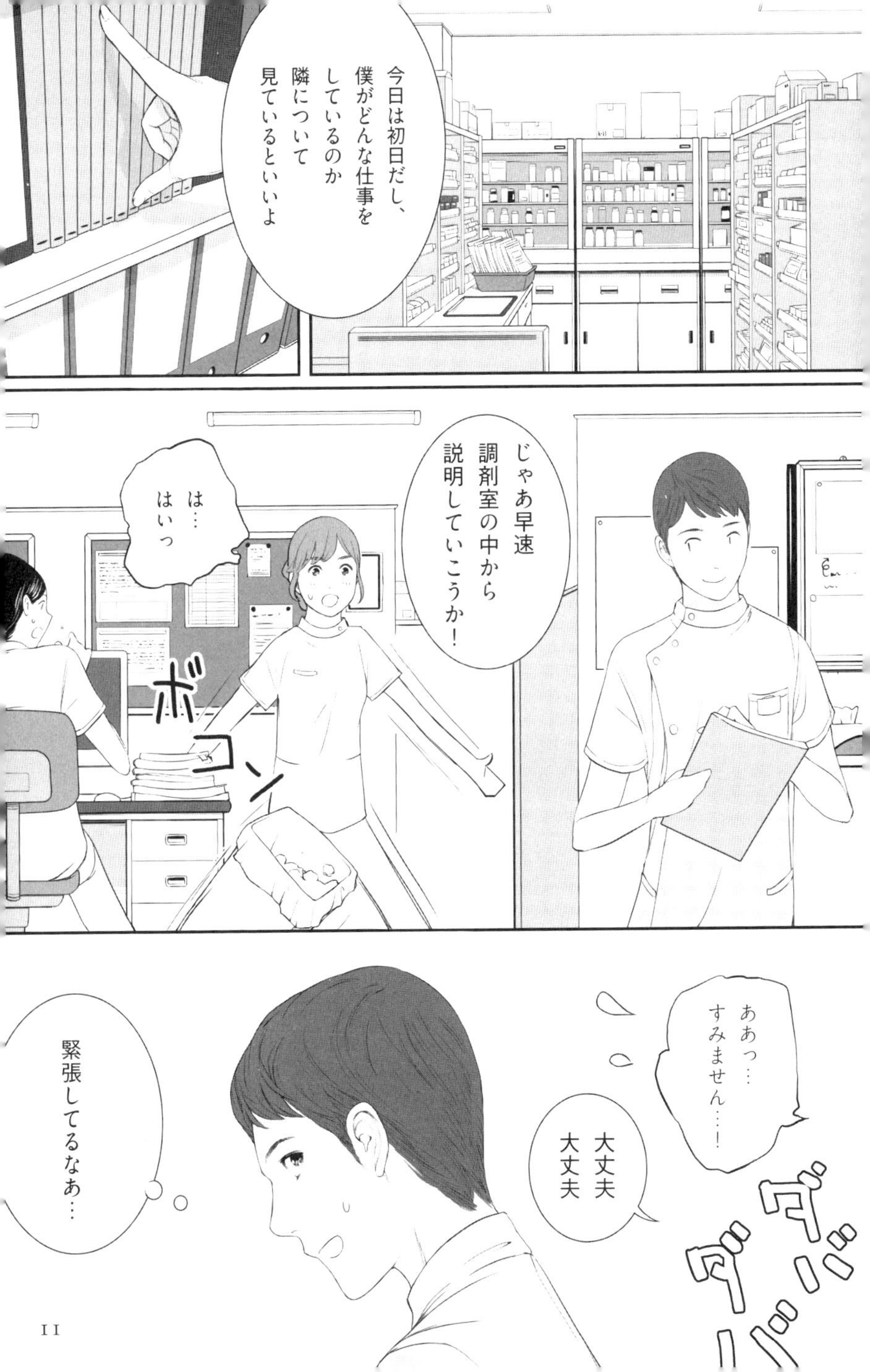
今日は初日だし、僕がどんな仕事をしているのか隣について見ているといいよ
じゃあ早速調剤室の中から説明していこうか！
は…はいっ
ボコン
ああっ…すみません…！
大丈夫大丈夫
緊張してるなあ…
ダバダバ

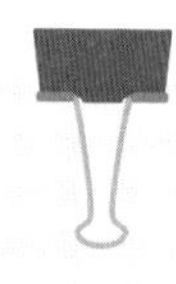

薬剤師の仕事と薬薬連携

病院と調剤薬局とで異なる薬剤師の仕事

医薬品のスペシャリストとして国家資格を持って働く薬剤師の皆さん。近年、製薬企業や保健所などで働く方も増えてきていますが、ほとんどの人は調剤薬局や病院といった医療機関に所属しているのではないでしょうか。働く場所によって仕事の中身はやや異なりますね。

大きく分けると、街中にある調剤薬局で患者さんが持ってこられる処方せんをもとに調剤をして、患者さんが安全に、そして安心してお薬を使えるようフォローをする「調剤薬局薬剤師」のお仕事。そして、病院の中で主に入院加療中の患者さんのお薬全般について責任を持つ「病院薬剤師」のお仕事です。

薬学部で学ぶ間にはそれぞれのお仕事の意義を知り、実際に実習での現場経験もされました。就職されるときには皆さん、「どちらの仕事が、より自分に合っているかな」と考えて、今の道に進まれたのではないでしょうか。

ただ、働く場所は変わっても、患者さんにより安心で継続した薬物療法を受けていただきたいという目的は同じです。

平成28年6月のデータになりますが、日本全国の院外処方率は73・9％ですから、7割強の患者さんは地域の調剤薬局薬剤師から説明を受けて、お薬を手にされているわけです。

当然その際には、調剤薬局薬剤師の皆さんは、患者さんの薬歴やお薬手帳と照合して処方せん監査を行います。そこで処方せんに疑わしい点があれば処方医に疑義照会をして、患者さんに安全にお薬を渡せるよう配慮しています。

患者さんがこれまでにもらったお薬をきちんと飲めているか、今のお薬の剤形などで飲みにくさはないかなど、より患者さんに寄り添った目線でお薬の見直しを図ることもできます。

入院されていた患者さんが退院されてご自宅での療養生活に入られる時なども、お薬の管理が病院から調剤薬局に変わるわけですから、病院薬剤師から調剤薬局薬剤師への正確な情報共有とスムーズな伝達が重要になります。中には、抗がん剤をはじめ、複雑な運用を必要とするお薬の使用もあるでしょう。

国が推進している「地域包括ケアシステム」では、地域のクリニックなど日々の健康管理に当たるかかりつけ医院、特定疾患の治療や急性期治療、在宅療養生活に戻るまでの回復期を過ごす各種病院など、それぞれの役割に応じた医療機関が連携して患者さんを見守っていく体制が求められています。病院薬剤師と調剤薬局薬剤師が連携（薬薬連携）する場面もますます増えていきそうです。

「うちの病院（薬局）ではそれなりにやっている」「気にならないわけじゃないけど、忙しくて…」という方もいらっしゃるでしょう。また、普段の業務の中では、病院薬剤師と調剤薬局薬剤師が一緒になって薬薬連携について話す機会も決して多くはありません。

この本では薬薬連携がうまくいっている例などをご紹介していきますので、皆さんの職場でも取り入れられるような工夫やヒントを得てもらえれば幸いです。

第一章　薬薬連携の重要性

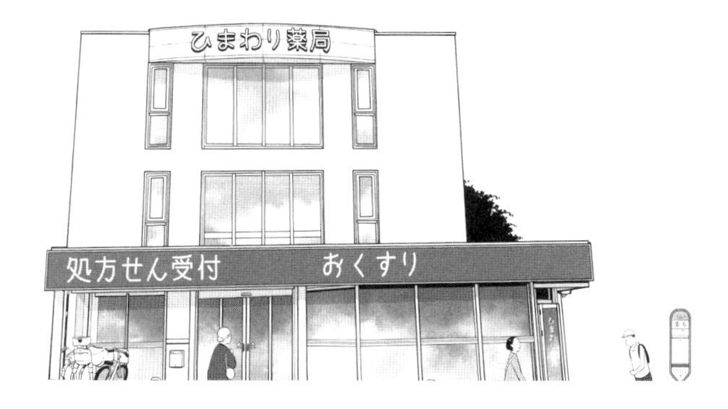

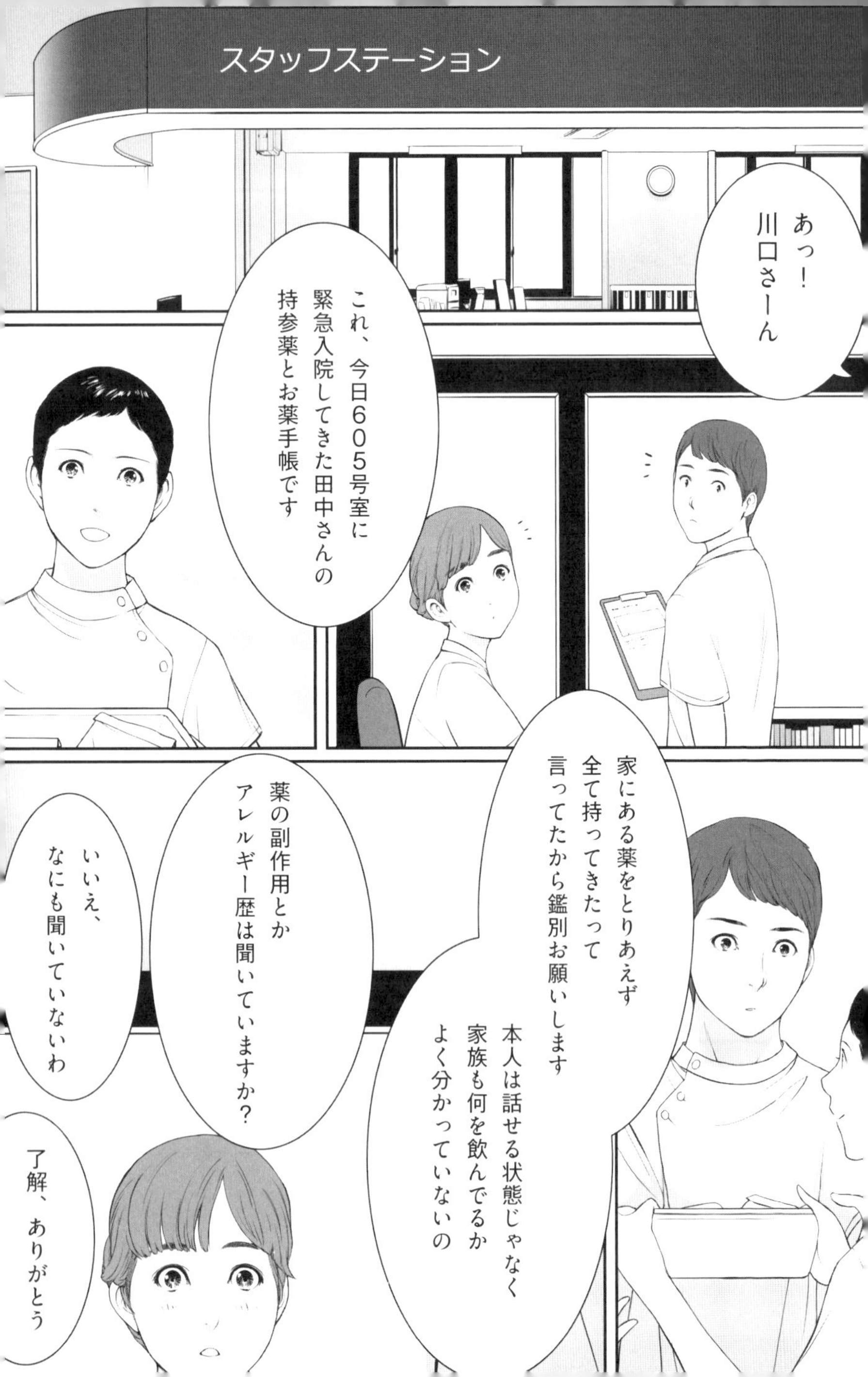
スタッフステーション
あっ！川口さーん
これ、今日605号室に緊急入院してきた田中さんの持参薬とお薬手帳です
家にある薬をとりあえず全て持ってきたって言ってたから鑑別お願いします
本人は話せる状態じゃなく家族も何を飲んでるかよく分かっていないの
薬の副作用とかアレルギー歴は聞いていますか？
いいえ、なにも聞いていないわ
了解、ありがとう

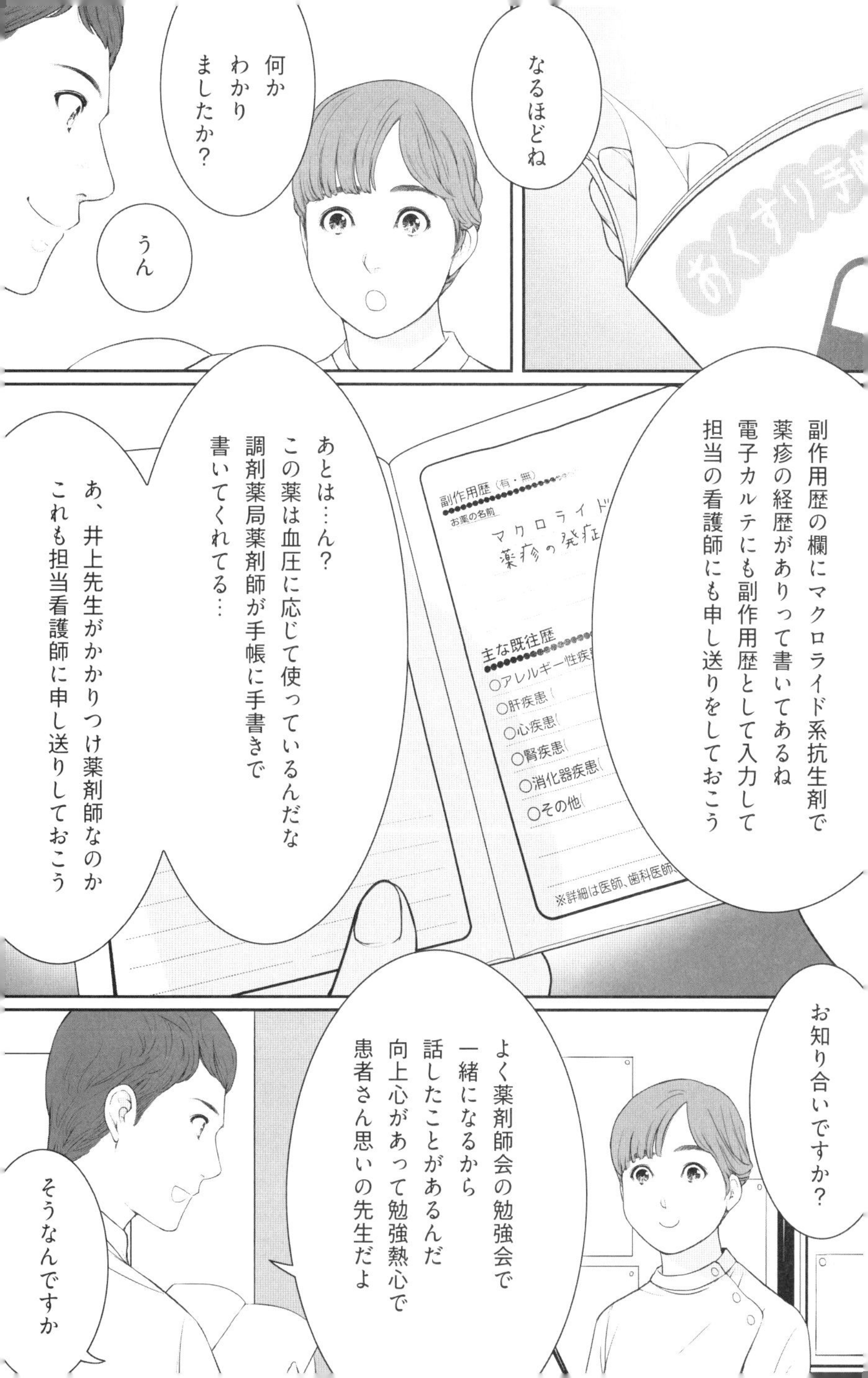
なるほどね
何かわかりましたか？
うん
副作用歴の欄にマクロライド系抗生剤で薬疹の経歴がありって書いてあるね
電子カルテにも副作用歴として入力して担当の看護師にも申し送りをしておこう
副作用用歴（有・無）
お薬の名前
主な既往歴
○肝疾患
○心疾患
○腎疾患
○消化器疾患
○その他
あとは…ん？
この薬は血圧に応じて使っているんだな
調剤薬局薬剤師が手帳に手書きで書いてくれてる…
あ、井上先生がかかりつけ薬剤師なのか
これも担当看護師に申し送りしておこう
お知り合いですか？
よく薬剤師会の勉強会で一緒になるから話したことがあるんだ
向上心があって勉強熱心で患者さん思いの先生だよ
そうなんですか

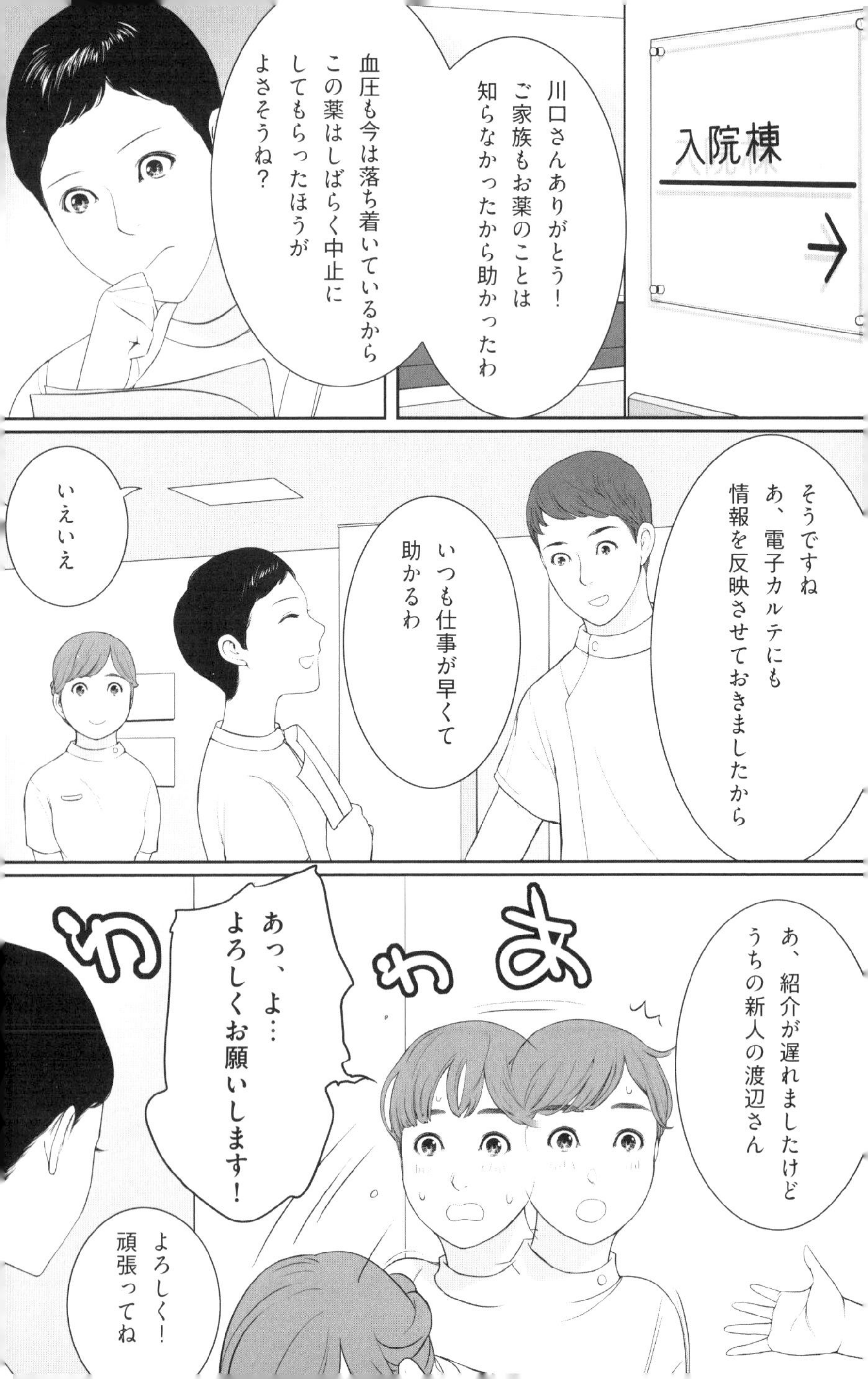
入院棟
川口さんありがとう！ご家族もお薬のことは知らなかったから助かったわ
血圧も今は落ち着いているからこの薬はしばらく中止にしてもらったほうがよさそうね？
そうですね あ、電子カルテにも情報を反映させておきましたから
いつも仕事が早くて助かるわ
いえいえ
あ、紹介が遅れましたけどうちの新人の渡辺さん
わぁぁ
あっ、よ…よろしくお願いします！
よろしく！頑張ってね

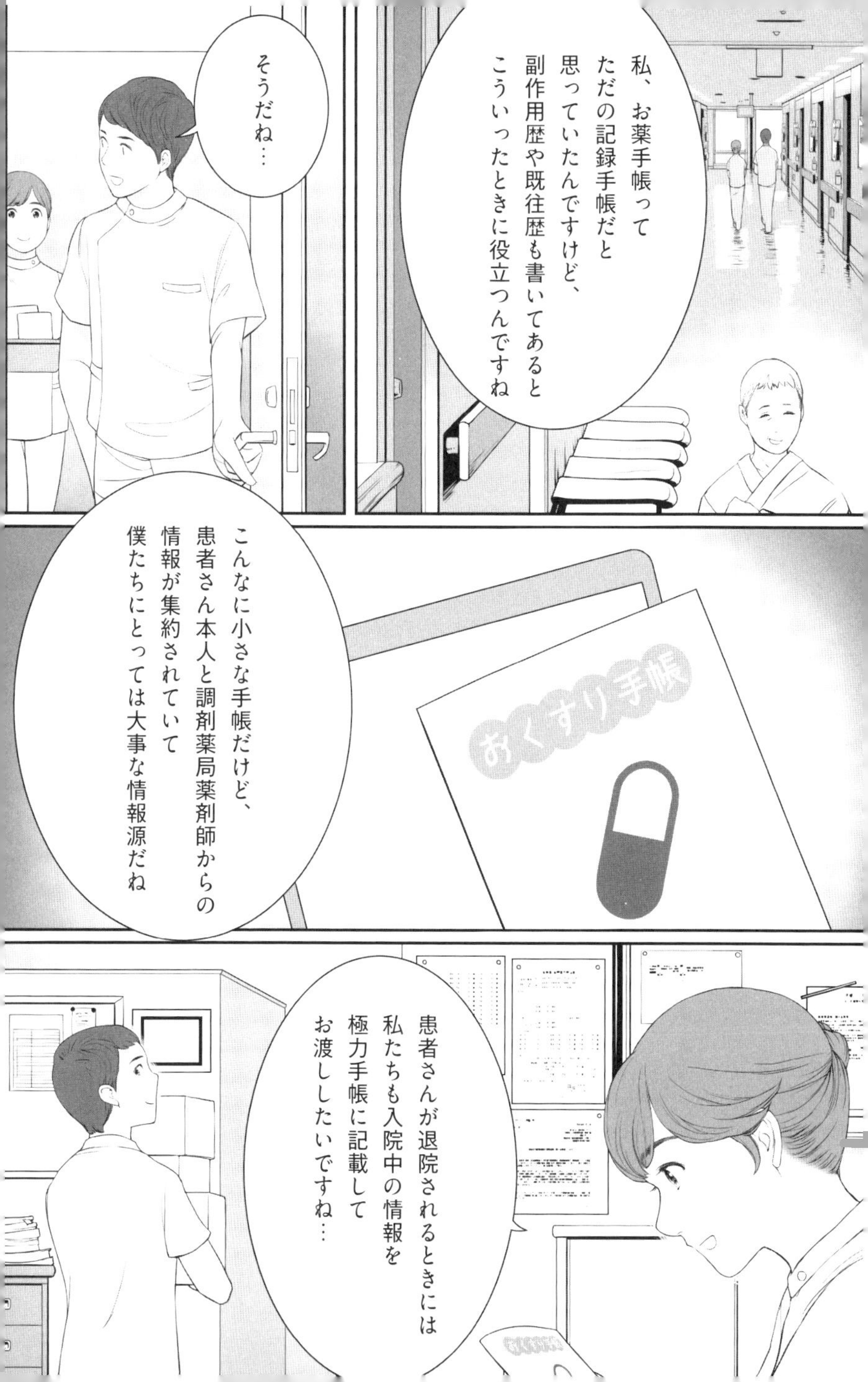
私、お薬手帳ってただの記録手帳だと思っていたんですけど、副作用歴や既往歴も書いてあるとこういったときに役立つんですね
そうだね…
こんなに小さな手帳だけど、患者さん本人と調剤薬局薬剤師からの情報が集約されていて僕たちにとっては大事な情報源だね
おくすり手帳
患者さんが退院されるときには私たちも入院中の情報を極力手帳に記載してお渡ししたいですね…

今はお薬手帳だけ
じゃなくて
退院時カンファレンスでも
情報共有ができるよ
退院時カンファレンスって
なんですか？

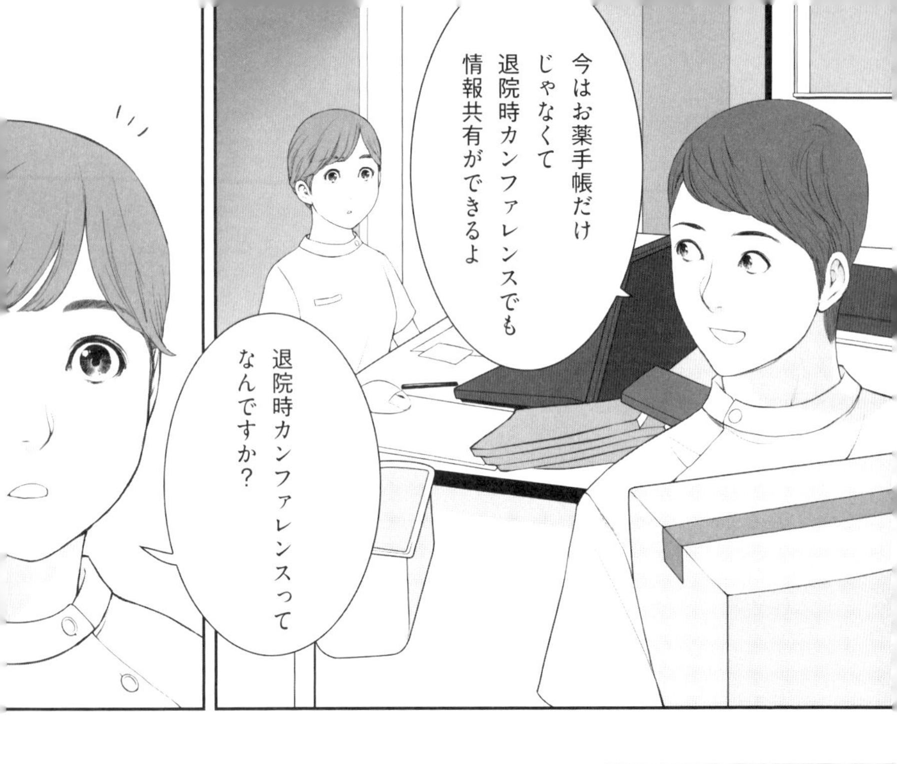

退院する患者さんの今後のフォローについて
病院主治医や病棟看護師、訪問医や訪問看護師、
医療ソーシャルワーカーたちが集まって
申し送りをしたり、今後のご自宅での生活が
スムーズに行くように検討会をするんだ

病院主治医

MSW

病棟看護師

薬剤師（病院・調剤薬局）

訪問医

訪問看護師

へぇ…
退院時はそんなこともするんですか…

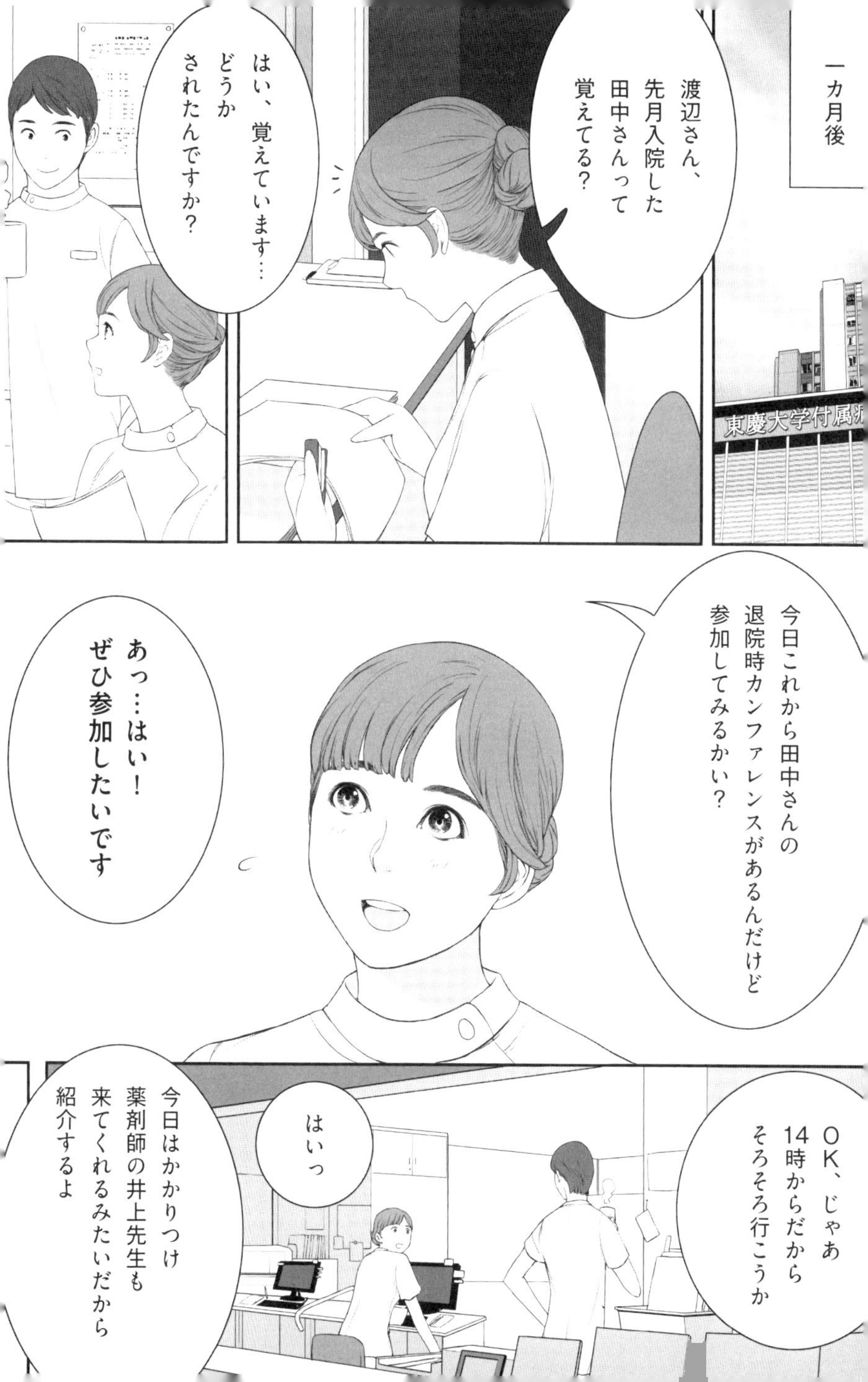
一カ月後
東慶大学付属
渡辺さん、先月入院した田中さんって覚えてる?
はい、覚えています…どうかされたんですか?
今日これから田中さんの退院時カンファレンスがあるんだけど参加してみるかい?
あっ…はい!ぜひ参加したいです
OK、じゃあ14時からだからそろそろ行こうか
はいっ
今日はかかりつけ薬剤師の井上先生も来てくれるみたいだから紹介するよ

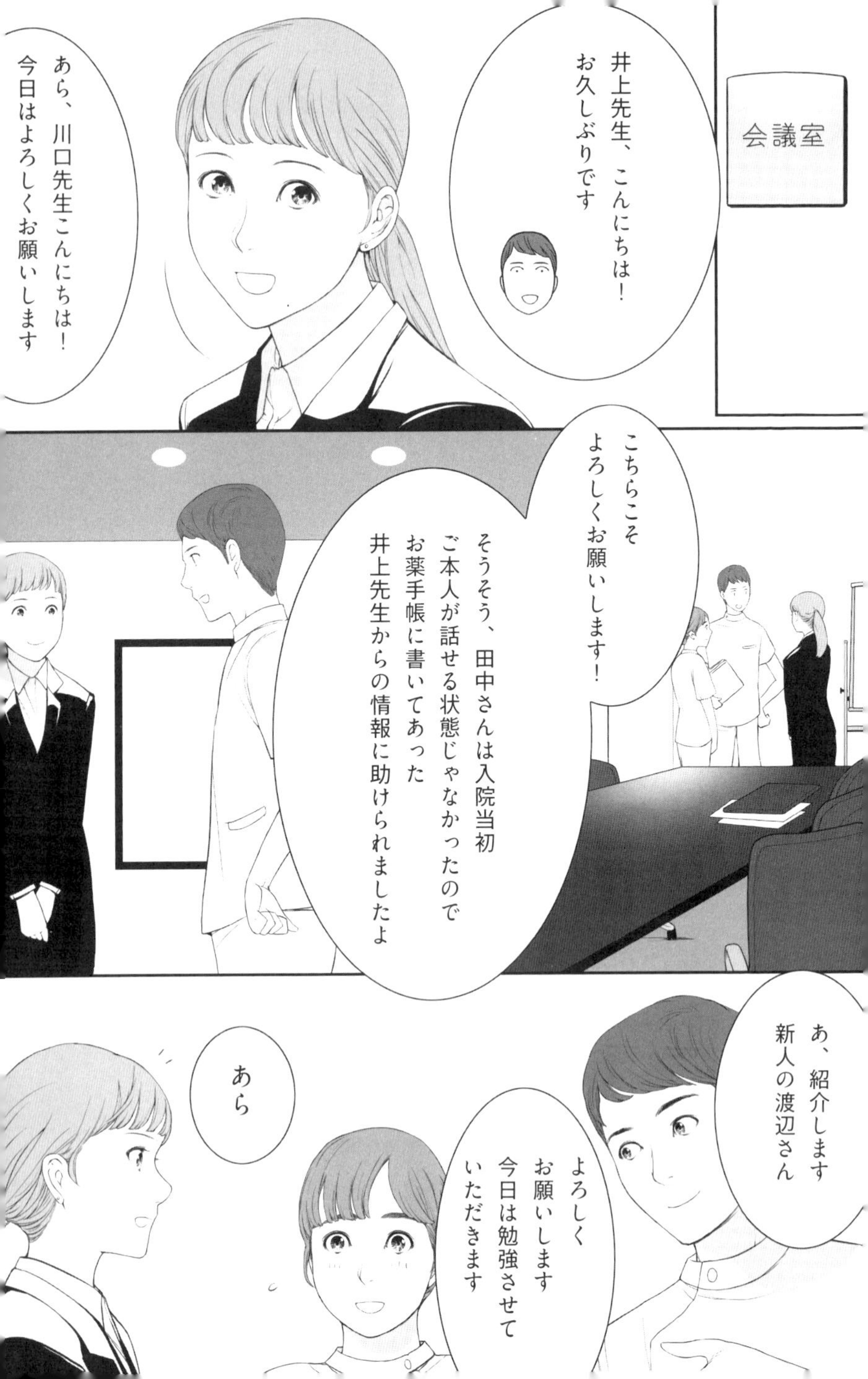
会議室
井上先生、こんにちは！お久しぶりです
あら、川口先生こんにちは！今日はよろしくお願いします
こちらこそよろしくお願いします！
そうそう、田中さんは入院当初ご本人が話せる状態じゃなかったのでお薬手帳に書いてあった井上先生からの情報に助けられましたよ
あ、紹介します新人の渡辺さん
よろしくお願いします今日は勉強させていただきます
あら

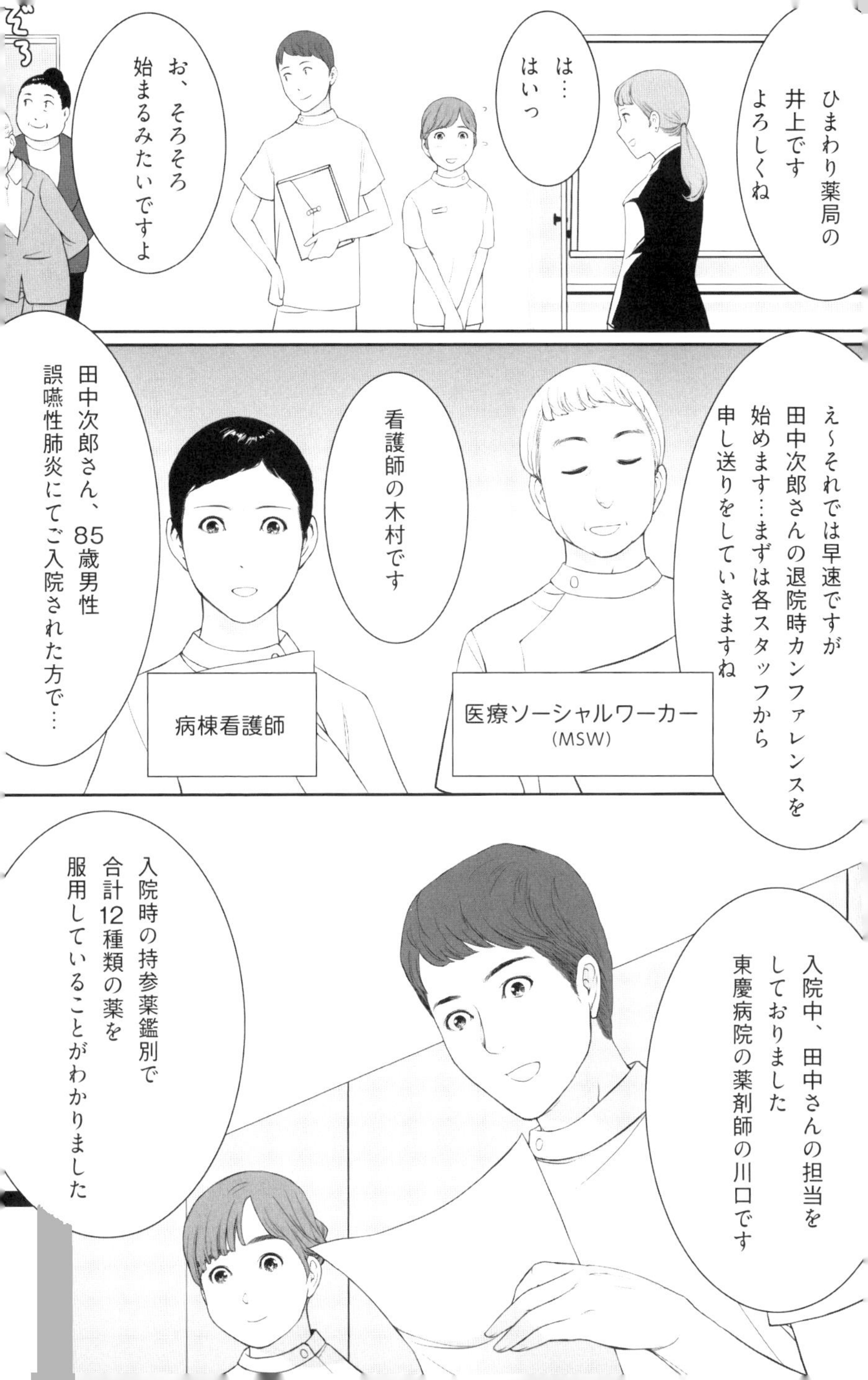
ひまわり薬局の井上ですよろしくね
は…はいっ
お、そろそろ始まるみたいですよ
ぞろ
え～それでは早速ですが田中次郎さんの退院時カンファレンスを始めます…まずは各スタッフから申し送りをしていきますね
医療ソーシャルワーカー（MSW）
看護師の木村です
田中次郎さん、85歳男性誤嚥性肺炎にてご入院された方で…
病棟看護師
入院中、田中さんの担当をしておりました東慶病院の薬剤師の川口です
入院時の持参薬鑑別で合計12種類の薬を服用していることがわかりました

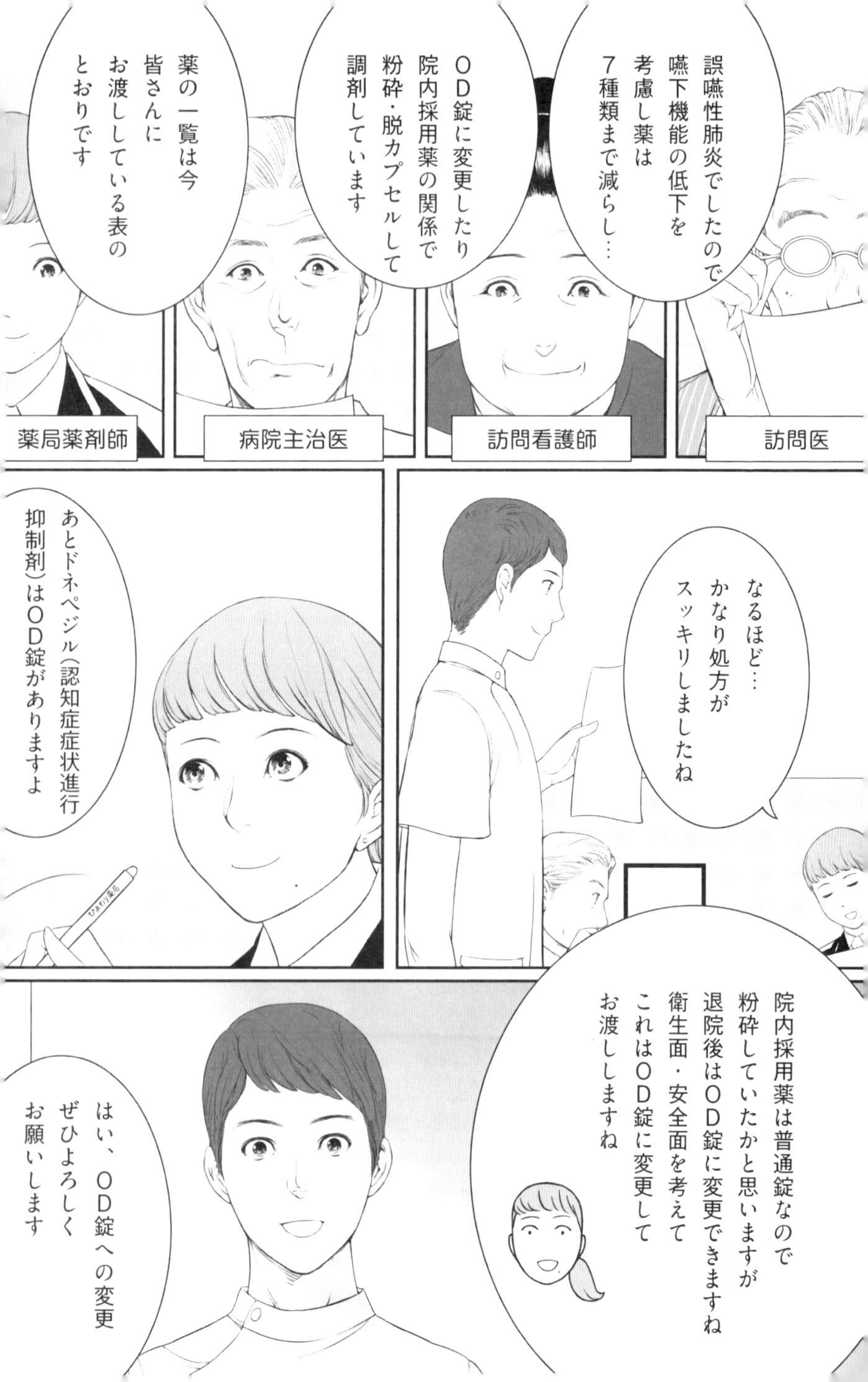
訪問医
誤嚥性肺炎でしたので嚥下機能の低下を考慮し薬は7種類まで減らし…
訪問看護師
OD錠に変更したり院内採用薬の関係で粉砕・脱カプセルして調剤しています
病院主治医
薬の一覧は今皆さんにお渡ししている表のとおりです
薬局薬剤師
なるほど…かなり処方がスッキリしましたね
あとドネペジル（認知症症状進行抑制剤）はOD錠がありますよ
院内採用薬は普通錠なので粉砕していたかと思いますが退院後はOD錠に変更できますね衛生面・安全面を考えてこれはOD錠に変更してお渡ししますね
はい、OD錠への変更ぜひよろしくお願いします

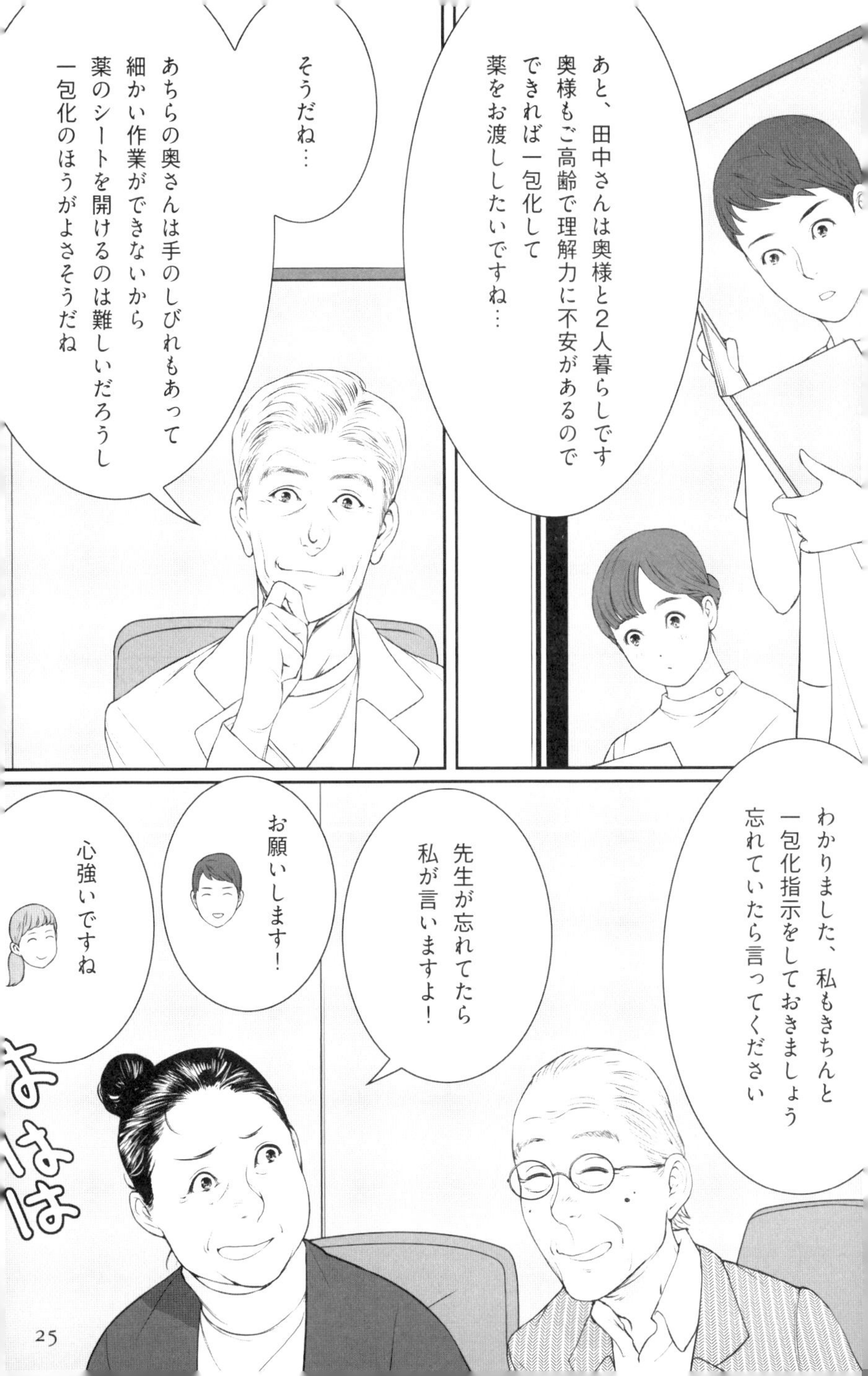

あと、田中さんは奥様と2人暮らしです
奥様もご高齢で理解力に不安があるので
できれば一包化して
薬をお渡ししたいですね…
そうだね…
あちらの奥さんは手のしびれもあって
細かい作業ができないから
薬のシートを開けるのは難しいだろうし
一包化のほうがよさそうだね
わかりました、私もきちんと
一包化指示をしておきましょう
忘れていたら言ってください
先生が忘れてたら
私が言いますよ！
お願いします！
心強いですね
ははは

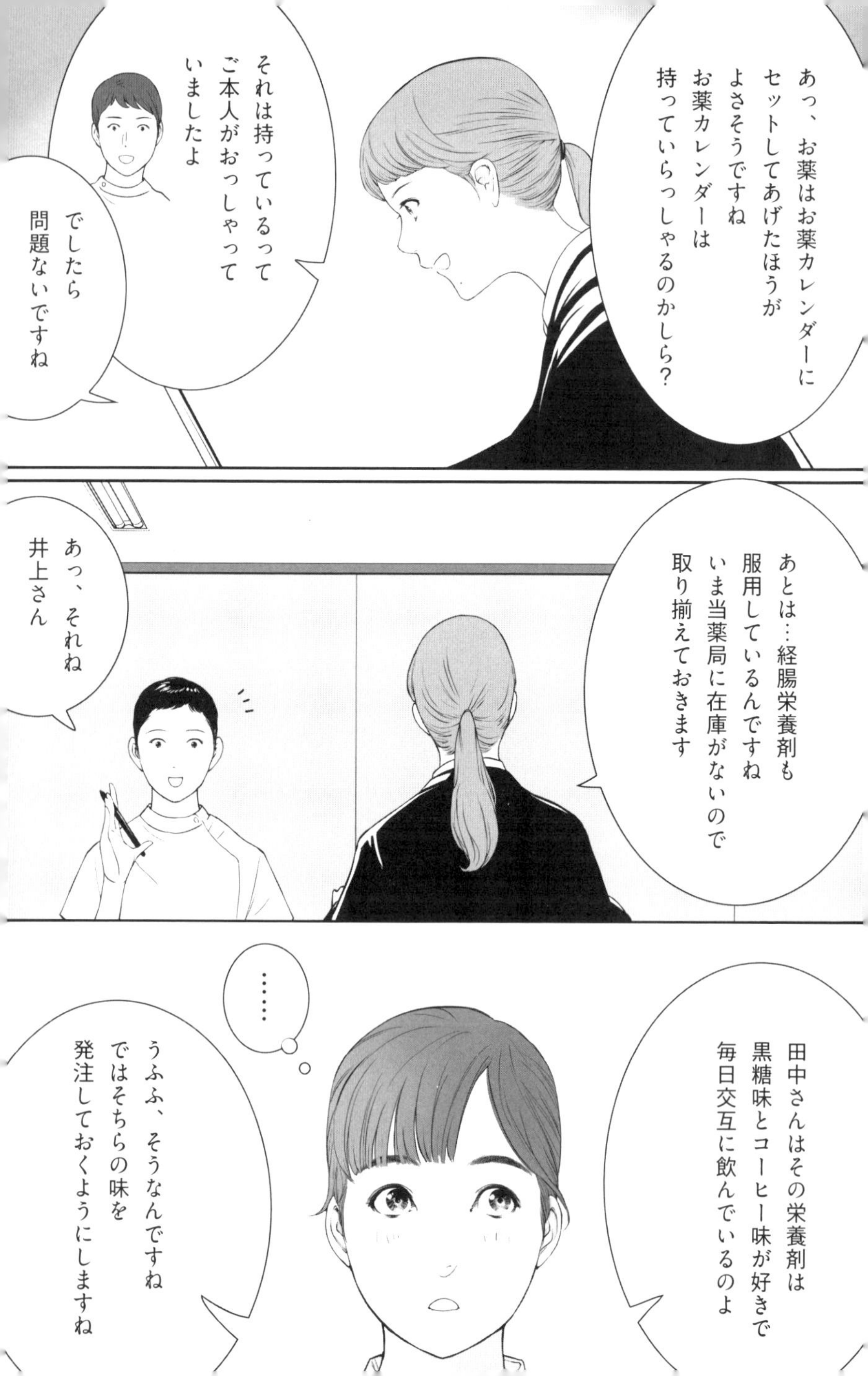
あっ、お薬はお薬カレンダーにセットしてあげたほうがよさそうですね お薬カレンダーは持っていらっしゃるのかしら？
それは持っているってご本人がおっしゃっていましたよ
でしたら問題ないですね
あとは…経腸栄養剤も服用しているんですね いま当薬局に在庫がないので取り揃えておきます
あっ、それね 井上さん
田中さんはその栄養剤は黒糖味とコーヒー味が好きで毎日交互に飲んでいるのよ
……
うふふ、そうなんですね ではそちらの味を発注しておくようにしますね

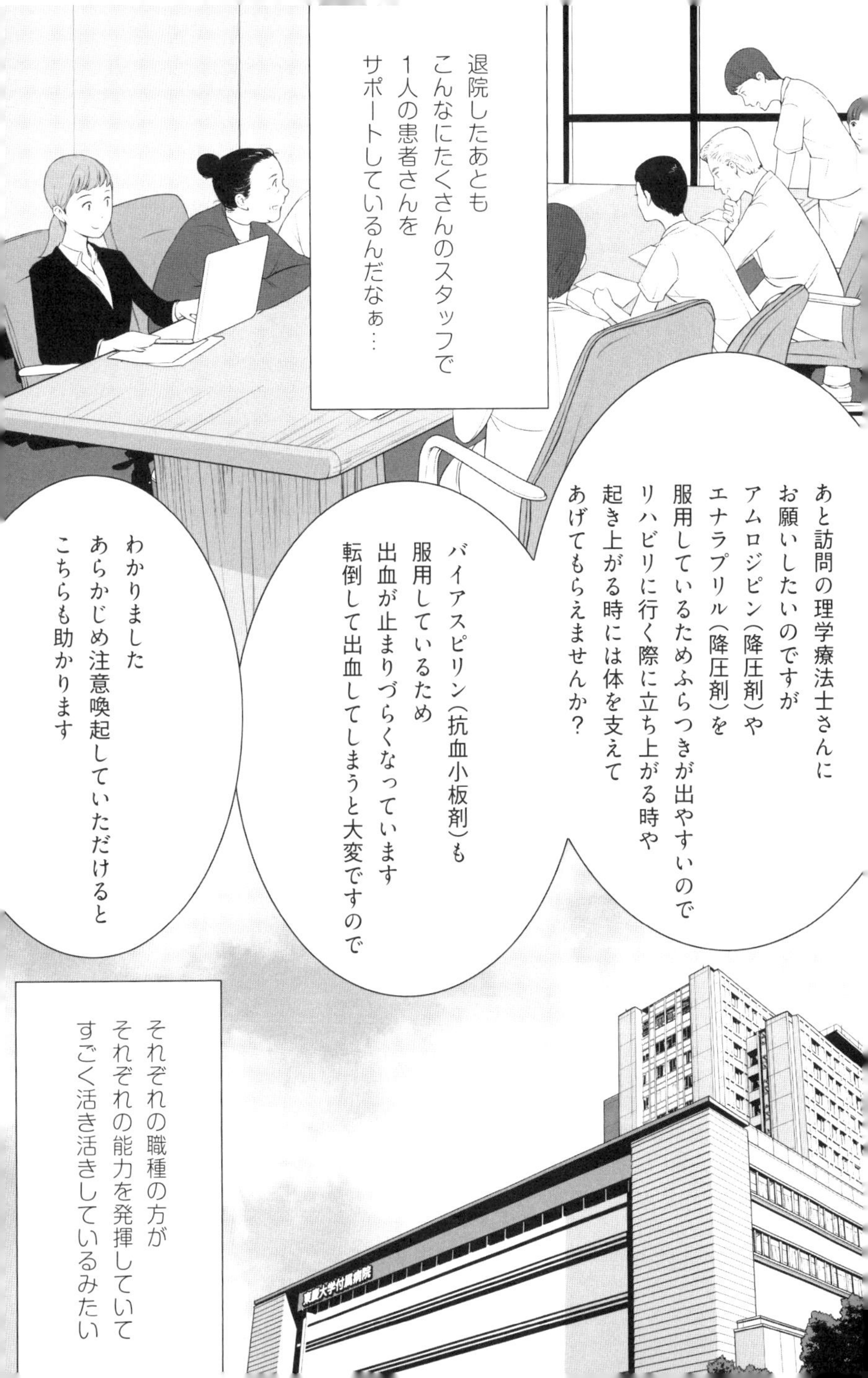
退院したあとも
こんなにたくさんのスタッフで
1人の患者さんを
サポートしているんだなぁ…
あと訪問の理学療法士さんに
お願いしたいのですが
アムロジピン(降圧剤)や
エナラプリル(降圧剤)を
服用しているためふらつきが出やすいので
リハビリに行く際に立ち上がる時や
起き上がる時には体を支えて
あげてもらえませんか?
バイアスピリン(抗血小板剤)も
服用しているため
出血が止まりづらくなっています
転倒して出血してしまうと大変ですので
わかりました
あらかじめ注意喚起していただけると
こちらも助かります
それぞれの職種の方が
それぞれの能力を発揮していて
すごく活き活きしているみたい

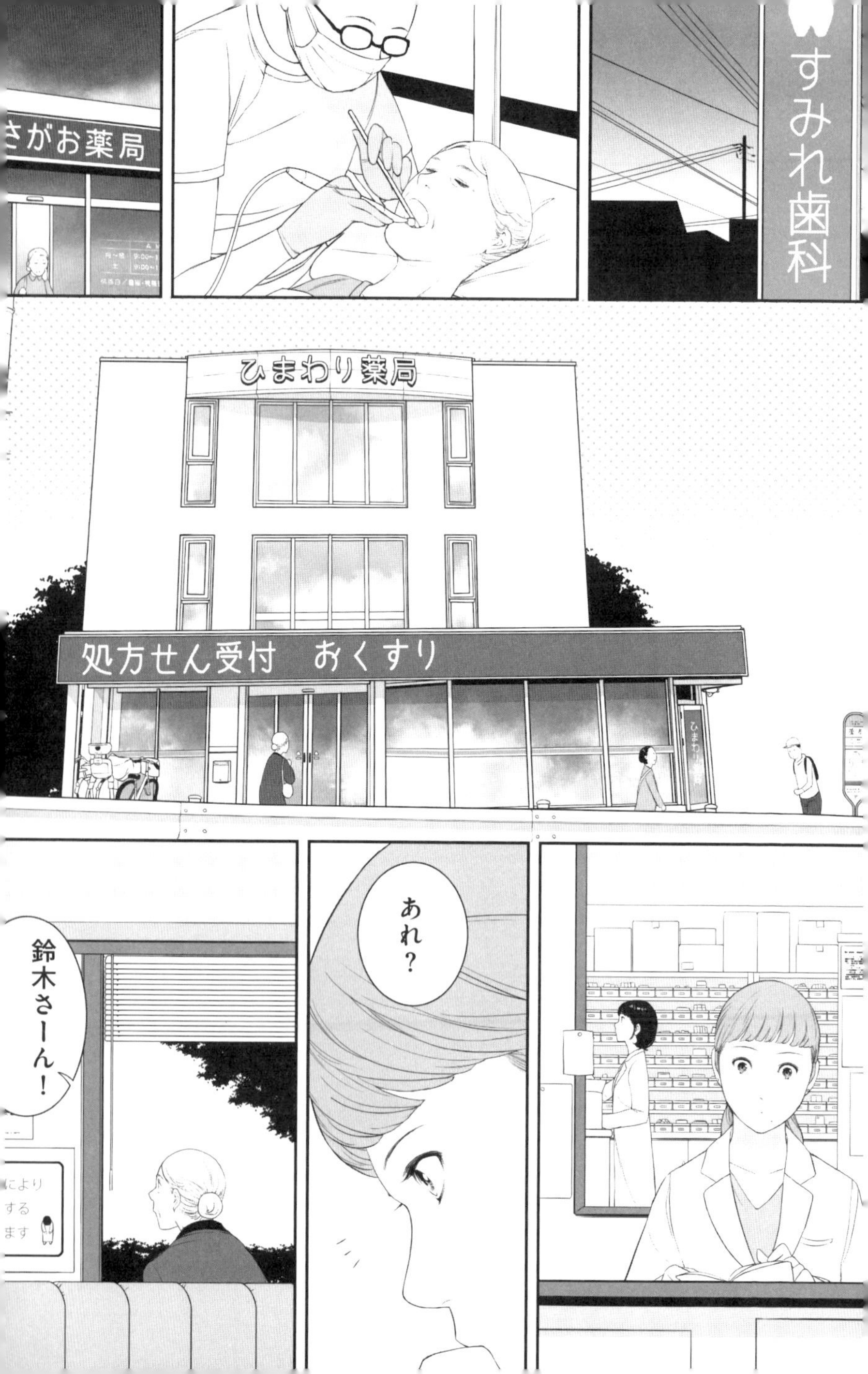
すみれ歯科
さがお薬局
ひまわり薬局
処方せん受付　おくすり
あれ？
鈴木さーん！

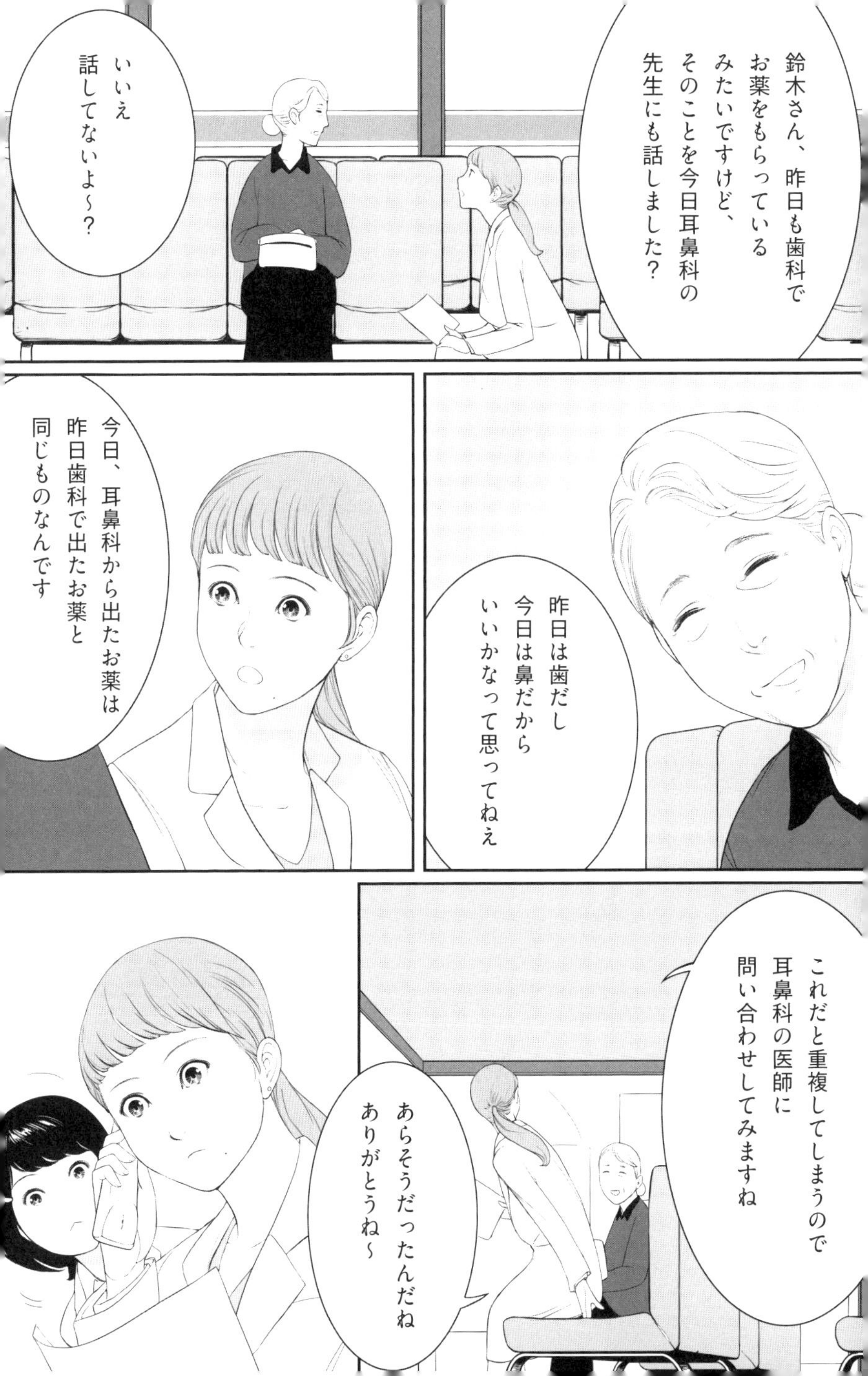
鈴木さん、昨日も歯科でお薬をもらっているみたいですけど、そのことを今日耳鼻科の先生にも話しました？
いいえ話してないよ～？
今日、耳鼻科から出たお薬は昨日歯科で出たお薬と同じものなんです
昨日は歯だし今日は鼻だからいいかなって思ってねえ
これだと重複してしまうので耳鼻科の医師に問い合わせしてみますね
あらそうだったんだねありがとうね～

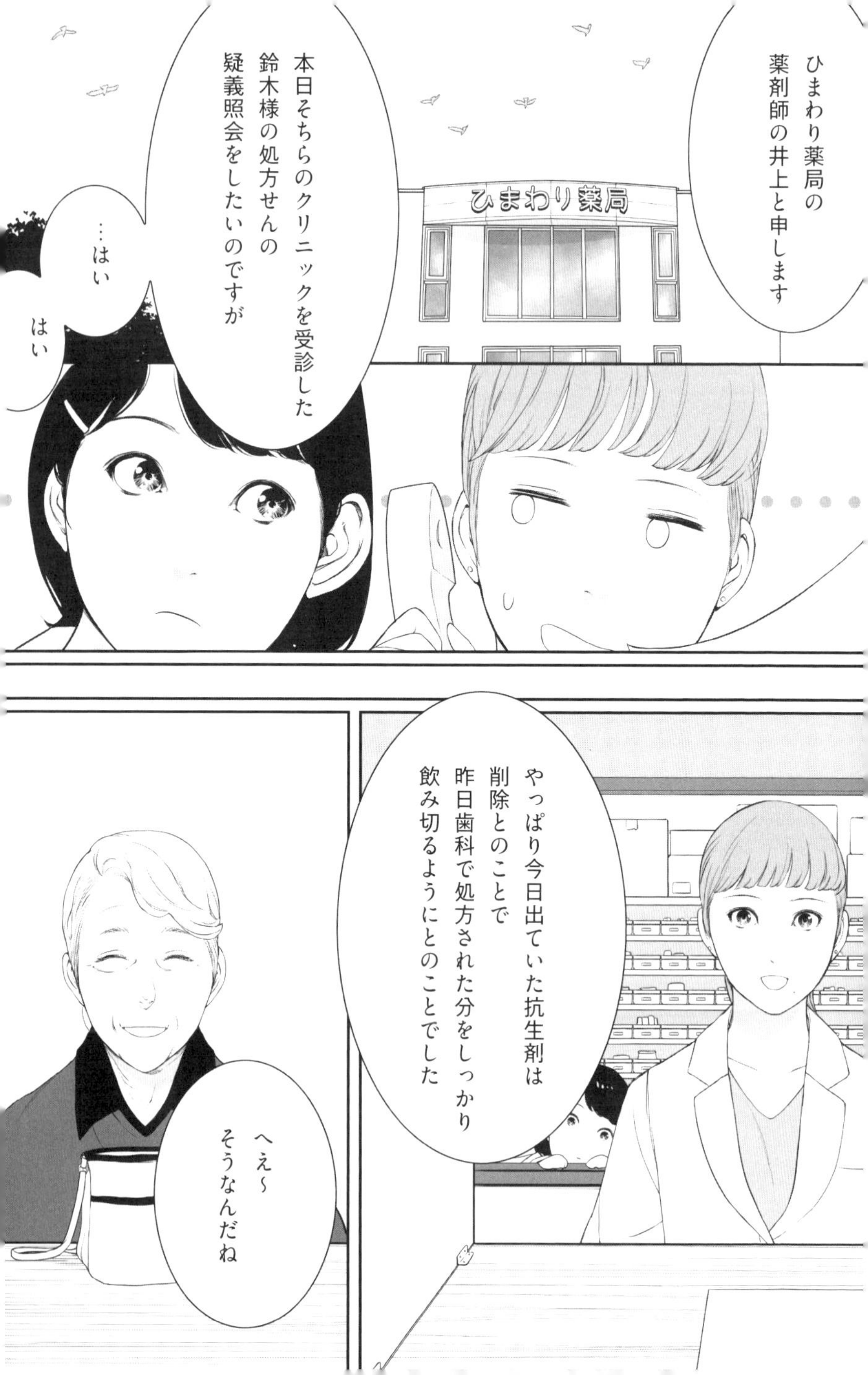
ひまわり薬局の薬剤師の井上と申します
ひまわり薬局
本日そちらのクリニックを受診した鈴木様の処方せんの疑義照会をしたいのですが
…はい
はい
やっぱり今日出ていた抗生剤は削除とのことで昨日歯科で処方された分をしっかり飲み切るようにとのことでした
へえ～そうなんだね

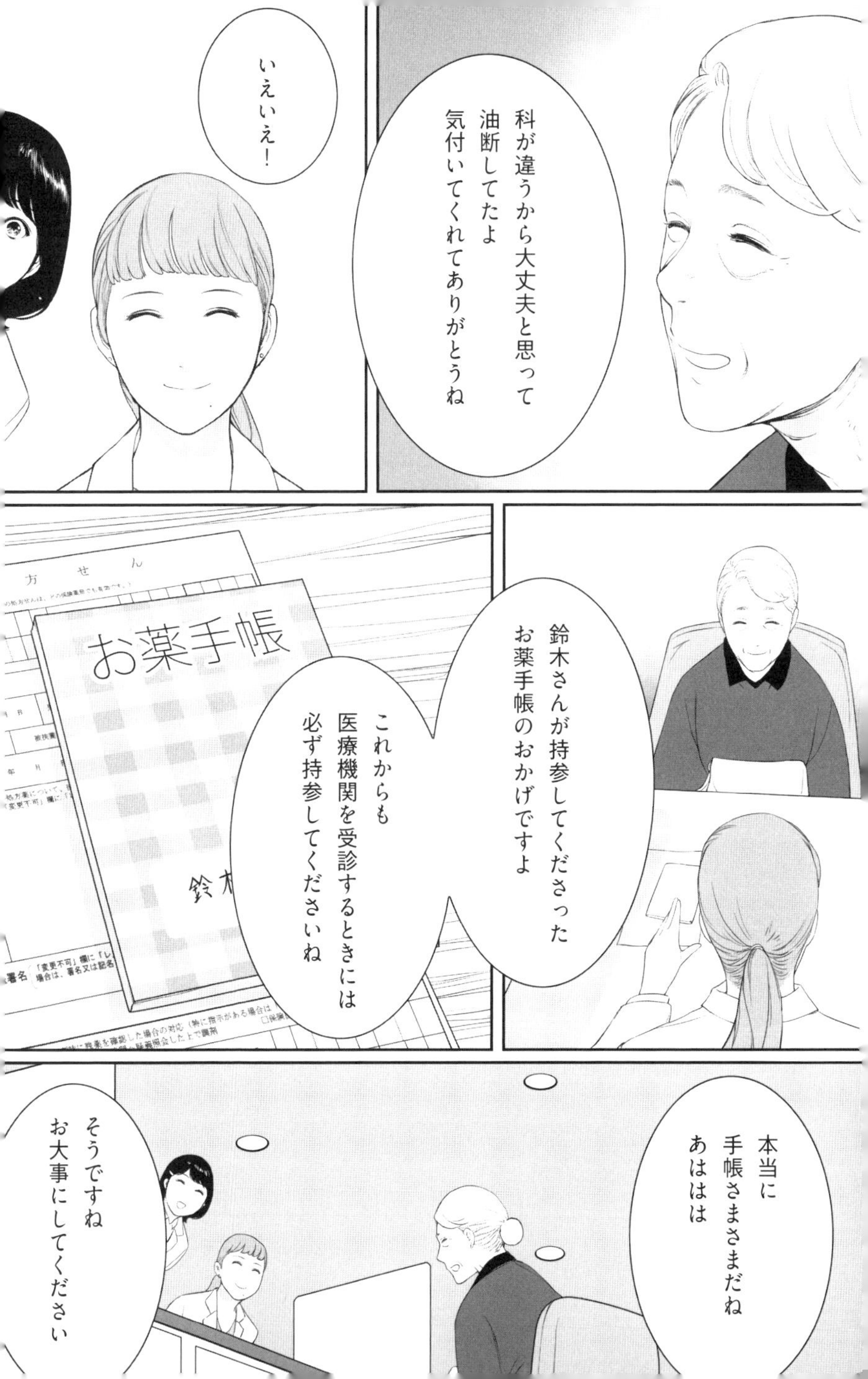
科が違うから大丈夫と思って油断してたよ気付いてくれてありがとうね
いえいえ！
鈴木さんが持参してくださったお薬手帳のおかげですよ
これからも医療機関を受診するときには必ず持参してくださいね
お薬手帳
本当に手帳さまさまだねあははは
そうですねお大事にしてください

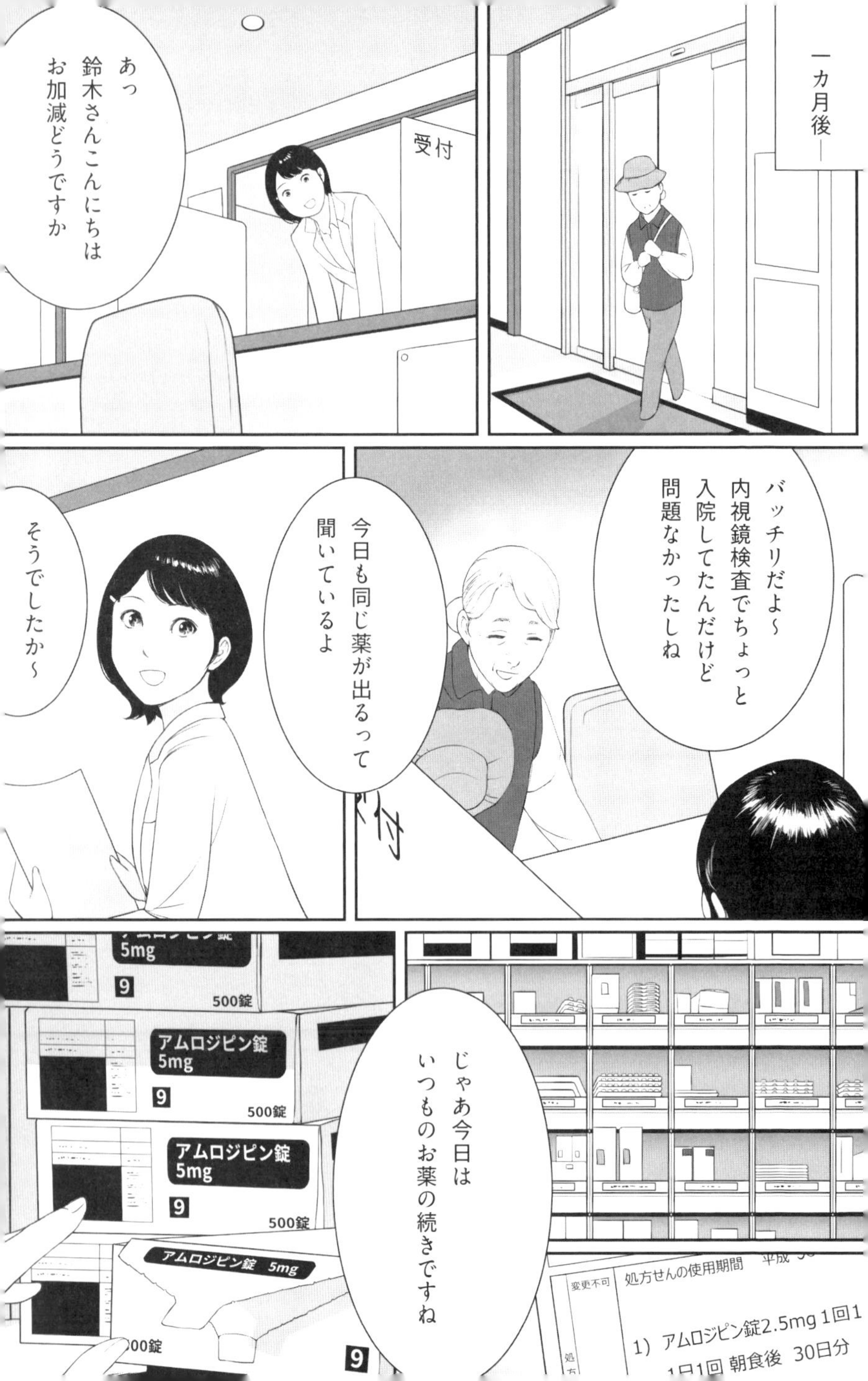
一カ月後―
受付
あっ
鈴木さんこんにちは
お加減どうですか
バッチリだよ～
内視鏡検査でちょっと
入院してたんだけど
問題なかったしね
今日も同じ薬が出るって
聞いているよ
そうでしたか～
変更不可
処方せんの使用期間
1) アムロジピン錠2.5mg 1回1
1日1回 朝食後 30日分
じゃあ今日は
いつものお薬の続きですね
アムロジピン錠
5mg
9
500錠
アムロジピン錠 5mg

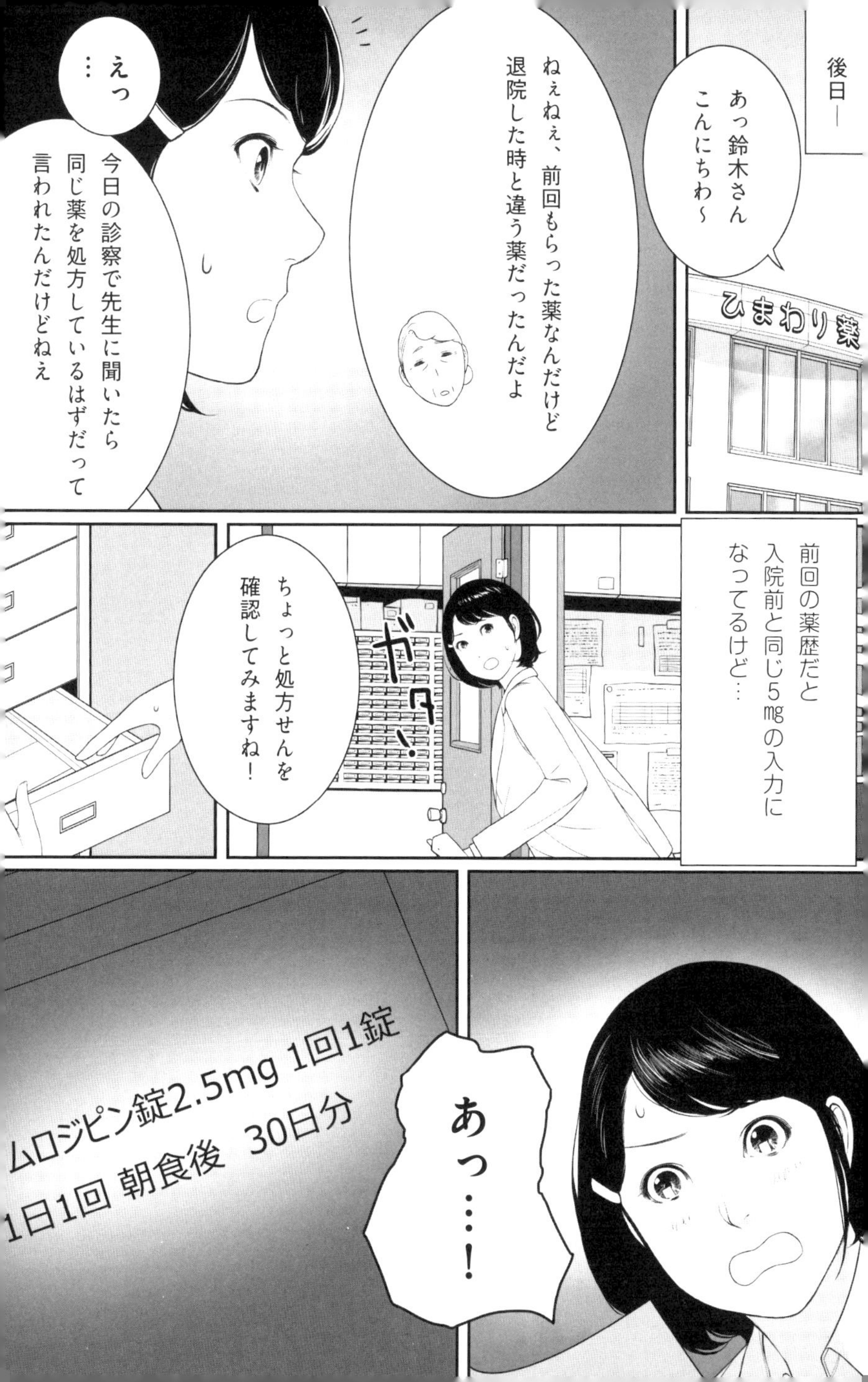
後日—
あっ鈴木さん
こんにちわ～
ひまわり薬
ねぇねぇ、前回もらった薬なんだけど
退院した時と違う薬だったんだよ
えっ
…
今日の診察で先生に聞いたら
同じ薬を処方しているはずだって
言われたんだけどねぇ
前回の薬歴だと
入院前と同じ5㎎の入力に
なってるけど…
ちょっと処方せんを
確認してみますね！
ガタッ
ムロジピン錠2.5mg 1回1錠
1日1回 朝食後 30日分
あっ…！

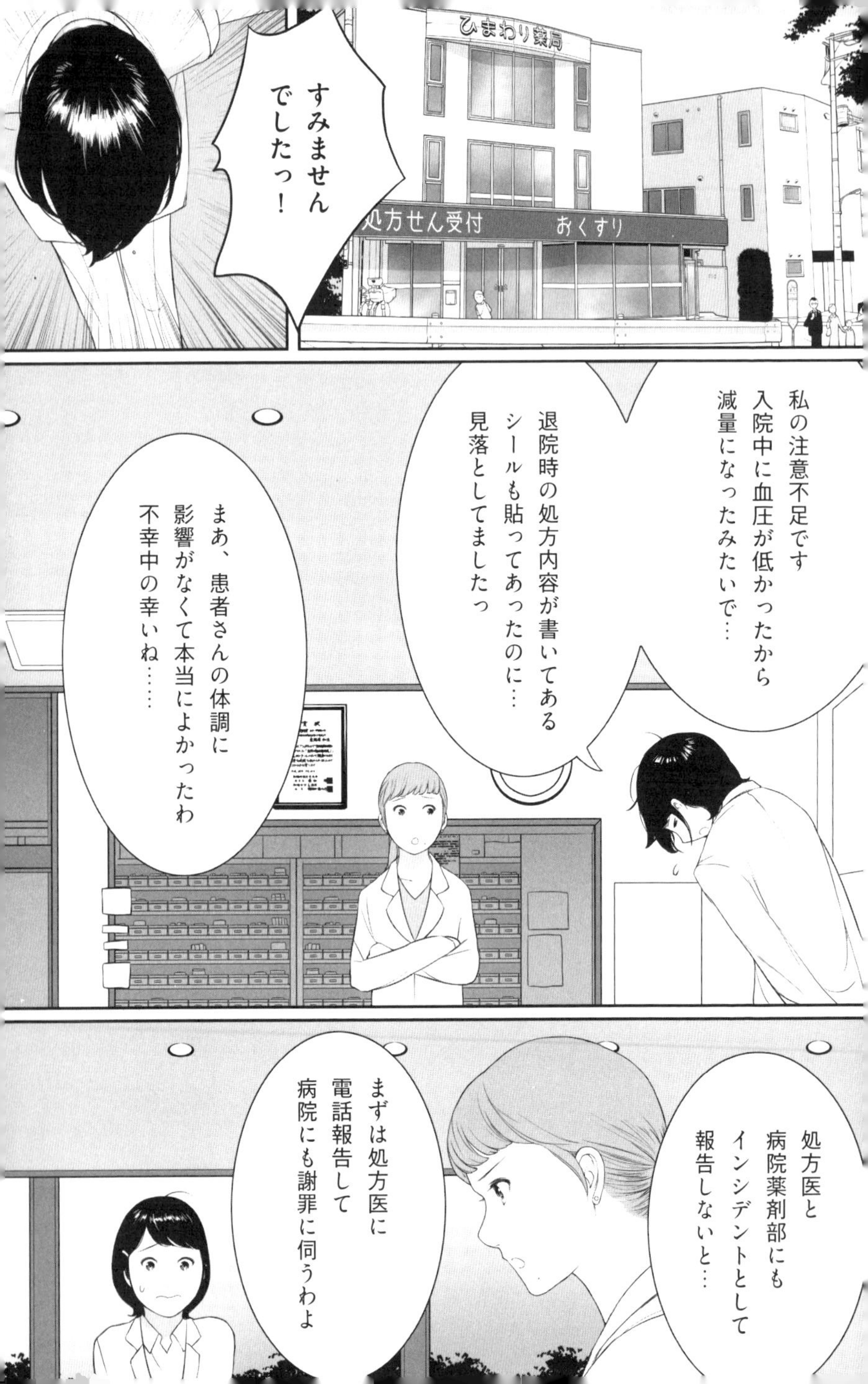
すみませんでしたっ！
ひまわり薬局
処方せん受付
おくすり
私の注意不足です入院中に血圧が低かったから減量になったみたいで…
退院時の処方内容が書いてあるシールも貼ってあったのに…見落としてましたっ
まあ、患者さんの体調に影響がなくて本当によかったわ不幸中の幸いね……
処方医と病院薬剤部にもインシデントとして報告しないと…
まずは処方医に電話報告して病院にも謝罪に伺うわよ

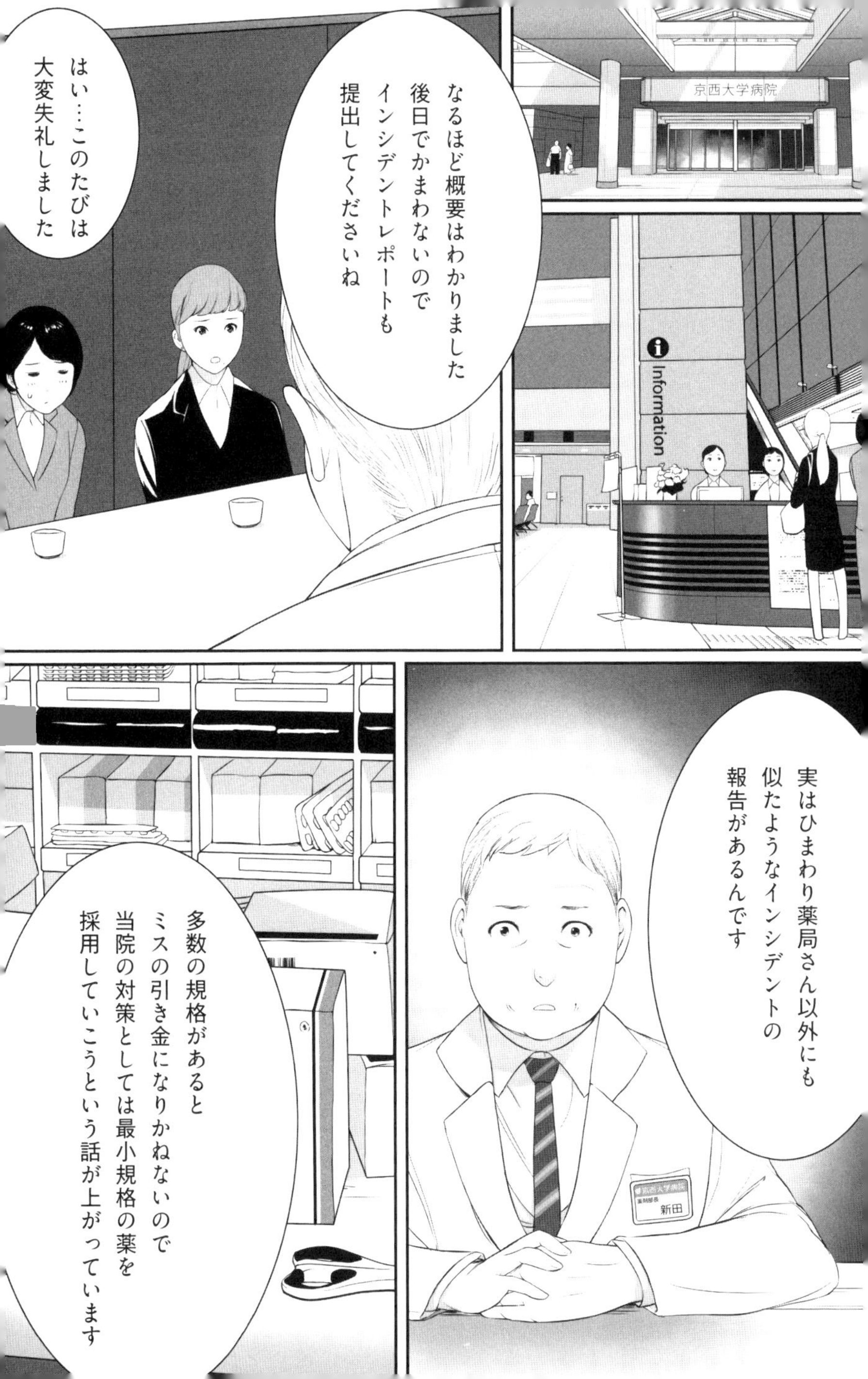
京西大学病院
Information
なるほど概要はわかりました
後日でかまわないので
インシデントレポートも
提出してくださいね
はい…このたびは
大変失礼しました
実はひまわり薬局さん以外にも
似たようなインシデントの
報告があるんです
新田
多数の規格があると
ミスの引き金になりかねないので
当院の対策としては最小規格の薬を
採用していこうという話が上がっています

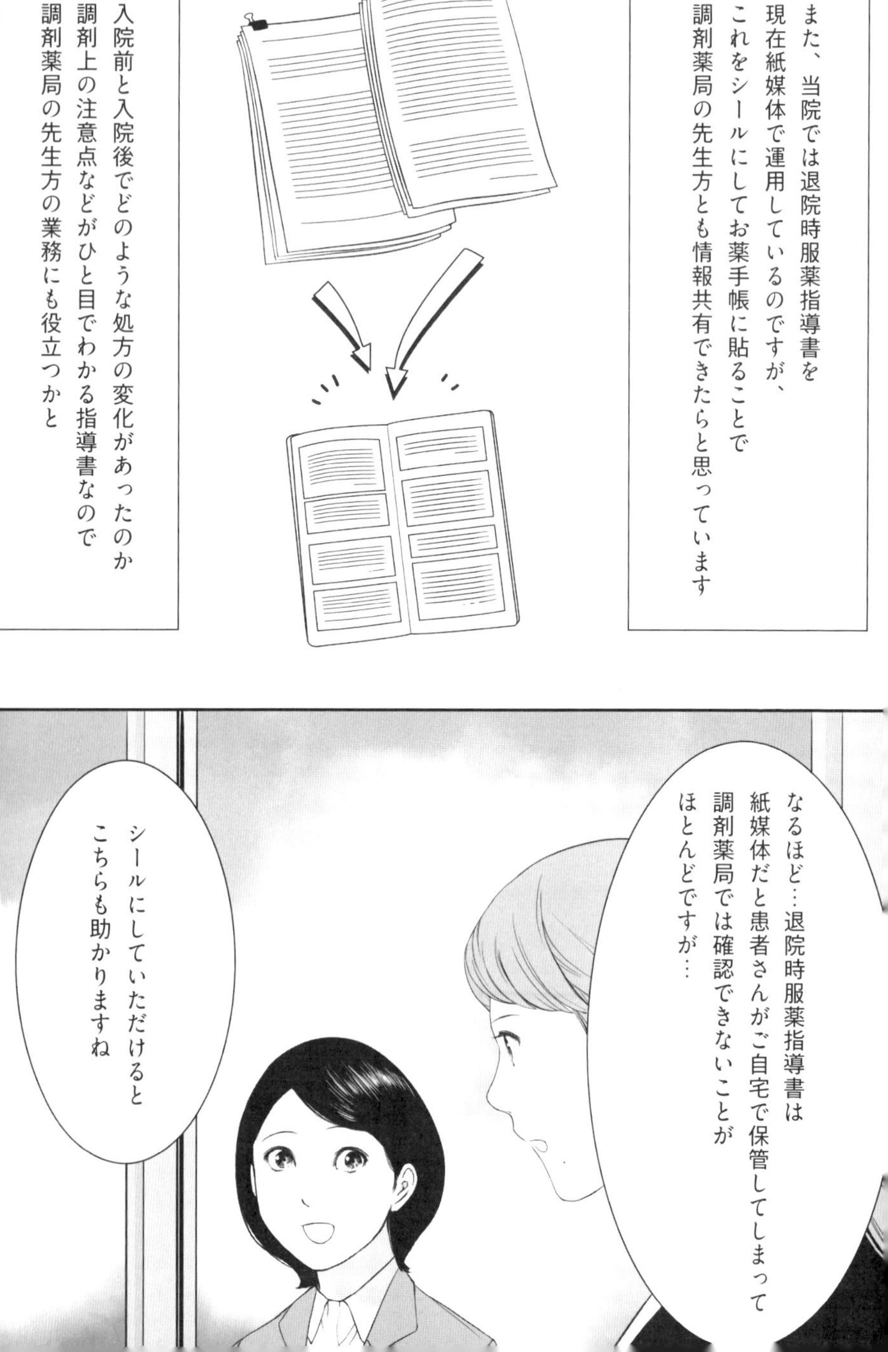
また、当院では退院時服薬指導書を
現在紙媒体で運用しているのですが、
これをシールにしてお薬手帳に貼ることで
調剤薬局の先生方とも情報共有できたらと思っています
入院前と入院後でどのような処方の変化があったのか
調剤上の注意点などがひと目でわかる指導書なので
調剤薬局の先生方の業務にも役立つかと
なるほど…退院時服薬指導書は
紙媒体だと患者さんがご自宅で保管してしまって
調剤薬局では確認できないことが
ほとんどですが…
シールにしていただけると
こちらも助かりますね

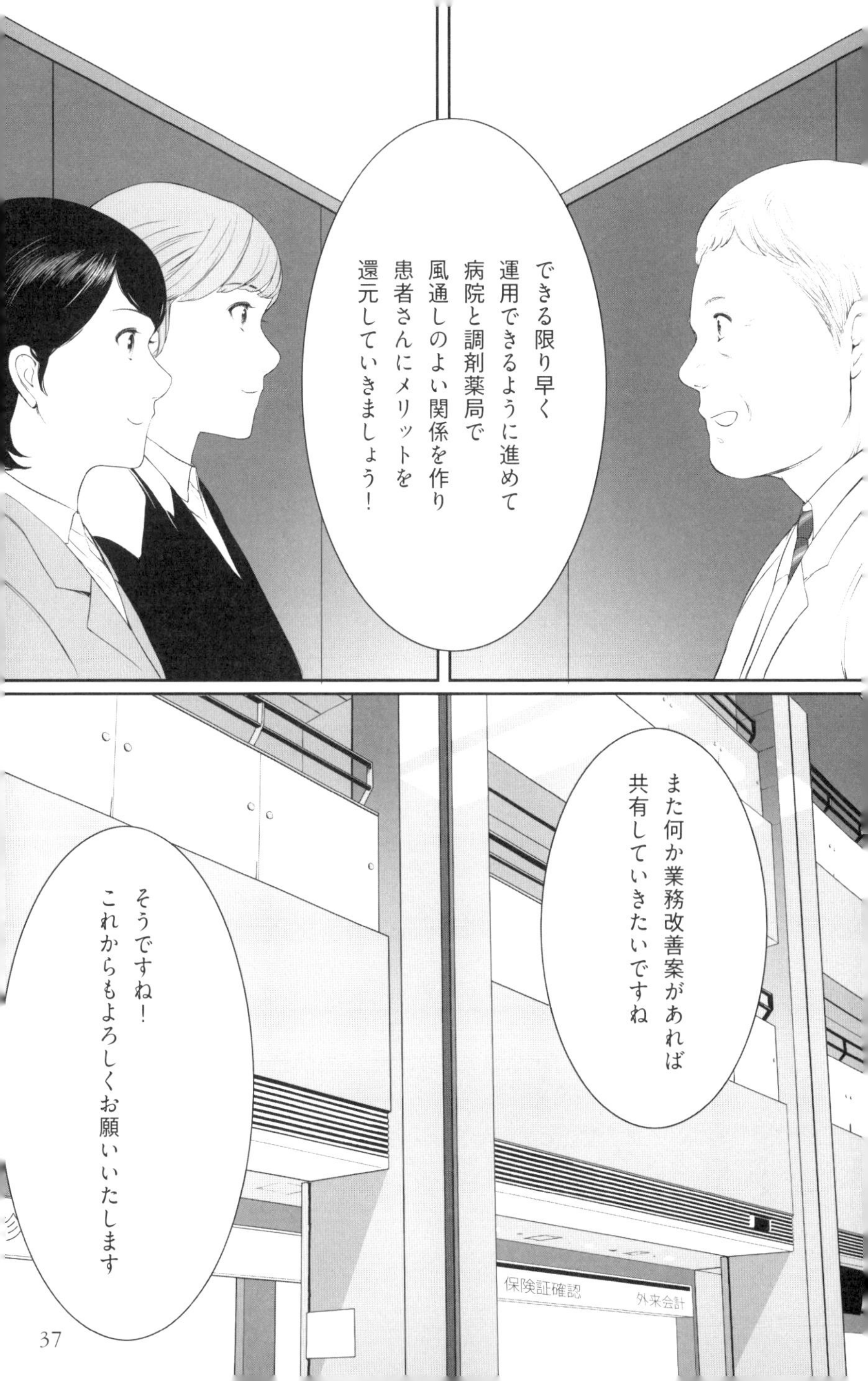
できる限り早く
運用できるように進めて
病院と調剤薬局で
風通しのよい関係を作り
患者さんにメリットを
還元していきましょう！
また何か業務改善案があれば
共有していきたいですね
そうですね！
これからもよろしくお願いいたします
保険証確認
外来会計

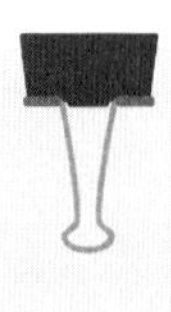

薬薬連携の実例

入退院時

患者さんが入院される際には、日頃かかりつけ医から処方されている薬剤を管理・投薬する調剤薬局と、入院中の服薬管理・投薬を行う病院薬剤部との間での情報共有が、大変重要になります。

入院時に持参した薬や既往歴について、体調や病状により、患者さんご自身が話せる状況にない場合もあり、正確な情報が得られないことも少なくありません。同居されているご家族でも、きちんと把握されていないこともあります。最近では1人暮らしの方も多く、入院前の情報を入手するのにも一苦労です。

そんなときに、お薬手帳の記載内容が重要な情報源となります。お薬手帳には、現在に至る薬の服用歴のほか、薬に対するアレルギーや副作用歴、患者さんによっては、ご自身の日々の血圧や体調などの変化を記載している方もいらっしゃいます。そういった情報を病院薬剤部側が把握することで、重複投薬や禁忌薬の処方といったアクシデントは回避できるでしょう。お薬手帳に記載された内容について確認したいことがあれば、病院薬剤部から調剤薬局に直接電話を入れて確認することも、場合によっては必要となります。

病院薬剤師は、入院中の患者さんに対し、安全に薬を使用していただくため、責任を持つ立場です。薬薬連携で得られた情報については、治療方針を決定する医師をはじめ、病棟で患者さんやご家族と接する看護師を中心としたコメディカルとの情報共有が重要です。病棟カンファレンスや、電子カルテの掲示板機能、その他病院内の連絡ツールを通じて情報発信をしていく必要があります。事故を防ぐために重要なことであれば口頭でも申し送りを行うなど、細やかな対応も求められます。

退院時には、お薬手帳による情報提供はもちろんですが、病院薬剤部からかかりつけ調剤薬局への連絡や、薬の在庫の事前確認といった働きかけも大切です。急性期の治療を経て、入院前とは状況が大きく変わる患者さんも少なくありません。在宅医療でもさまざまな対応ができるようになっていますから、中心静脈栄養を在宅でも継続して行ったり、抗がん剤の投与などを行うケースもあり得ます。患者さんのかかりつけ調剤薬局に薬剤の在庫があるか、あらかじめ確認を入れておけば、必要な治療が途切れるリスクも避けられます。医療が多様化しているなかで、おのおのの患者さんに対して柔軟に対応できるよう、薬薬連携が重要といえます。

また、最近では退院時カンファレンスを行う病院が増えてきています。多職種による退院時カンファレンスは、各職種の立場から直接意見が交わされるため、お互いの専門性を活かし、より質の高い医療を提供することにつながると言えるでしょう。

外来処方せん応需時

調剤薬局薬剤師の場合、処方医への疑義照会は、日々真摯に努めておられることかと思います。その照会先はクリニックだけでなく、病院の場合もあります。

医師である僕自身、調剤薬局薬剤師が「病院の医師は忙しいのではないかと、気後れしてしまう」という声をよく耳にしますが、患者さんの安全のために疑義照会が必要なことというのは医師も理解しています。外来診療中などでも、速やかに疑義照会の連絡が取れるツールや仕組みを導入するなど、病院・調剤薬局の双方で、連携強化について検討していくのもよいでしょう。

疑義照会でまずポイントになるのは、薬が適正な用法・用量を守って処方されているかどうかです。また、患者さんが複数の医療機関や診療科を受診されている場合には、同じ薬や類似の成分が重複して処方されていないかなどをチェックする必要もあります。

診察の際、患者さんが医師に対して、他に受診している病院のことや服用している薬のことなどを、正しく漏れなく伝えられているとは限りません。マンガの例のように、歯科と耳鼻科などを受診した患者さんが、「異なる治療なので関係ないだろう」と思われることもあるでしょう。その結果、同効の成分が重なって薬が効き過ぎて副作用が現れ、その後の治療に影響が出てしまうかもしれません。また、相反する作用を持つ薬が同時に処方されてしまうといったことも、患者さんが複数の医療機関を受診していれば起こり得ます。

これらのリスクを防ぐために、投薬の際の問診やお薬手帳が活用されています。平成28年4月の診療報酬改定で導入された「かかりつけ薬剤師」の報酬は、薬剤師の専門性を活かして、薬の一元管理を促進するものといえます。複数の医療機関からの重複投薬による過剰処方が減らせれば、医療費の削減も期待できます。

とはいえ、病院薬剤師と調剤薬局薬剤師の間の連携は、まだまだアナログで、迅速な対応ができているとは言いがたいです。日頃から密に連絡・連携を取れるような関係作りに努めていくことが、今後の課題といえるでしょう。

事故報告

投薬の際には厳重に注意しなければならないことですが、処方せんに記載された薬を、外観が似た別の薬や、規格違い・剤形違いの薬と間違えて患者さんにお渡ししてしまうようなミスもあり得ます。

公益財団法人日本医療機能評価機構では、全国の登録薬局から報告を受け、「薬局ヒヤリ・ハット事例」を取りまとめています。「平成28年年報」では、1月から12月までの間に8873の登録薬局から、4939件のヒヤリ・ハット事例が報告されました。中でも、薬局の処方せん応需回数ごとや医療用医薬品の取扱品目数ごと、処方せんを応需している医療機関数ごとの報告件数などを見ると、忙しい調剤薬局、いわゆるは

表1. 薬局におけるヒヤリ・ハット事例報告件数・処方せんを応需した回数別事業参加薬局および報告件数

処方せんを応需した回数(月間)	事業参加薬局数	報告件数
	2016年1月～12月	2016年1月～12月
0～500回	1,189	101
501～1000回	2,421	951
1001～1500回	2,092	1,155
1501～2000回	1,426	1,133
2001～2500回	699	546
2501～3000回	426	228
3001～3500回	205	298
3501～4000回	176	230
4001回以上	239	297
合計	8,873	4,939

出典：公益財団法人日本医療機能評価機構　薬局ヒヤリ・ハット事例収集・分析事業　平成28年年報

やっている調剤薬局ほど苦労されている実情がわかります。

報告されたヒヤリ・ハット事例からは、様々な事故の原因・背景も分析されています。単純な作業手順の不履行や思い込みによるミスもありますが、近年では医薬品ピッキングを補助する機器の利用による薬剤取り違え事故（規格・剤形間違いも含む）の事例も報告されています。このような機器は本来医薬品の取り違えを防ぐために導入するものですが、機器に薬剤を補充する時点でミスすることもあり、過信するとアクシデントの原因となります。これらの機器は、より正確な調剤を行うための補助として使うことを意識するべきでしょう。

どんなに気を付けていても、アクシデントはある程度起きてしまうものといえます。大切なのは、起こった後のすばやい対処です。患者さん本人への連絡はもちろん、患者さんが受診している他のクリニック、病院などの医療機関にも速やかな事故報告を怠らないことです。患者さんのその後の治療に悪影響を及ぼさないよう、連絡の徹底や確実な情報共有が求められます。

コラム① かかりつけ薬局の意義と課題

平成28年の診療報酬改定では、多剤・重複投薬の防止や残薬の解消が目的として大きく掲げられ、「かかりつけ薬剤師指導料」などが新設されるなど、薬剤師の仕事は専門性を活かしつつ、患者さんを中心とした業務を重視する方向へと広がりを見せています。

平成28年度の医療費41・3兆円のうち、調剤医療費は2割近い7・5兆円を占めており、その内訳は技術料1・9兆円に薬剤費5・6兆円となっています。この薬剤費の膨張を抑えようと、現在2年に1回行われている薬価改定を、毎年行っていく方針も示されています。

●処方された複数の薬を管理できていない患者さんは多い

かかりつけ薬剤師・薬局に求められているのは主に、「服薬情報の一元的・継続的管理」「24時間対応・在宅対応」「医療機関との連携」の3つです。

高齢化の進展に伴い、皆さんも日々の業務の中で、複数の医療機関・診療科を受診している患者さんを目にすることは多いかと思います。毎回、何枚もの薬袋がパンパンになるほど、多種類の薬を処方されているおじいさん。お薬手帳を見せてもらうと、内科から整形外科、そして眼科と、いろいろなクリニックにかかっているおばあさん。それぞれのクリニックの門前薬局で、お薬を出し

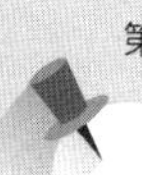

てもらっているようです。そのほかに、通販やドラッグストアで購入した市販薬、健康食品やサプリメントを愛用されている場合もあって、ご本人も何がなにやらわからなくなっているケースが少なくありません。処方薬や市販薬、健康食品、サプリメントなどを、かかりつけ薬剤師が一元管理していくことで、重複投与の危険性や、薬同士または薬と食品の相互作用を防ぐことができるのです。

具体的には、患者さんが来局した際に、過去の服用歴も含めて服用後の経過を継続してチェックしていきます。薬の効果や患者さんの体調変化をみながら、薬学的管理・指導を行っていきます。患者さんが現在受診している全ての病院・診療所、そこから処方されている薬剤について、一元的かつ継続的に把握するためにも、複数のお薬手帳が発行されている場合には、1冊に集約していきます。

また、薬局が閉まっている夜間や休日であっても、薬の副作用や飲み間違い時の対応などについて、24時間体制で患者さんの服薬サポートをしていきます。地域包括ケアの一環として、患者さんのご自宅で、残薬確認・整理を行うケースもあります。

そして、これまで以上に医療機関との連携も求められています。処方せんの内容をチェックし、必要に応じて疑義照会や処方提案を行うのは当然ですが、調剤後もかかりつけ薬剤師として患者さんの状態把握に努め、処方医へのフィードバックや残薬管理・服薬指導を行っていきます。常日頃から医薬品に関する相談や健康相談に対応し、時には適切な医療機関の受診を勧めることもあるので、地域の医療機関との綿密な連携が重要となります。

●地域の「薬と健康」の専門家、相談役として頼られる存在に

実際のところ1人の薬剤師が十分に対応できる患者さんの数には限りがあります。かかりつけ薬剤師の要件や算定条件にも制限があって、誰もがかかりつけ薬剤師になれるというわけではありません。そして、患者さんや一般の方々の中でも、かかりつけ薬局・薬剤師に対する認知度はまだ低く、周知されていません。

また、これまでも真摯に患者さんに接してきて、同等のサービスを行ってきた薬剤師は、改めて患者さんの同意を得てかかりつけ薬剤師となることで、患者さんの費用負担を増やしてしまうことに、抵抗を感じるかもしれません。

それでも、今後さらに高齢化が進み、医療費が拡大していくといわれる中で、重複投薬や残薬の削減・防止に対してかかりつけ薬局・薬剤師が持つ役割は大きいといえます。地域住民の健康維持・増進を、医療機関が一体となって支援する地域包括ケアシステムを推進していく上でも、かかりつ

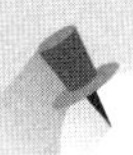

け薬局・薬剤師は、患者さんの「かかりつけ」の存在として、多職種をつなぐ中核というべき役割が期待されています。薬と健康の専門家かつ相談役として、地域の方々から信頼され、身近な相談できる薬局・薬剤師を目指していくことが大切です。

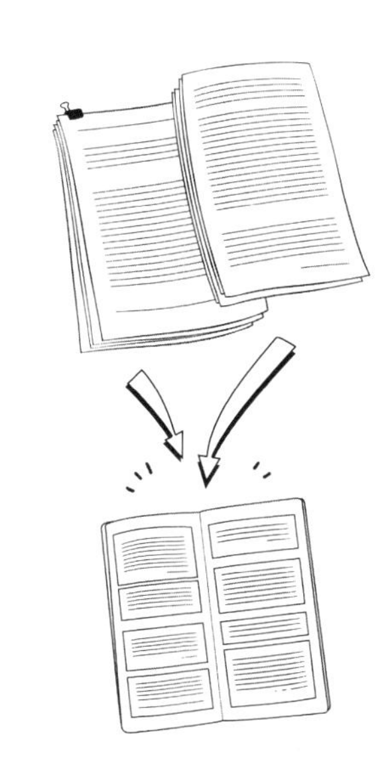

コラム② 残薬問題と残薬バッグ

毎回、特大サイズの薬袋がパンパンになるほど何種類ものお薬を処方されているおじいさん。お話はしっかりできるけれど、老眼鏡の度数が合っていないのか、薬剤情報提供書の小さい文字は、ちゃんと読めていないみたい。「お薬をきちんと飲めていますか?」と、決まり文句の確認はしているものの、本当に大丈夫かな…。そんな不安を感じたこと、ありませんか? 在宅医療を開始し、実際に患者さんのご自宅を訪問するようになったら、薬袋に入ったままの昔の薬がどっさりと出てきた! …なんていう笑えない話もよく聞きます。

この、患者さんの飲み残しや飲み忘れで無駄になってしまう薬は、「残薬問題」といって、医療における課題の一つとして取り上げられています。残薬があるのは患者さんのご自宅ですので、なかなかその実態が分かりづらく、現場の皆さんも頭を悩ませてきたことと思います。近年その対策として注目されているのが、「残薬バッグ」です。皆さんも一度は耳にしていたり、実際に導入されている施設で働いている方もいらっしゃるのではないでしょうか。

「残薬バッグ」や「お薬バッグ」と呼ばれるエコバッグのようなものを患者さんに配布して、家にある飲み残しの薬や飲み忘れた薬をバッグの中に入れて薬局に持参してもらうのです。調剤薬局でバッグを受け取った薬剤師は、次回処方の日数調整に役立てたり、古い薬は処分することで、患者さんに安全かつ安心な薬の供給ができるのです。

この取り組みが広がったのは、福岡市薬剤師会と九州大学が２０１２年に行った「節薬バッグ運動」がきっかけです。１６００枚のバッグが配布され、残薬を持参してくれた患者さんは２５２人、残薬総額は83万９６６２円にも上りました。また、その８割以上が期限切れ前の薬などで、まだ使用可能な薬だったのです。

この調査結果から、処方せん1枚当たりの削減単価を計算すると、２７００円。前年度の全国処方せん枚数：７億７２８９万枚と、残薬回収率15・８％とで試算すると、削減可能な薬剤費は、なんと年間約３３００億円になると推計されました。この成功が論文発表され、メディアでも多数報道されたことで、同様の取り組みが全国に広がっています。

【参考文献】

「福岡市薬剤師会における医療費および患者負担軽減を目指した残薬調整の取り組み～節薬バッグ運動の実践～」一般社団法人福岡市薬剤師会、三井所尊正、小柳香織、打越英恵、吉田武夫、川本健司、吉村宏、高木淳一、木原太郎、瀬尾隆、島添隆雄
https://www.fpa.gr.jp/global-image/units/upfiles/1835-1-20131008145810.pdf

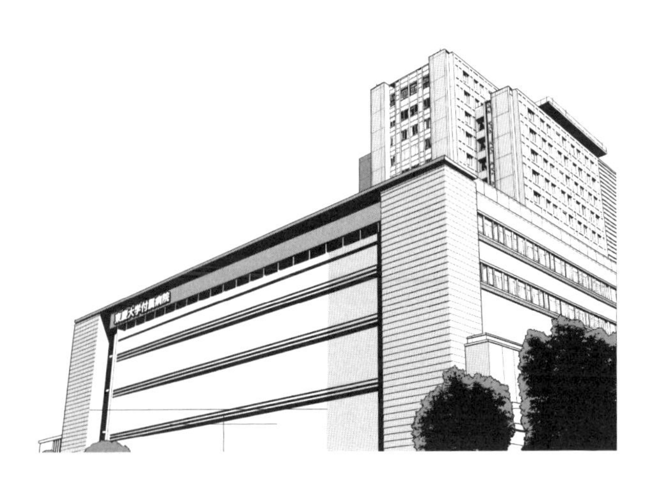

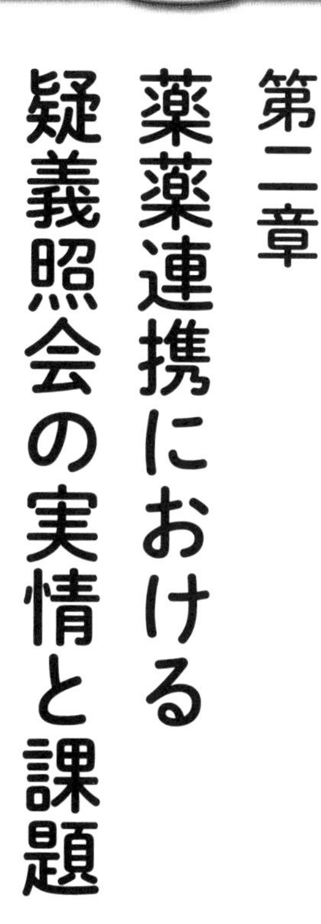

第二章 薬薬連携における疑義照会の実情と課題

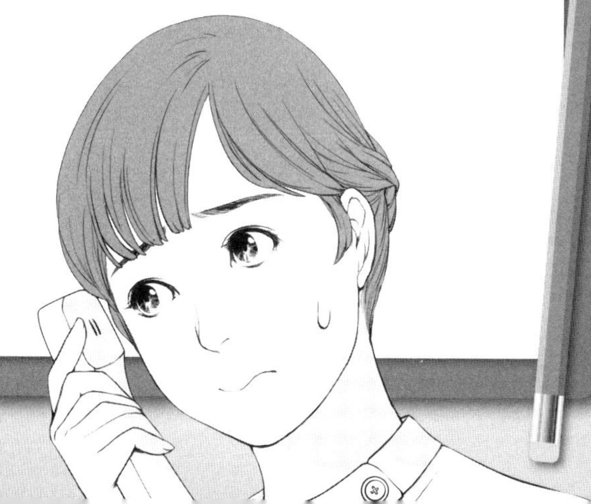

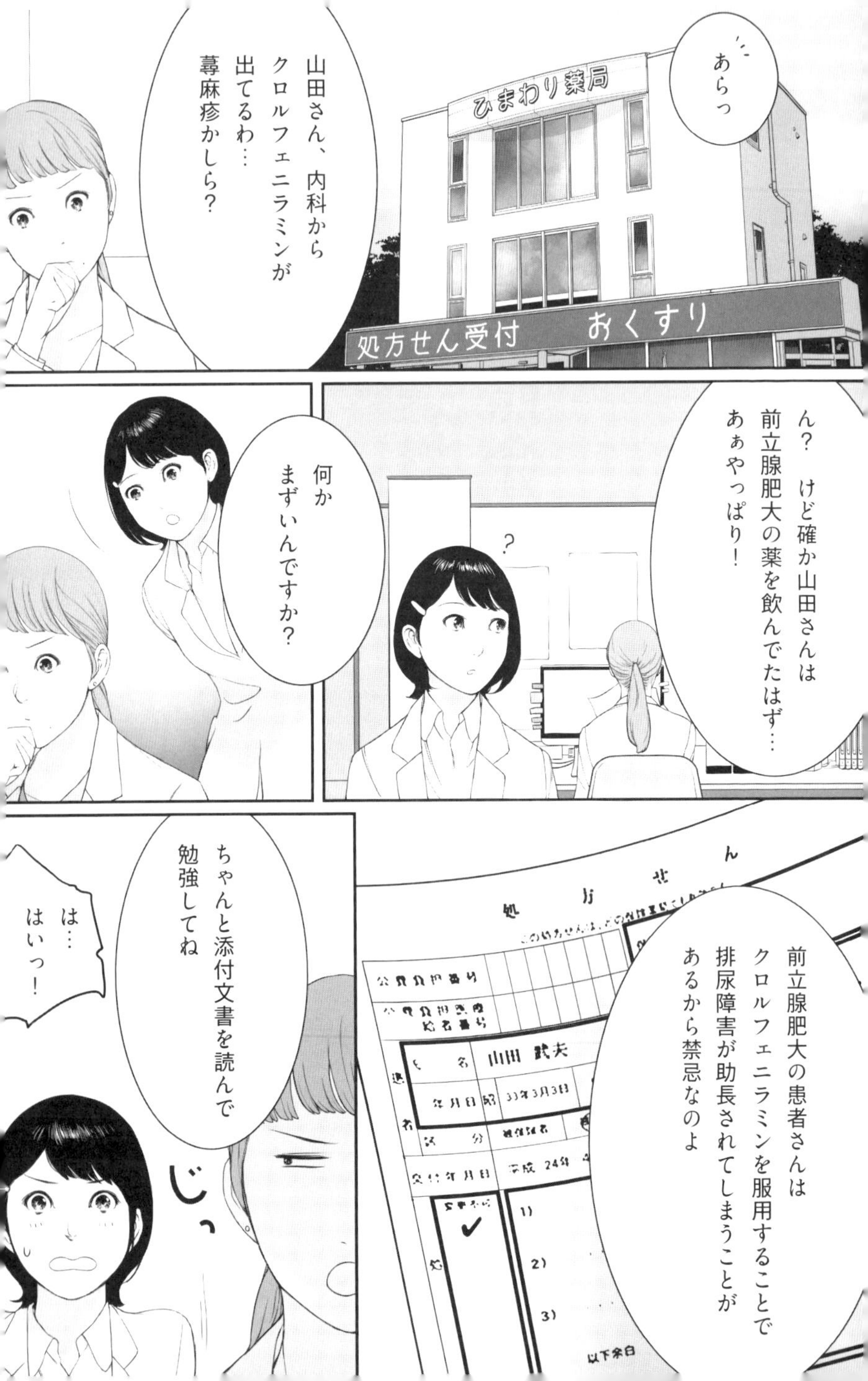
あらっ
ひまわり薬局
処方せん受付　おくすり
山田さん、内科から
クロルフェニラミンが
出てるわ…
蕁麻疹かしら？
ん？　けど確か山田さんは
前立腺肥大の薬を飲んでたはず…
あぁやっぱり！
？
何か
まずいんですか？
前立腺肥大の患者さんは
クロルフェニラミンを服用することで
排尿障害が助長されてしまうことが
あるから禁忌なのよ
処方せん
山田　武夫
以下余白
ちゃんと添付文書を読んで
勉強してね
じっ
は…
はいっ！

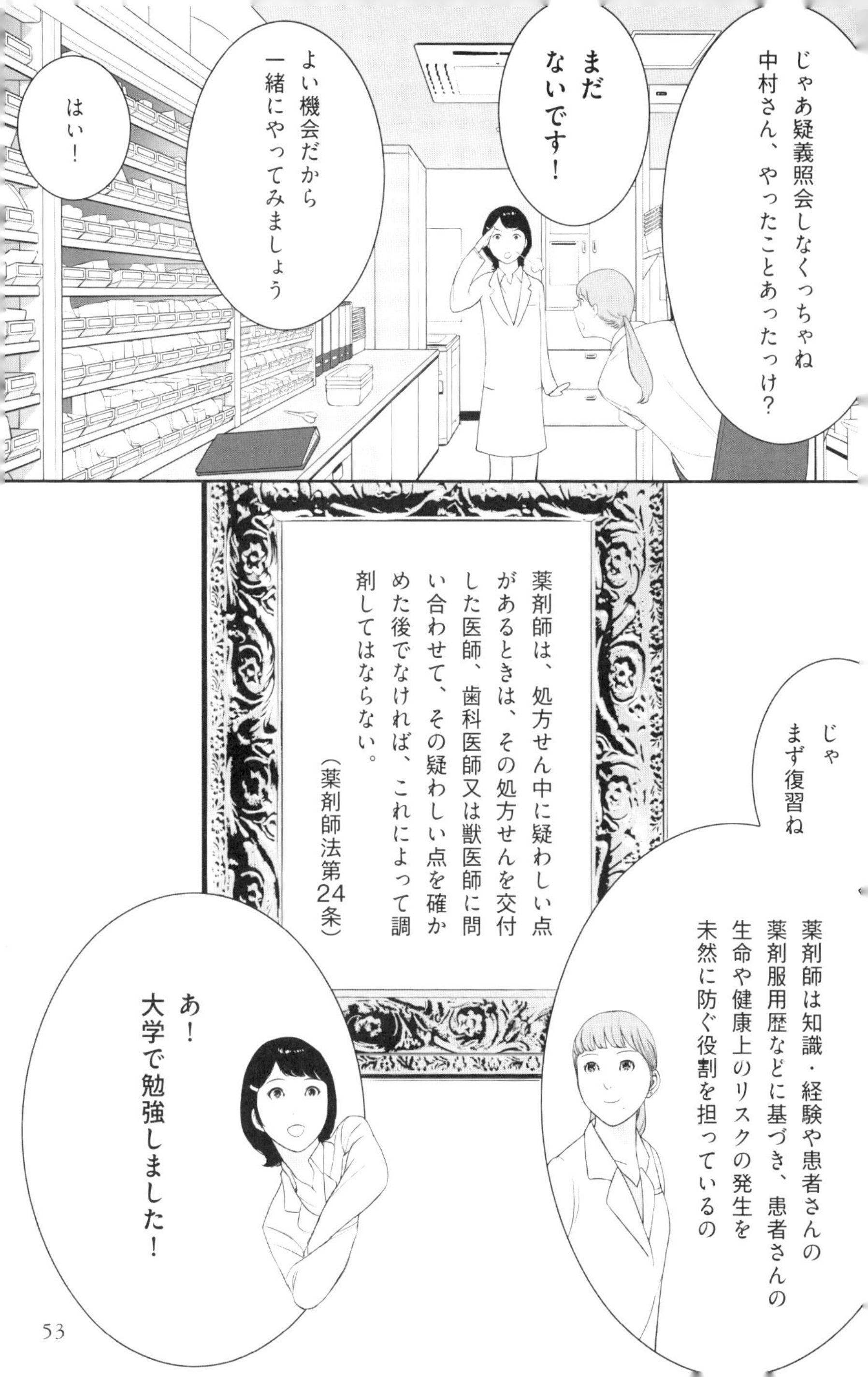
じゃあ疑義照会しなくっちゃね
中村さん、やったことあったっけ？
まだ
ないです！
よい機会だから
一緒にやってみましょう
はい！
薬剤師は、処方せん中に疑わしい点があるときは、その処方せんを交付した医師、歯科医師又は獣医師に問い合わせて、その疑わしい点を確かめた後でなければ、これによって調剤してはならない。
（薬剤師法第24条）
じゃ
まず復習ね
薬剤師は知識・経験や患者さんの薬剤服用歴などに基づき、患者さんの生命や健康上のリスクの発生を未然に防ぐ役割を担っているの
あ！
大学で勉強しました！

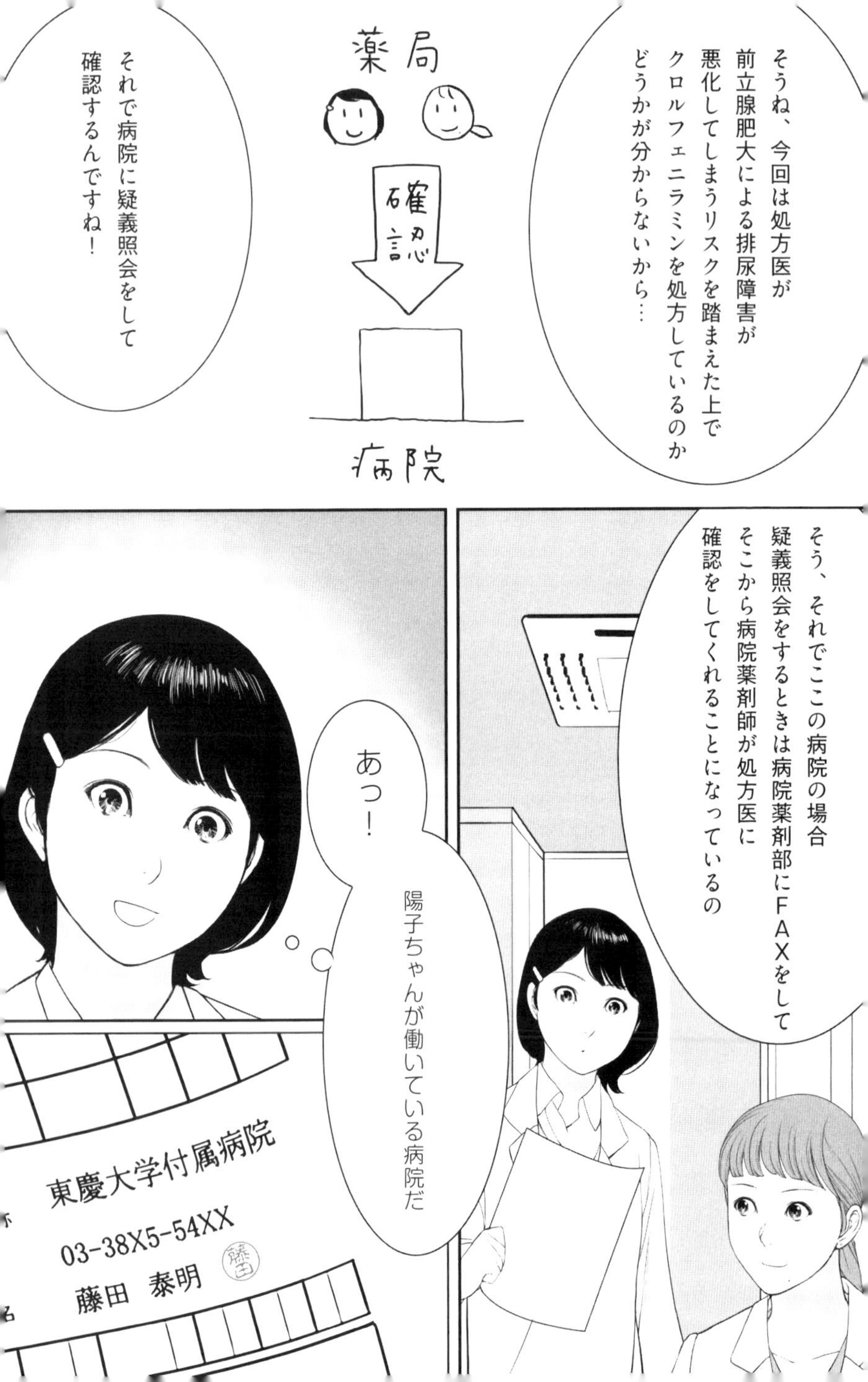
そうね、今回は処方医が前立腺肥大による排尿障害が悪化してしまうリスクを踏まえた上でクロルフェニラミンを処方しているのかどうかが分からないから…
薬局
確認
病院
それで病院に疑義照会をして確認するんですね！
そう、それでここの病院の場合疑義照会をするときは病院薬剤部にＦＡＸをしてそこから病院薬剤師が処方医に確認をしてくれることになっているの
あっ！
陽子ちゃんが働いている病院だ
東慶大学付属病院
03-38X5-54XX
藤田　泰明

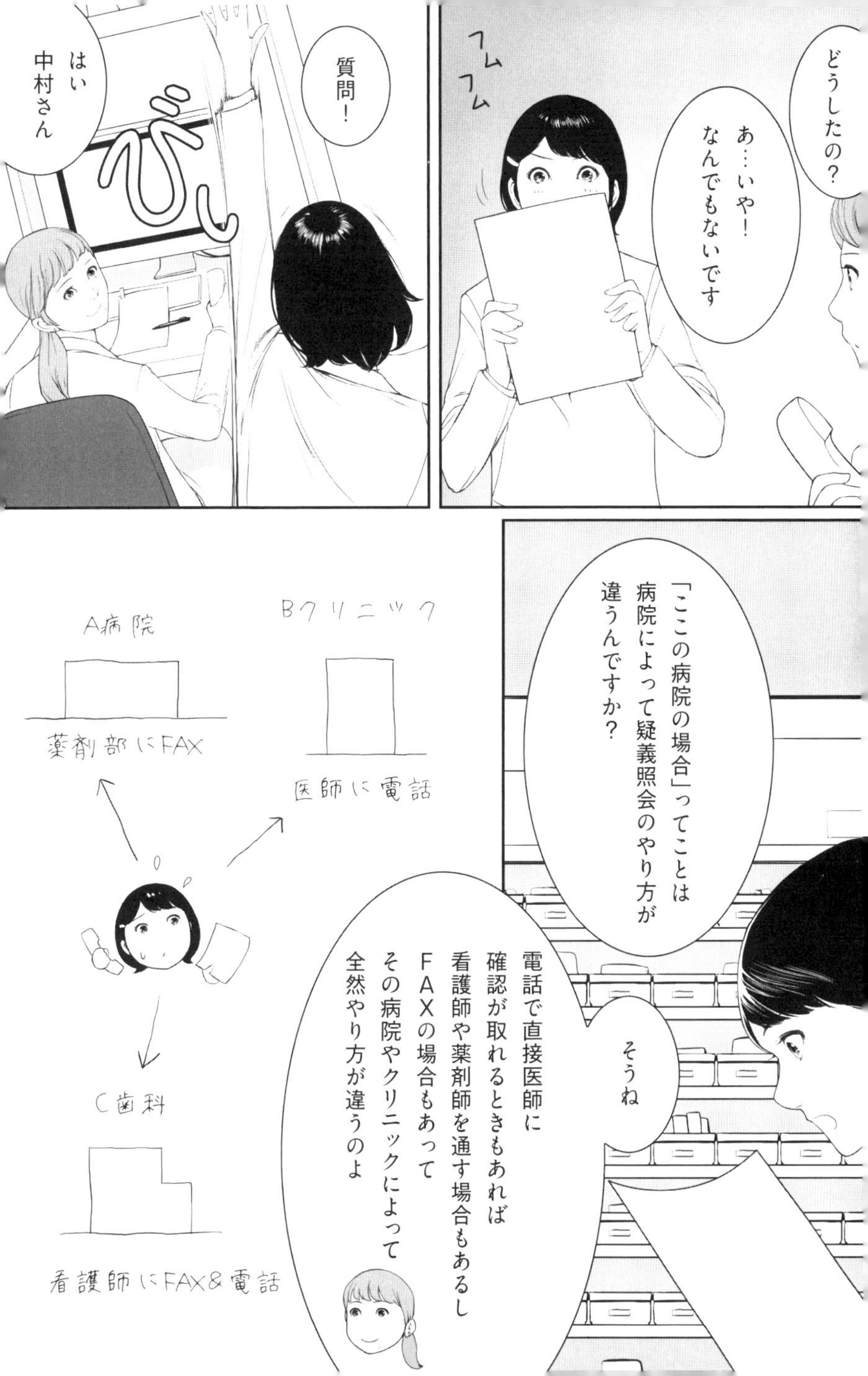
どうしたの？
フムフム
あ…いや！
なんでもないです
質問！
ぴ
はい
中村さん
「ここの病院の場合」ってことは
病院によって疑義照会のやり方が
違うんですか？
そうね
電話で直接医師に
確認が取れるときもあれば
看護師や薬剤師を通す場合もあるし
FAXの場合もあって
その病院やクリニックによって
全然やり方が違うのよ
A病院
薬剤部にFAX
Bクリニック
医師に電話
C歯科
看護師にFAX&電話

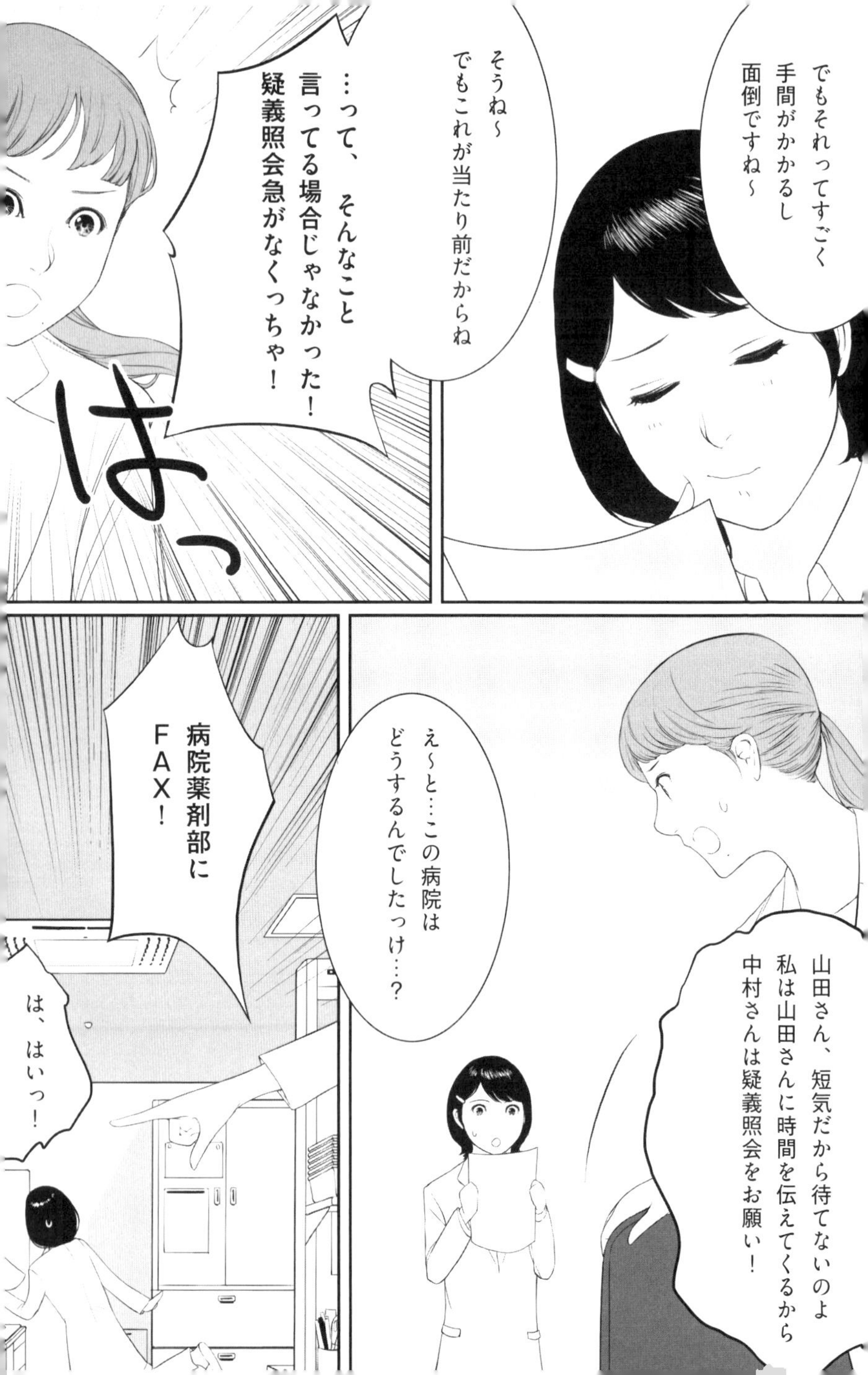

でもそれってすごく
手間がかかるし
面倒ですね～
そうね～
でもこれが当たり前だからね
…って、そんなこと
言ってる場合じゃなかった！
疑義照会急がなくっちゃ！
はっ
山田さん、短気だから待てないのよ
私は山田さんに時間を伝えてくるから
中村さんは疑義照会をお願い！
え～と…この病院は
どうするんでしたっけ…？
病院薬剤部に
FAX！
は、はいっ！

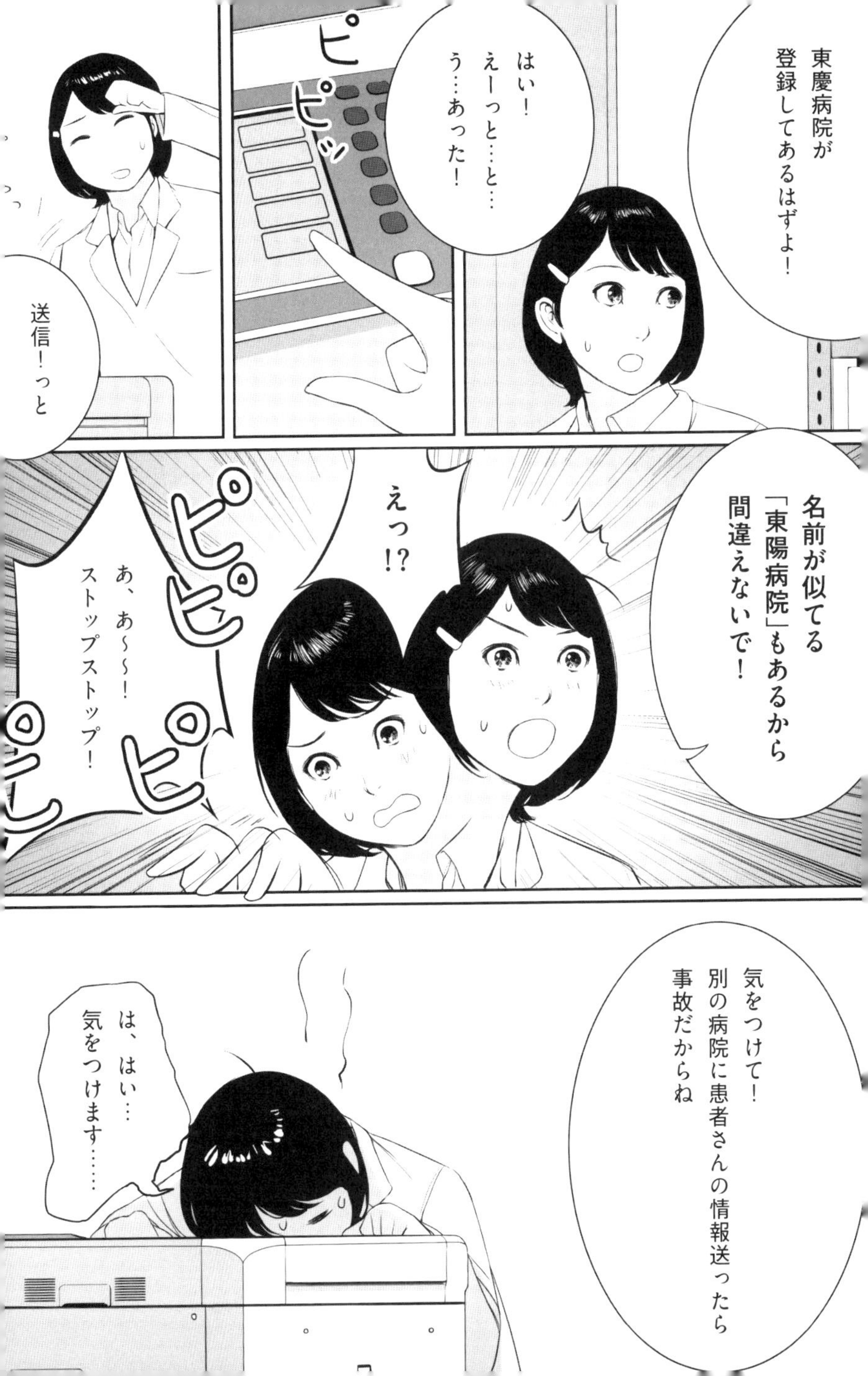
東慶病院が
登録してあるはずよ!
はい!
えーっと…と…
う…あった!
ピピッ
送信!っと
名前が似てる
「東陽病院」もあるから
間違えないで!
えっ!?
ピピ
あ、あ~~!
ストップストップ!
ピピ
気をつけて!
別の病院に患者さんの情報送ったら
事故だからね
は、はい…
気をつけます……

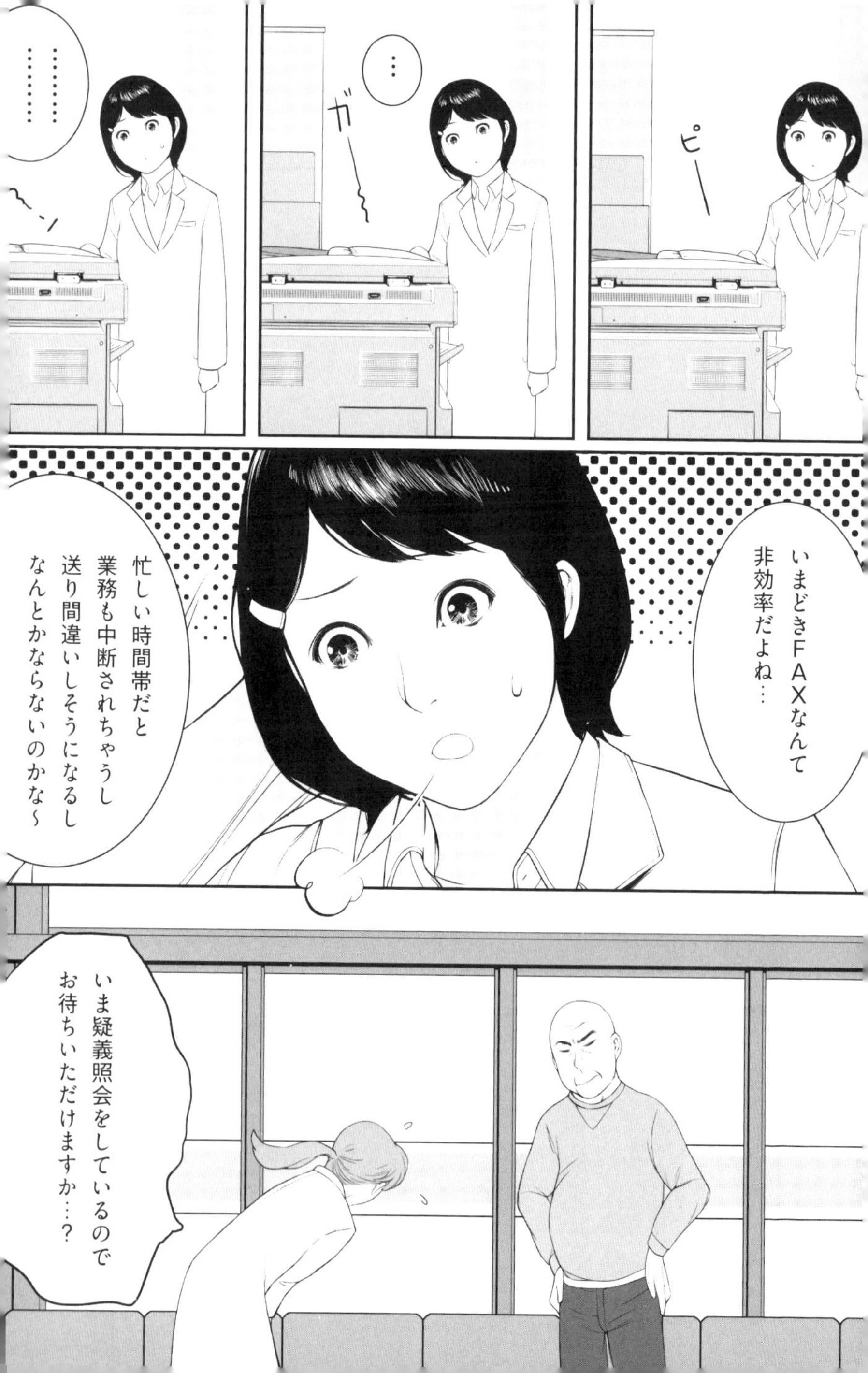
ピーー
…
ガーー〜
……
……
〜ン
いまどきＦＡＸなんて
非効率だよね…
忙しい時間帯だと
業務も中断されちゃうし
送り間違いしそうになるし
なんとかならないのかな〜
いま疑義照会をしているので
お待ちいただけますか…？

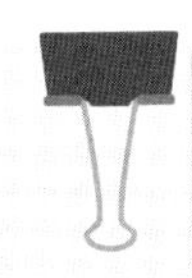

疑義照会の内容と手順

疑義照会とは

疑義照会とは、処方せんに疑問や不明点がある場合に、処方医に問い合わせをすることです。（※53頁の薬剤師法第24条参照）

つまり、薬剤師は患者さんにとって不利益になるような処方や調剤を防ぐための安全弁としての役割を担っています。

一方、医師はと言うと、「保険医療機関及び保険医療養担当規則」第23条の2で「保険医は、その交付した処方箋に関し、保険薬剤師から疑義の照会があつた場合には、これに適切に対応しなければならない。」と規定されています。

疑義照会は、単なる処方の間違い探しや指摘ではなく、「医薬分業」のもと、患者さんの安全を確保し、適正な医療を提供するのが目的です。

疑義照会の手順

疑義照会で確認するポイントは、「薬剤名は正しいか」「副作用や薬物アレルギーの疑いはないか」「用量・用法は適正か」「同一・類似成分を含む薬の重複はないか」「相互作用、飲み合わせは問題ないか」などです。そのほか、ジェネリック医薬品への変更に関する確認や、患者さんの体調や状況から、別の剤形への変更を提案したりと、照会内容は多岐にわたります。

手順としては、患者さんをお待たせしているわけですから、基本は電話で速やかに問い合わせを行います。大規模病院では独自ルールがある場合が多いので、それに準じて行います。電話交換窓口から処方医に直接院内電話を回してもらえるケース、処方せんに問い合わせ専用の病院薬剤部などの電話・FAX番号が記載されているケースなど、病院によって様々です。病院によって照会手順のルールが異なるので、薬局側としてはそれぞれの病院の方針に沿った対応が求められ、混乱を招きやすいです。

問い合わせに時間がかかる場合は、患者さんにおおよその待ち時間をお伝えして、そのままお待ちいただくか、改めて来局していただくか、確認する必要もあります。

疑義照会を行ったあとは、処方変更の有無にかかわらず処方せんの備考欄や薬歴などに、照会日時、照会先名と疑義照会に対応してくれた人の氏名、照会内容・変更点を記録し、疑義照会を行った薬剤師の印を残します。

図1. 疑義照会の流れ

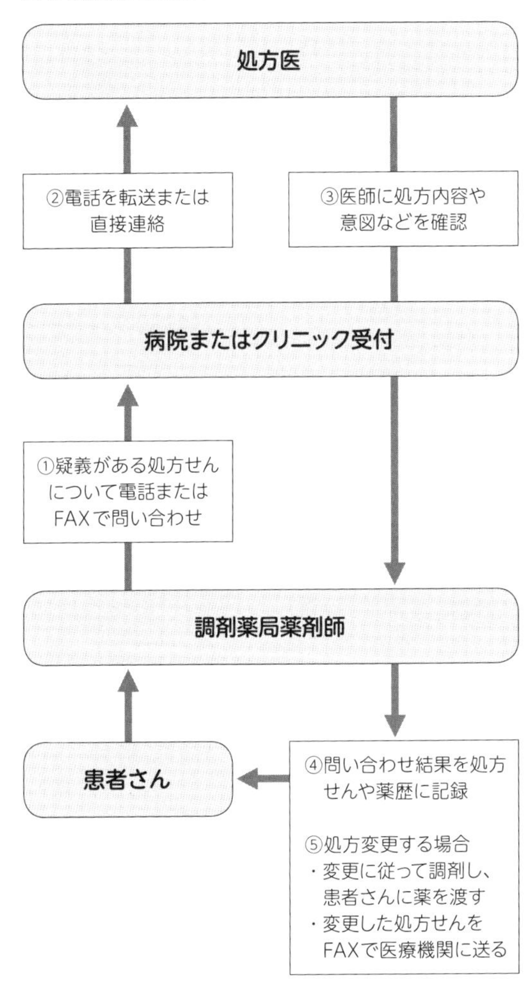

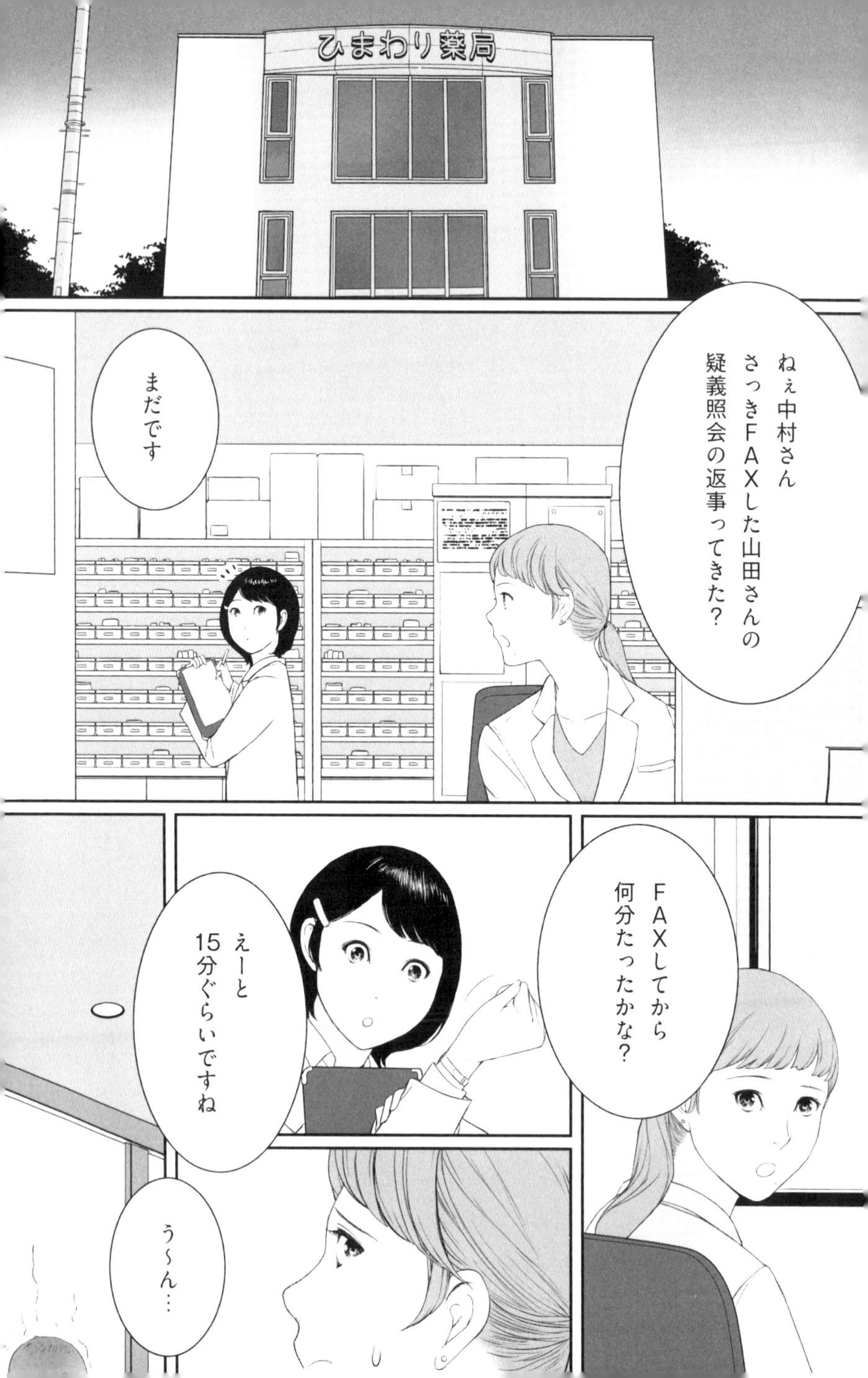
ひまわり薬局
ねぇ中村さん さっきFAXした山田さんの疑義照会の返事ってきた?
まだです
FAXしてから何分たったかな?
えーと 15分ぐらいですね
う〜ん…

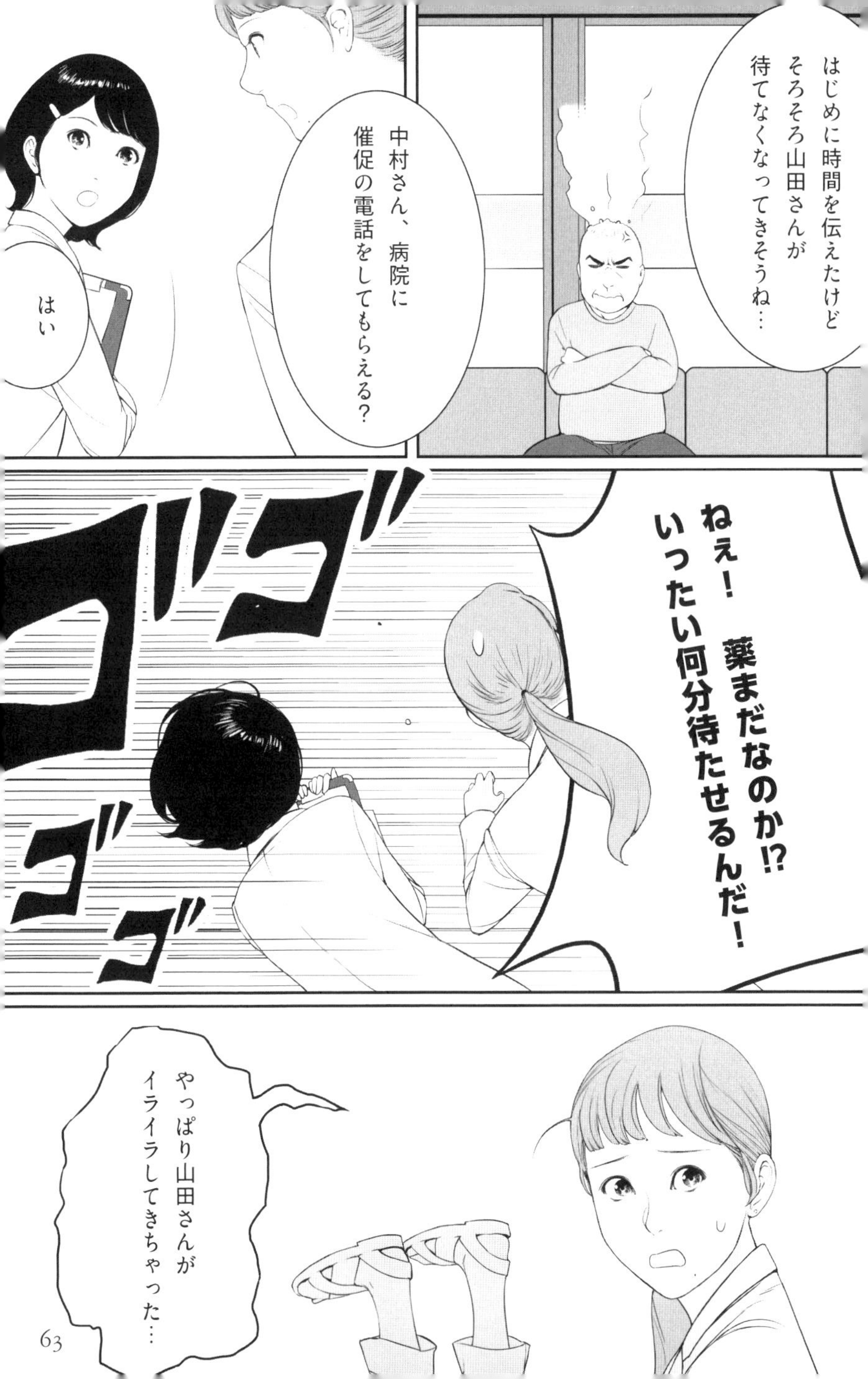
はじめに時間を伝えたけど
そろそろ山田さんが
待てなくなってきそうね…
中村さん、病院に
催促の電話をしてもらえる？
はい
ねぇ！　薬まだなのか⁉
いったい何分待たせるんだ！
ゴゴゴゴ
やっぱり山田さんが
イライラしてきちゃった…

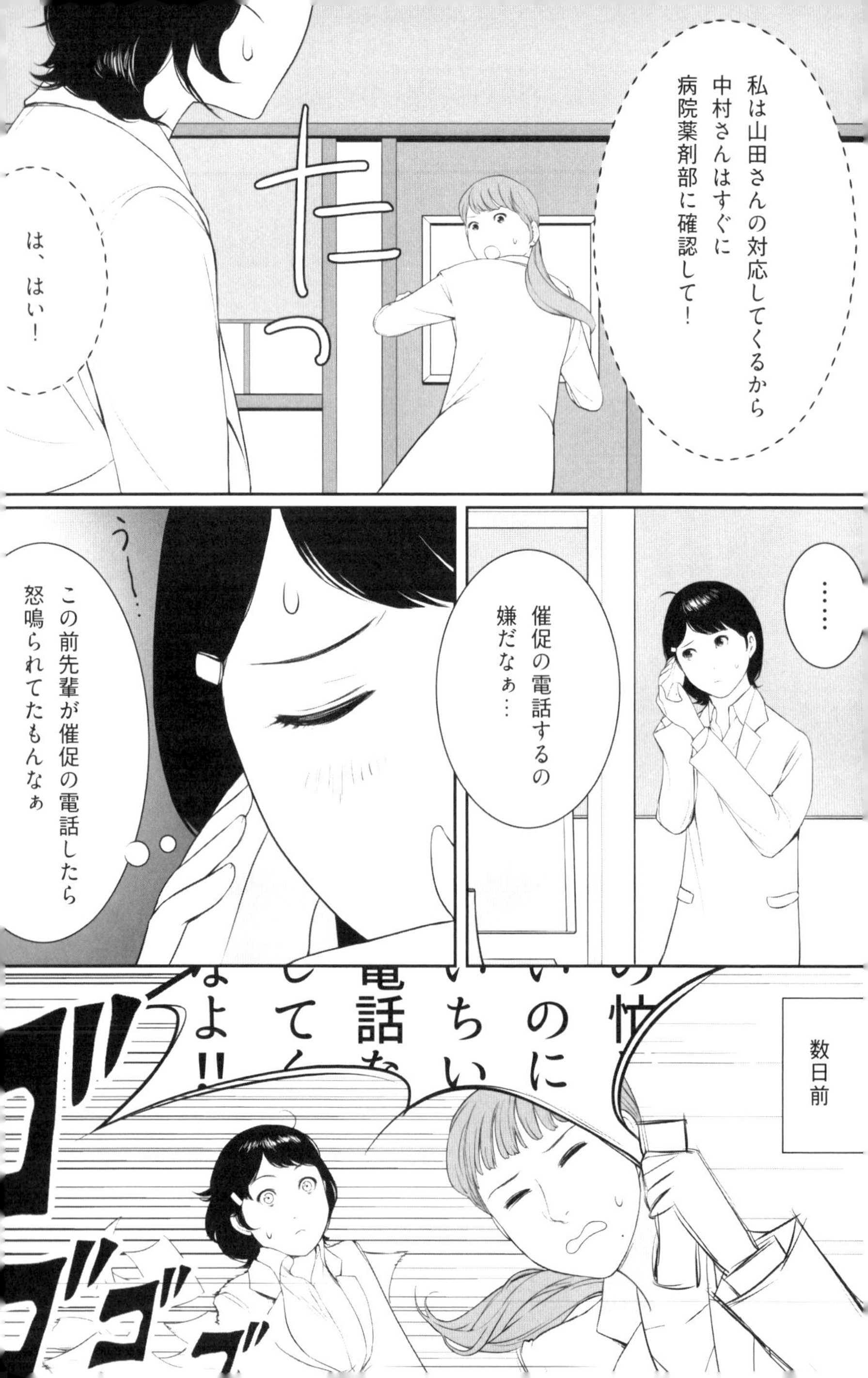
私は山田さんの対応してくるから
中村さんはすぐに病院薬剤部に確認して！
たたっ
は、はい！
……
催促の電話するの嫌だなぁ…
う～…
この前先輩が催促の電話したら怒鳴られてたもんなぁ
数日前
忙
いのに
いちい
電話
して
なよ!!
ゴゴゴ

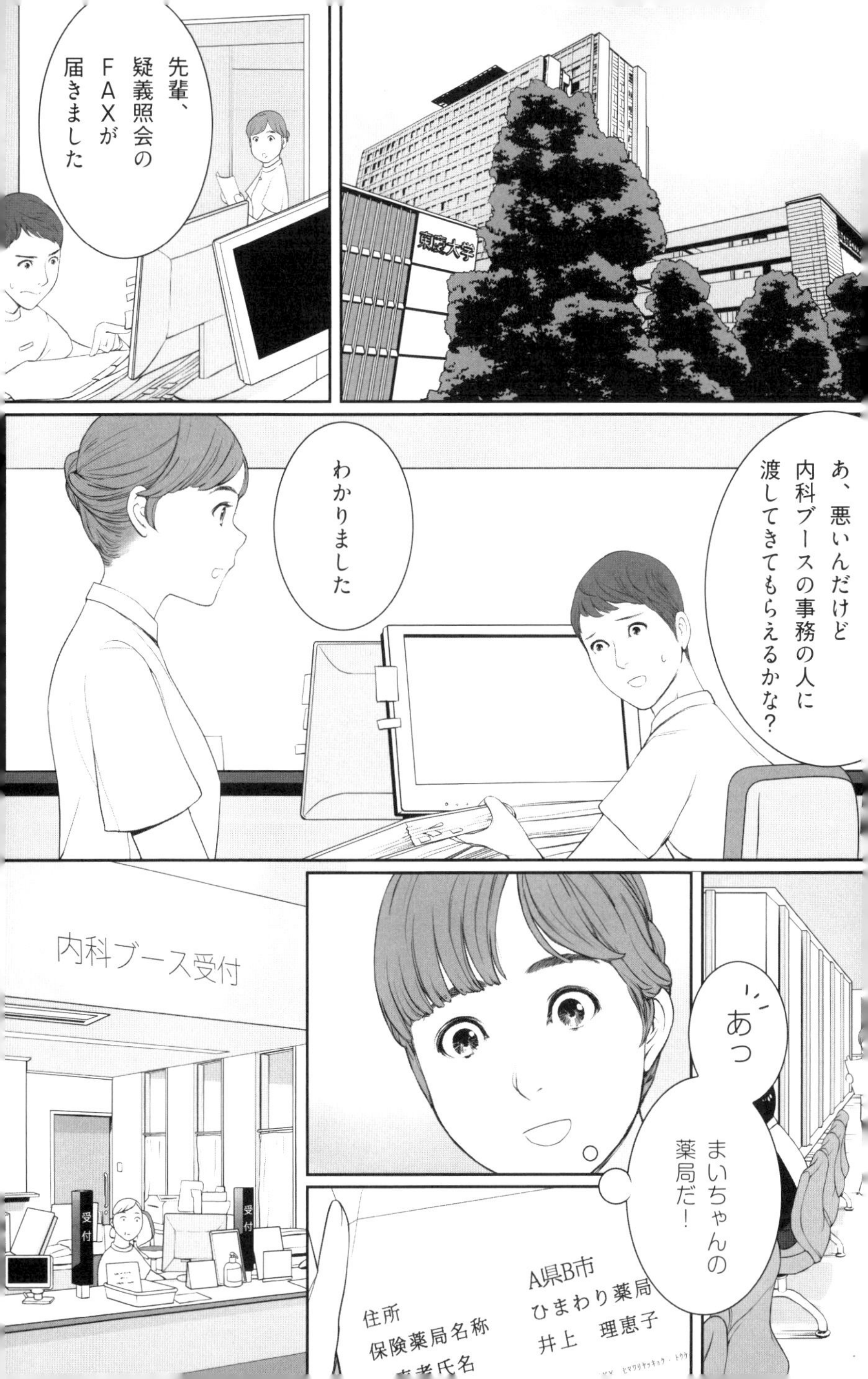

先輩、疑義照会のFAXが届きました
あ、悪いんだけど内科ブースの事務の人に渡してきてもらえるかな?
わかりました
あっ
まいちゃんの薬局だ!
住所
A県B市
保険薬局名称
ひまわり薬局
井上　理恵子
内科ブース受付
受付
受付

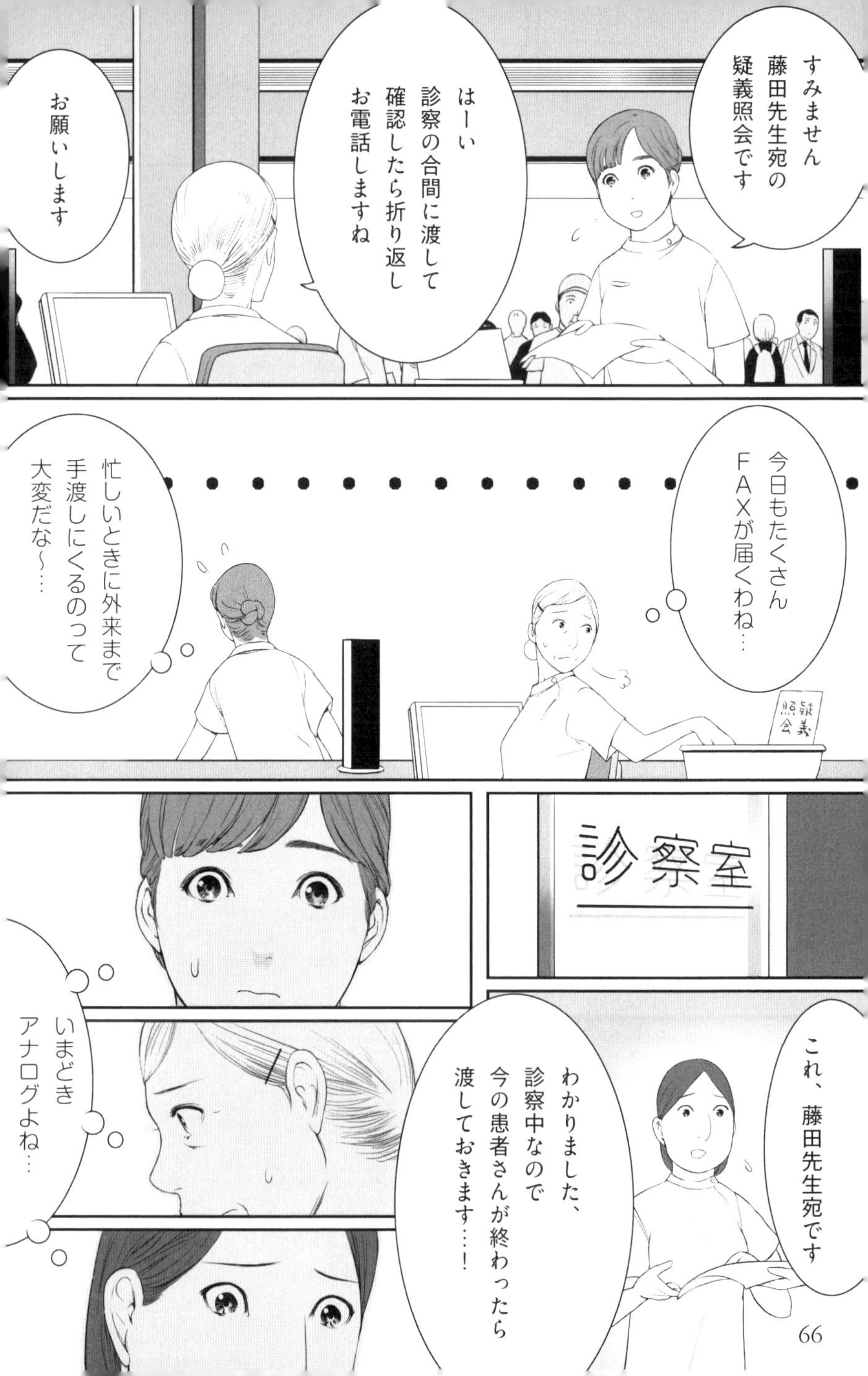
すみません
藤田先生宛の
疑義照会です
はーい
診察の合間に渡して
確認したら折り返し
お電話しますね
お願いします
今日もたくさん
FAXが届くわね…
忙しいときに外来まで
手渡しにくるのって
大変だな～…
疑義
照会
診察室
これ、藤田先生宛です
わかりました、
診察中なので
今の患者さんが終わったら
渡しておきます…！
いまどき
アナログよね…

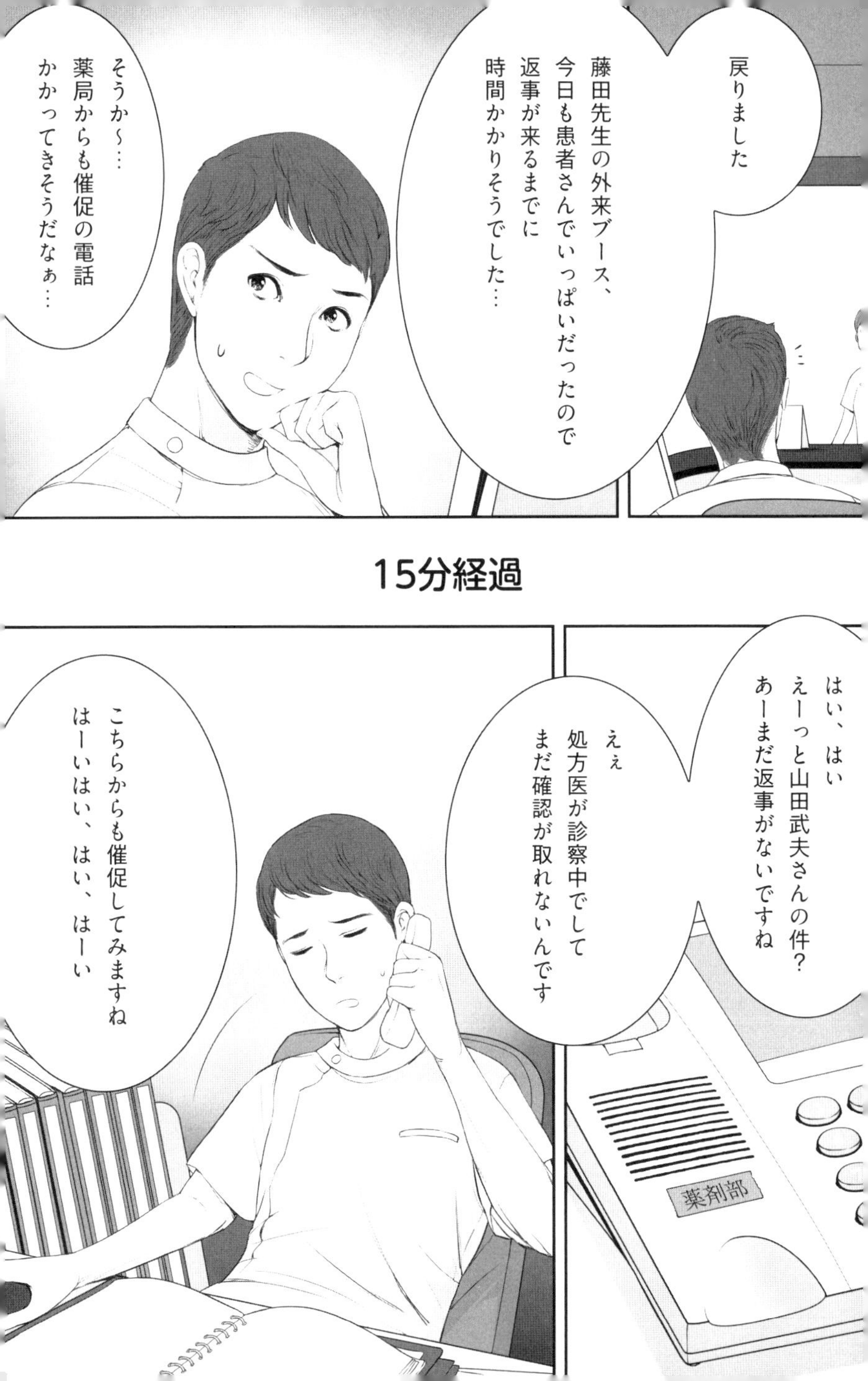
戻りました
藤田先生の外来ブース、今日も患者さんでいっぱいだったので返事が来るまでに時間かかりそうでした…
そうか～…薬局からも催促の電話かかってきそうだなぁ…
15分経過
はい、はい えーっと山田武夫さんの件？あーまだ返事がないですね
えぇ 処方医が診察中でしてまだ確認が取れないんです
こちらからも催促してみますね はーいはい、はい、はーい
薬剤部

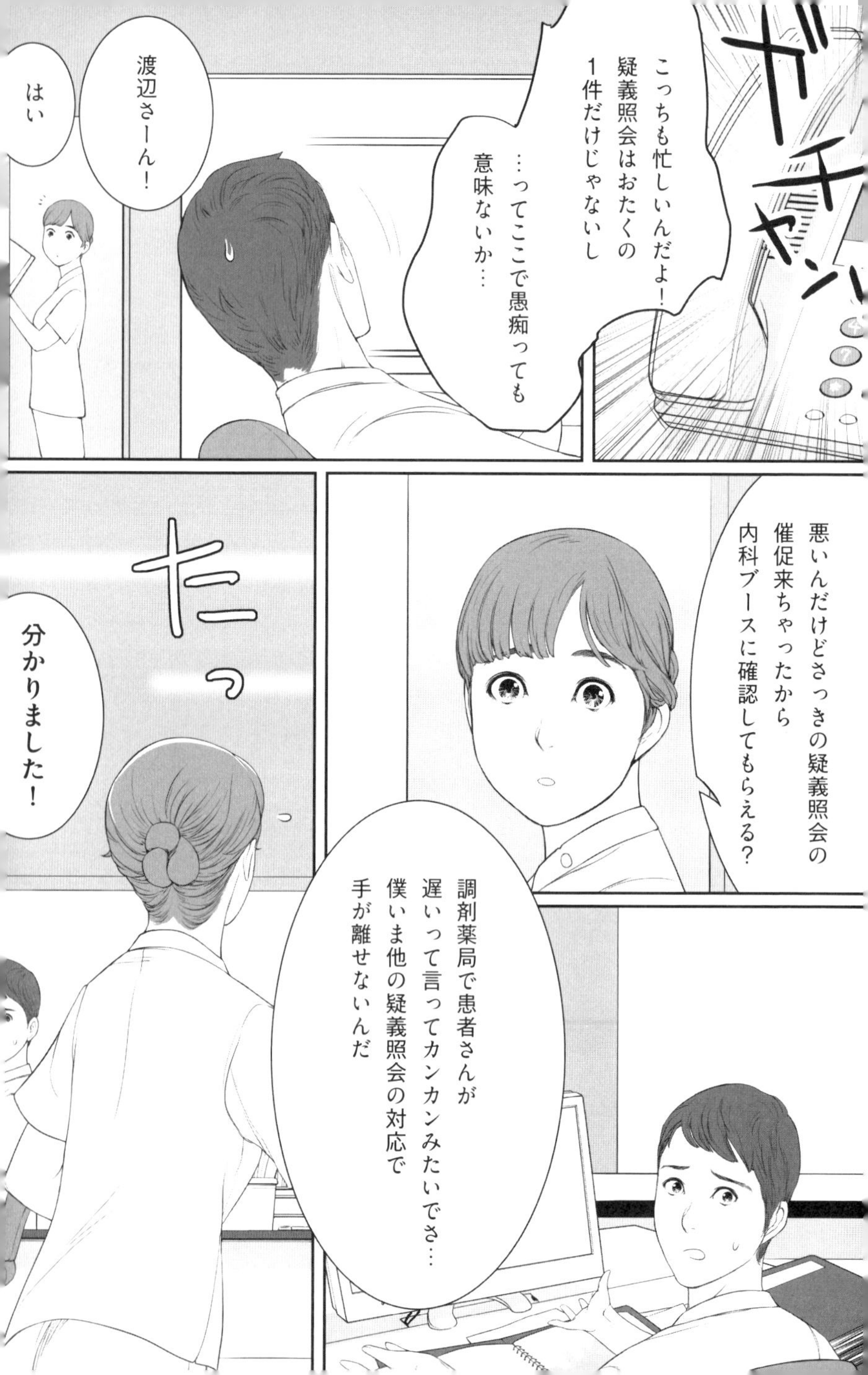

ガチャン
こっちも忙しいんだよ！
疑義照会はおたくの
1件だけじゃないし
…ってここで愚痴っても
意味ないいか…
渡辺さーん！
はい
悪いんだけどさっきの疑義照会の
催促来ちゃったから
内科ブースに確認してもらえる？
たっ
分かりました！
調剤薬局で患者さんが
遅いって言ってカンカンみたいでさ…
僕いま他の疑義照会の対応で
手が離せないんだ

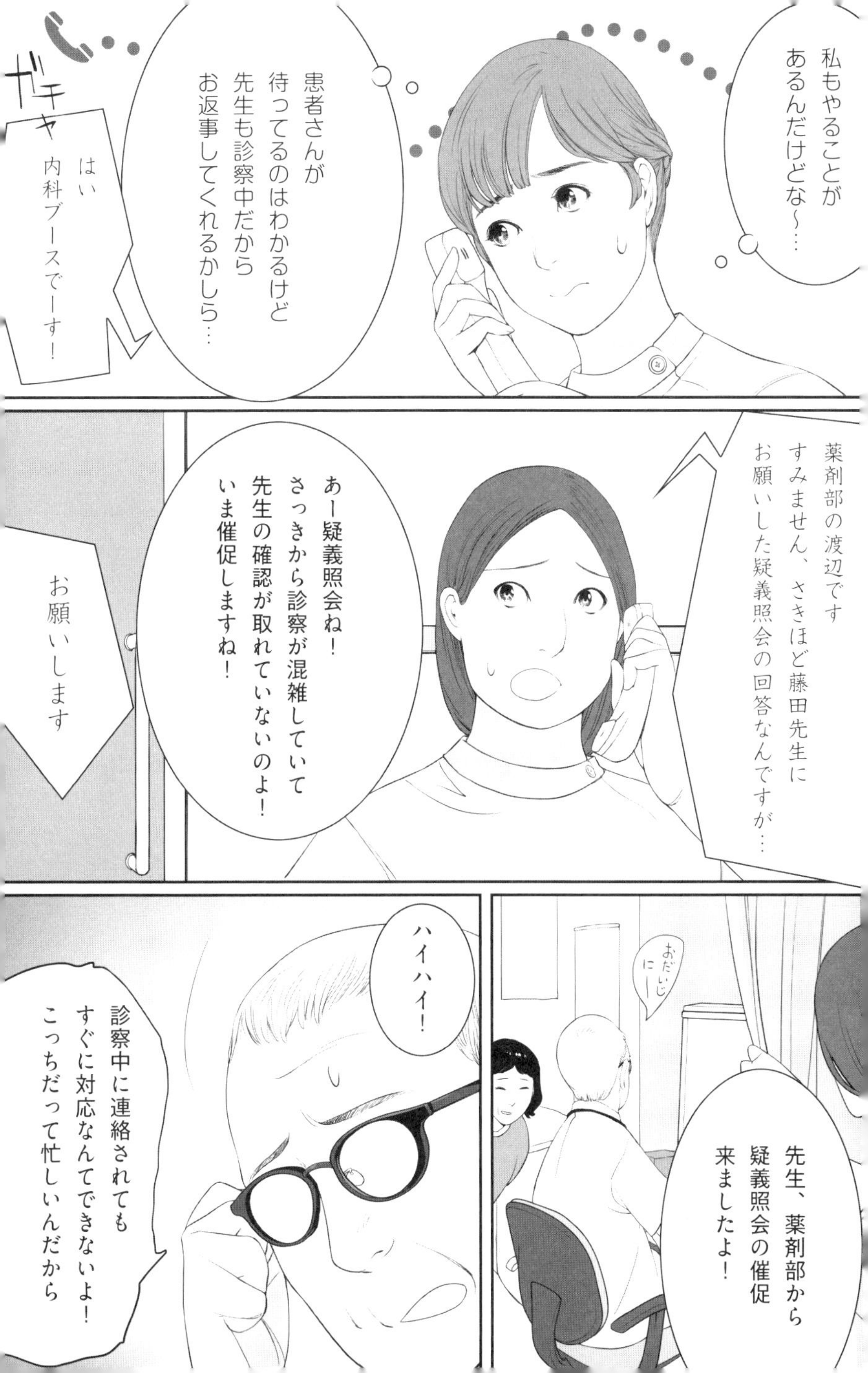
私もやることがあるんだけどな～…
患者さんが待ってるのはわかるけど先生も診察中だからお返事してくれるかしら…
ガチャ
はい内科ブースでーす！
薬剤部の渡辺です すみません、さきほど藤田先生にお願いした疑義照会の回答なんですが…
あー疑義照会ね！さっきから診察が混雑していて先生の確認が取れていないのよ！いま催促しますね！
お願いします
先生、薬剤部から疑義照会の催促来ましたよ！
おだいじにー
ハイハイ！
診察中に連絡されてもすぐに対応なんてできないよ！こっちだって忙しいんだから

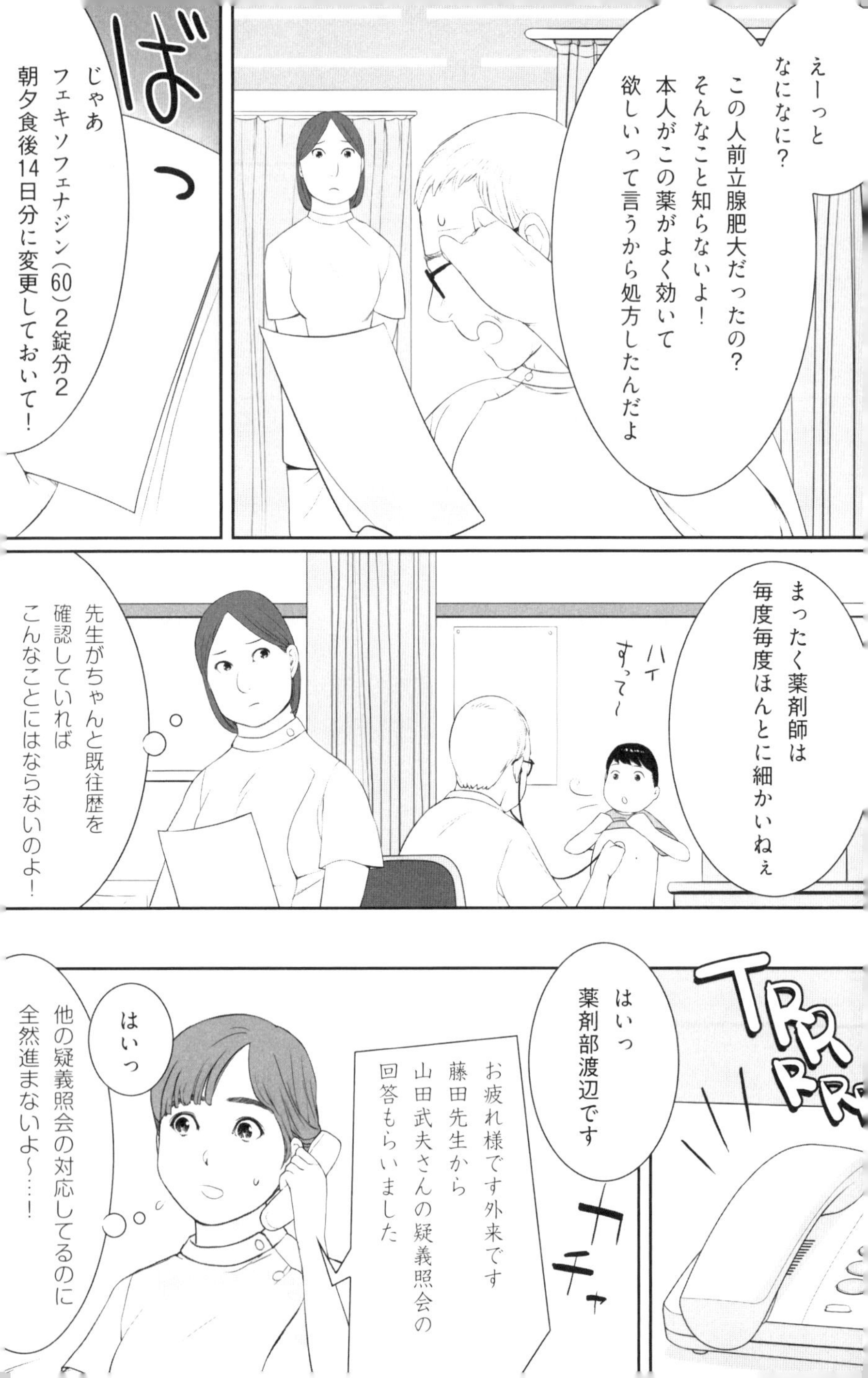
えーっと
なになに？
この人前立腺肥大だったの？
そんなこと知らないよ！
本人がこの薬がよく効いて
欲しいって言うから処方したんだよ
ばっ
じゃあ
フェキソフェナジン(60)2錠分2
朝夕食後14日分に変更しておいて！
まったく薬剤師は
毎度毎度ほんとに細かいねぇ
ハイ
すって〜
先生がちゃんと既往歴を
確認していれば
こんなことにはならないのよ！
TRRRR
カチャ
はいっ
薬剤部渡辺です
お疲れ様です外来です
藤田先生から
山田武夫さんの疑義照会の
回答もらいました
はいっ
他の疑義照会の対応してるのに
全然進まないよ〜…！

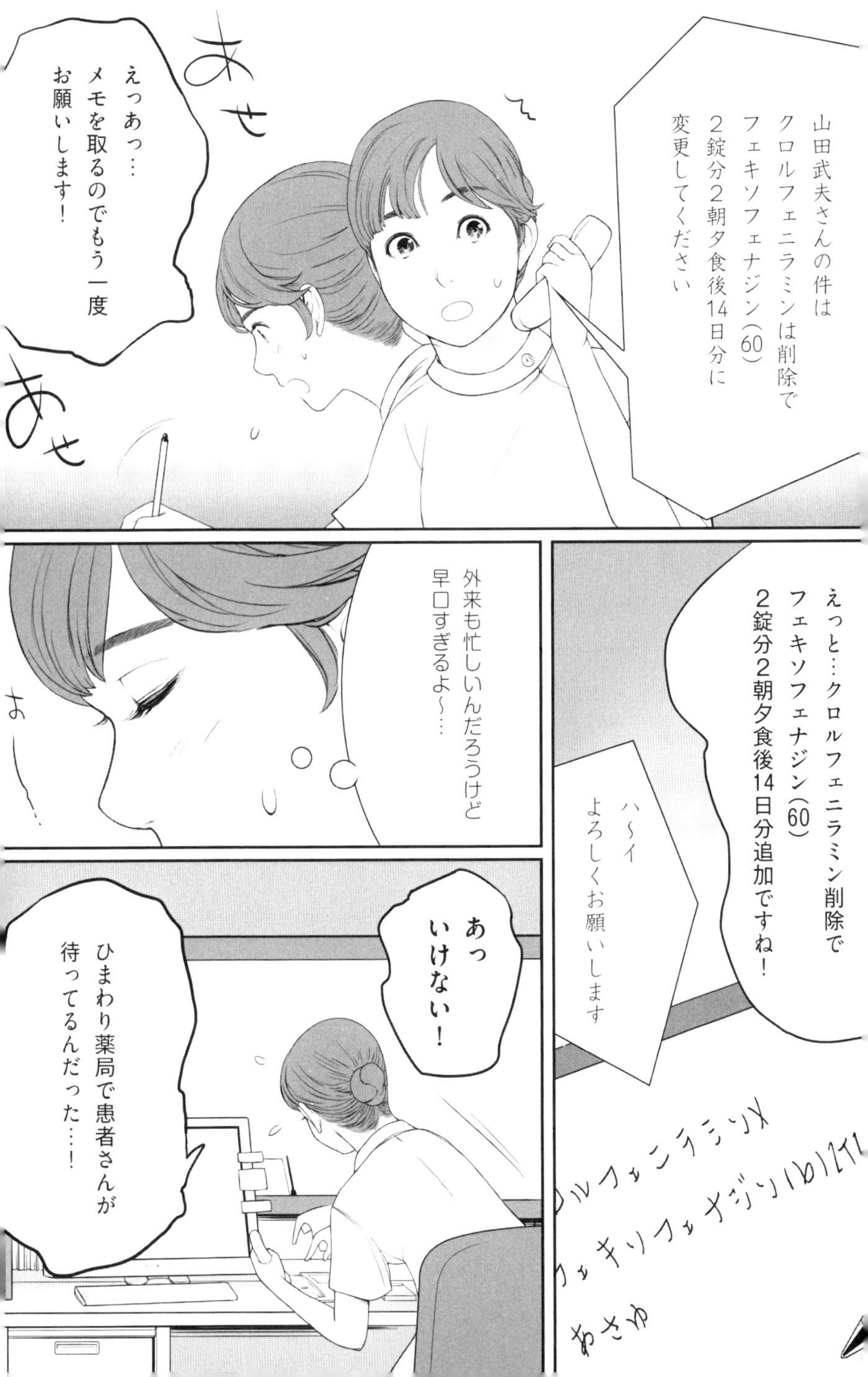
山田武夫さんの件は
クロルフェニラミンは削除で
フェキソフェナジン(60)
2錠分2朝夕食後14日分に
変更してください
あせ
えっあっ…
メモを取るのでもう一度
お願いします！
あせ
えっと…クロルフェニラミン削除で
フェキソフェナジン(60)
2錠分2朝夕食後14日分追加ですね！
ハ～イ
よろしくお願いします
外来も忙しいんだろうけど
早口すぎるよ～…
よ…
あっ
いけない！
ひまわり薬局で患者さんが
待ってるんだった…！

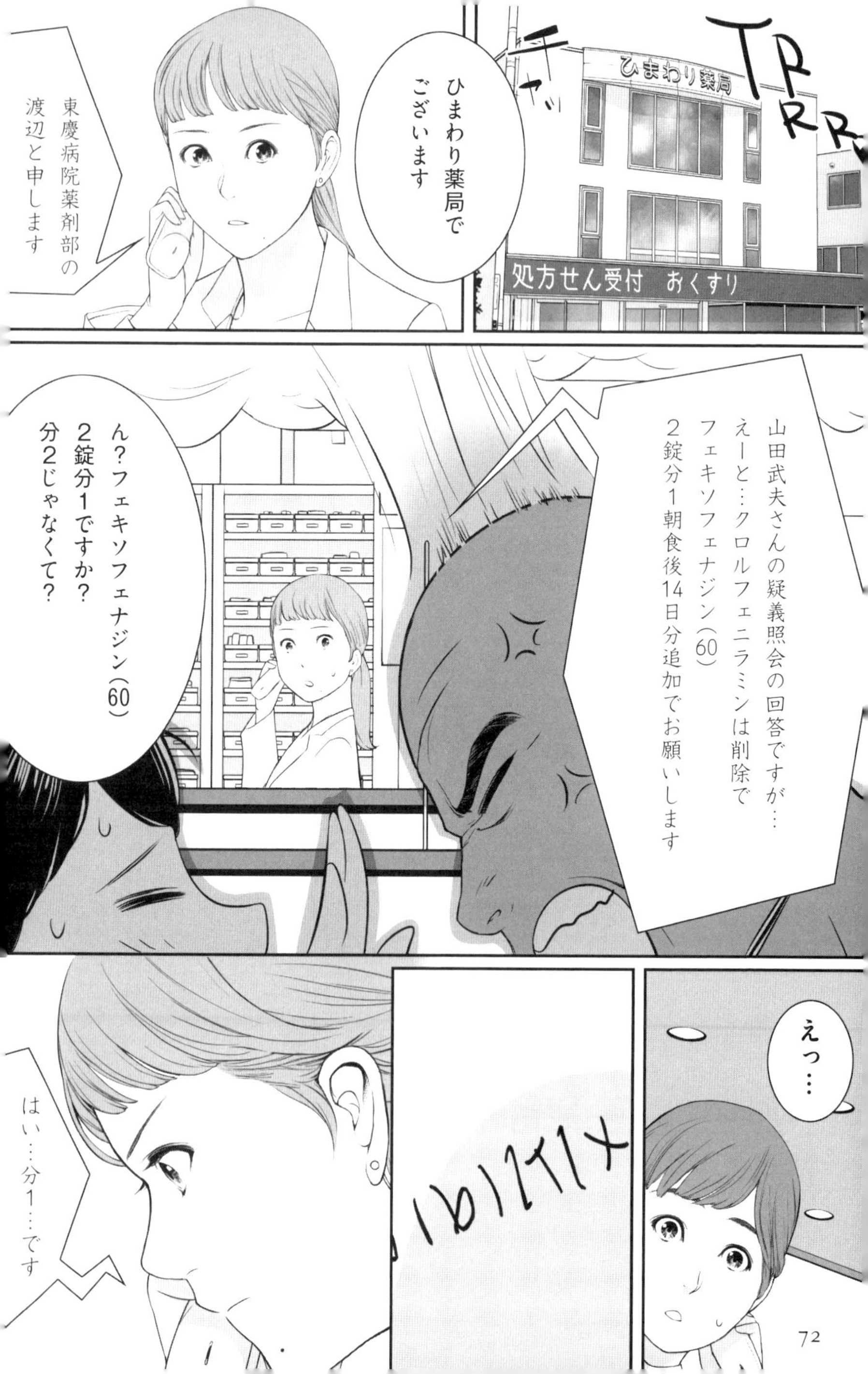
TRRR
チャッ
ひまわり薬局
処方せん受付　おくすり
ひまわり薬局で
ございます
東慶病院薬剤部の
渡辺と申します
山田武夫さんの疑義照会の回答ですが…
えーと…クロルフェニラミンは削除で
フェキソフェナジン(60)
2錠分1朝食後14日分追加でお願いします
ん?フェキソフェナジン(60)
2錠分1ですか?
分2じゃなくて?
えっ…
はい…分1…です

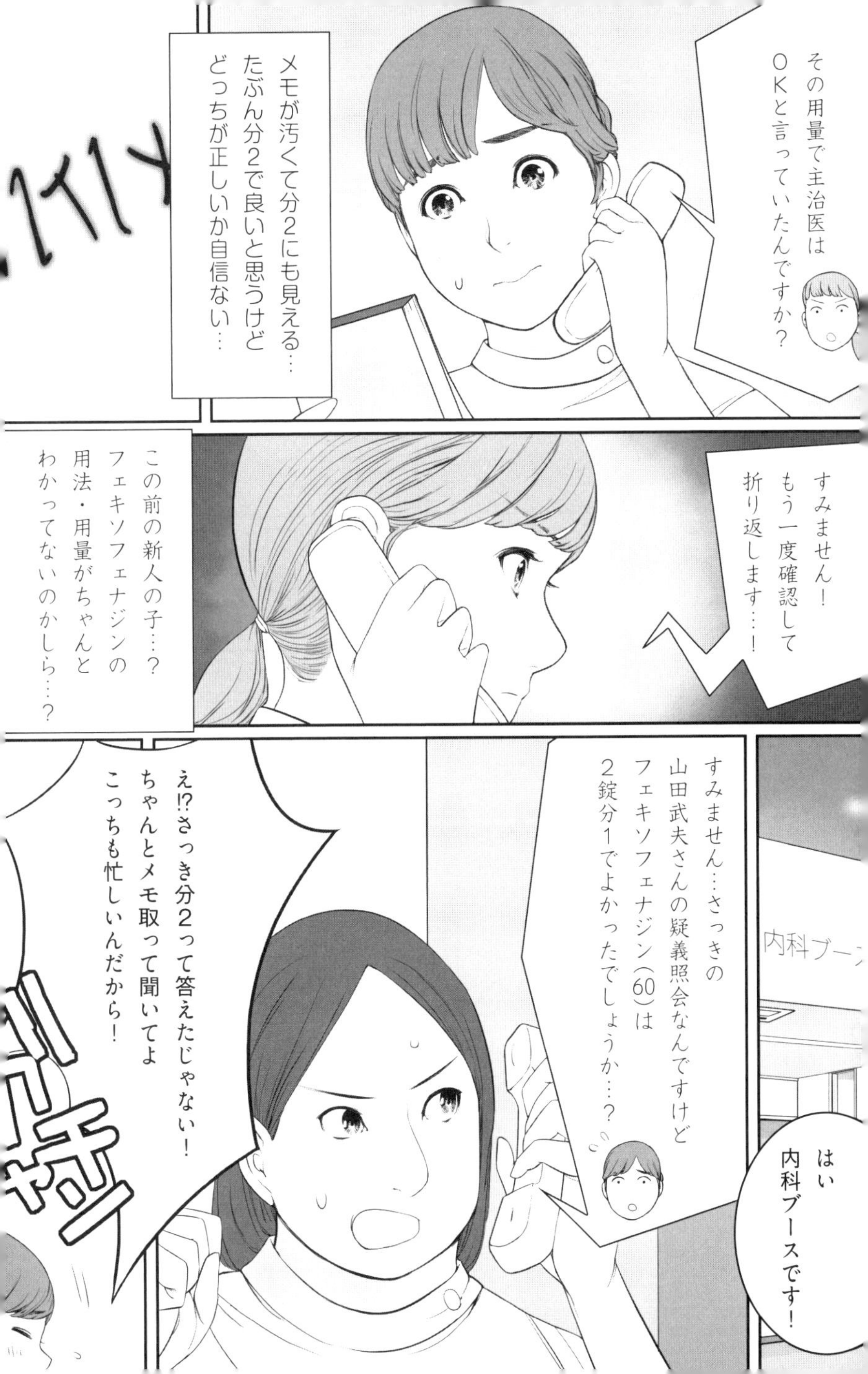

その用量で主治医はOKと言っていたんですか？
メモが汚くて分2にも見える… たぶん分2で良いと思うけど どっちが正しいか自信ない…
すみません！ もう一度確認して折り返します…！
この前の新人の子…？ フェキソフェナジンの用法・用量がちゃんとわかってないのかしら…？
はい 内科ブースです！
すみません…さっきの山田武夫さんの疑義照会なんですけど フェキソフェナジン(60)は2錠分1でよかったでしょうか…？
え!?さっき分2って答えたじゃない！ ちゃんとメモ取って聞いてよ こっちも忙しいんだから！

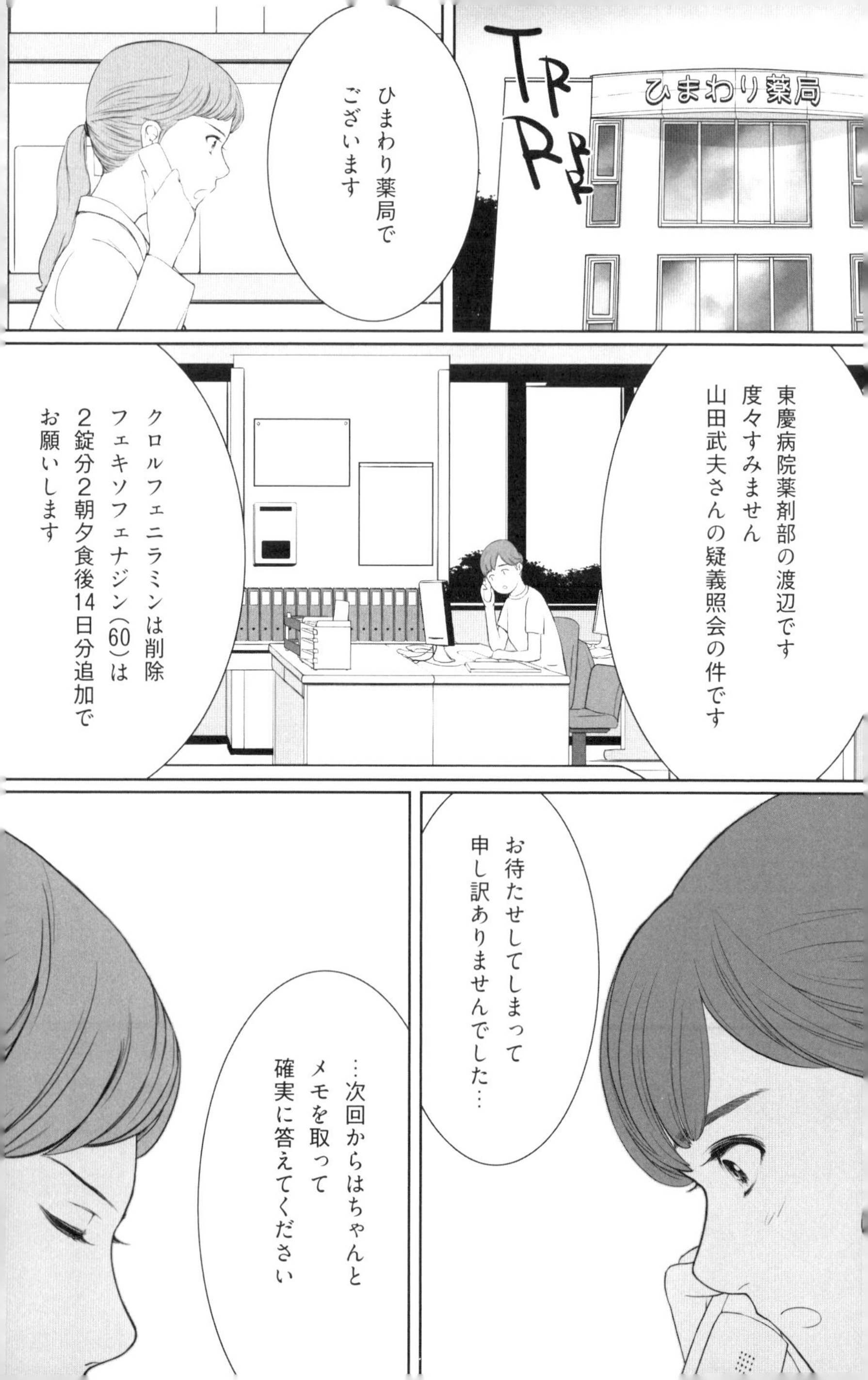
TRRR
ひまわり薬局
ひまわり薬局でございます
東慶病院薬剤部の渡辺です
度々すみません
山田武夫さんの疑義照会の件です
クロルフェニラミンは削除
フェキソフェナジン(60)は
2錠分2朝夕食後14日分追加で
お願いします
お待たせしてしまって
申し訳ありませんでした…
…次回からはちゃんと
メモを取って
確実に答えてください

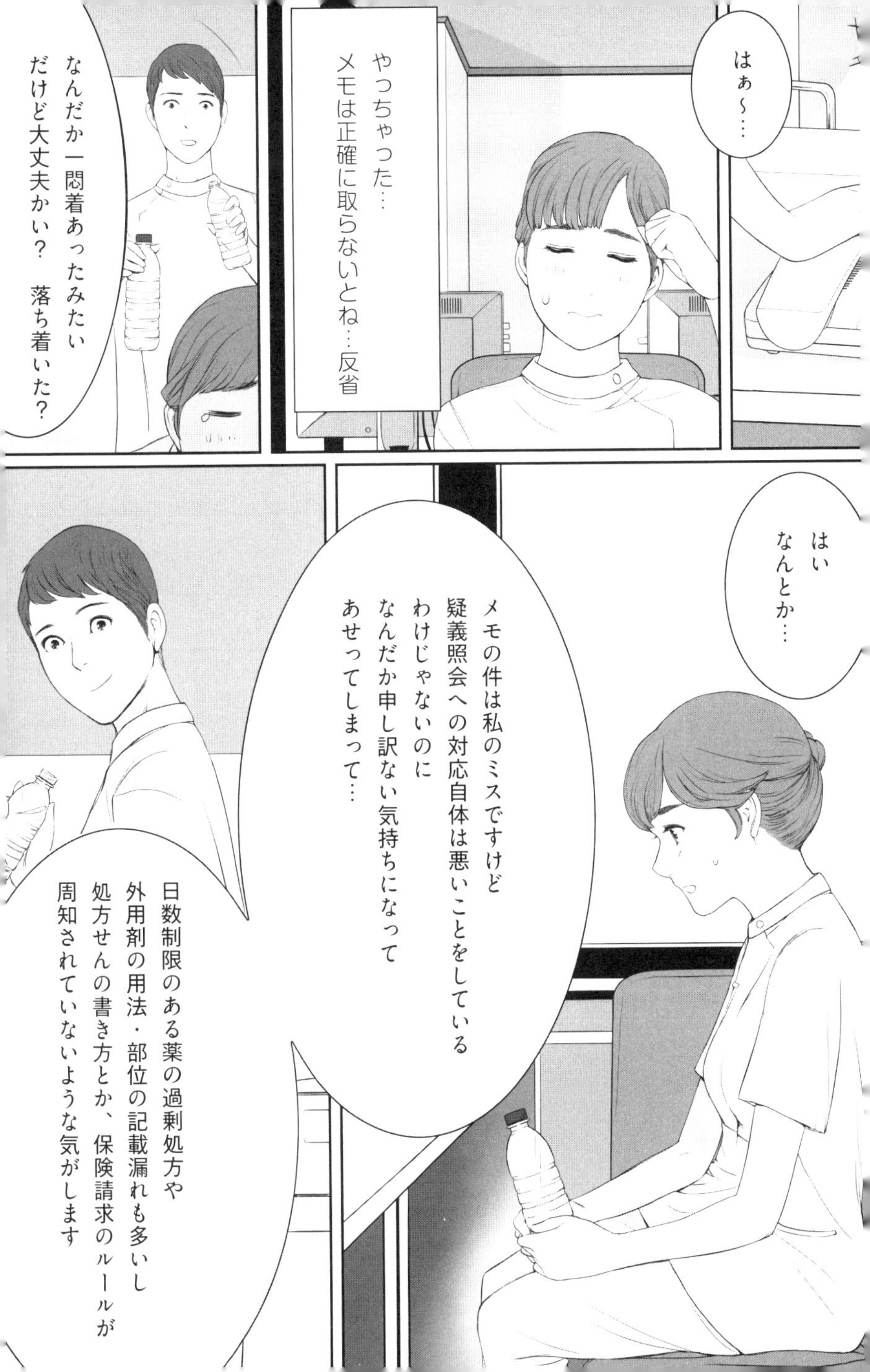
はぁ～…
やっちゃった… メモは正確に取らないとね…反省
なんだか一悶着あったみたいだけど大丈夫かい？ 落ち着いた？
はい なんとか…
メモの件は私のミスですけど疑義照会への対応自体は悪いことをしているわけじゃないのに なんだか申し訳ない気持ちになって あせってしまって…
日数制限のある薬の過剰処方や外用剤の用法・部位の記載漏れも多いし処方せんの書き方とか、保険請求のルールが周知されていないような気がします

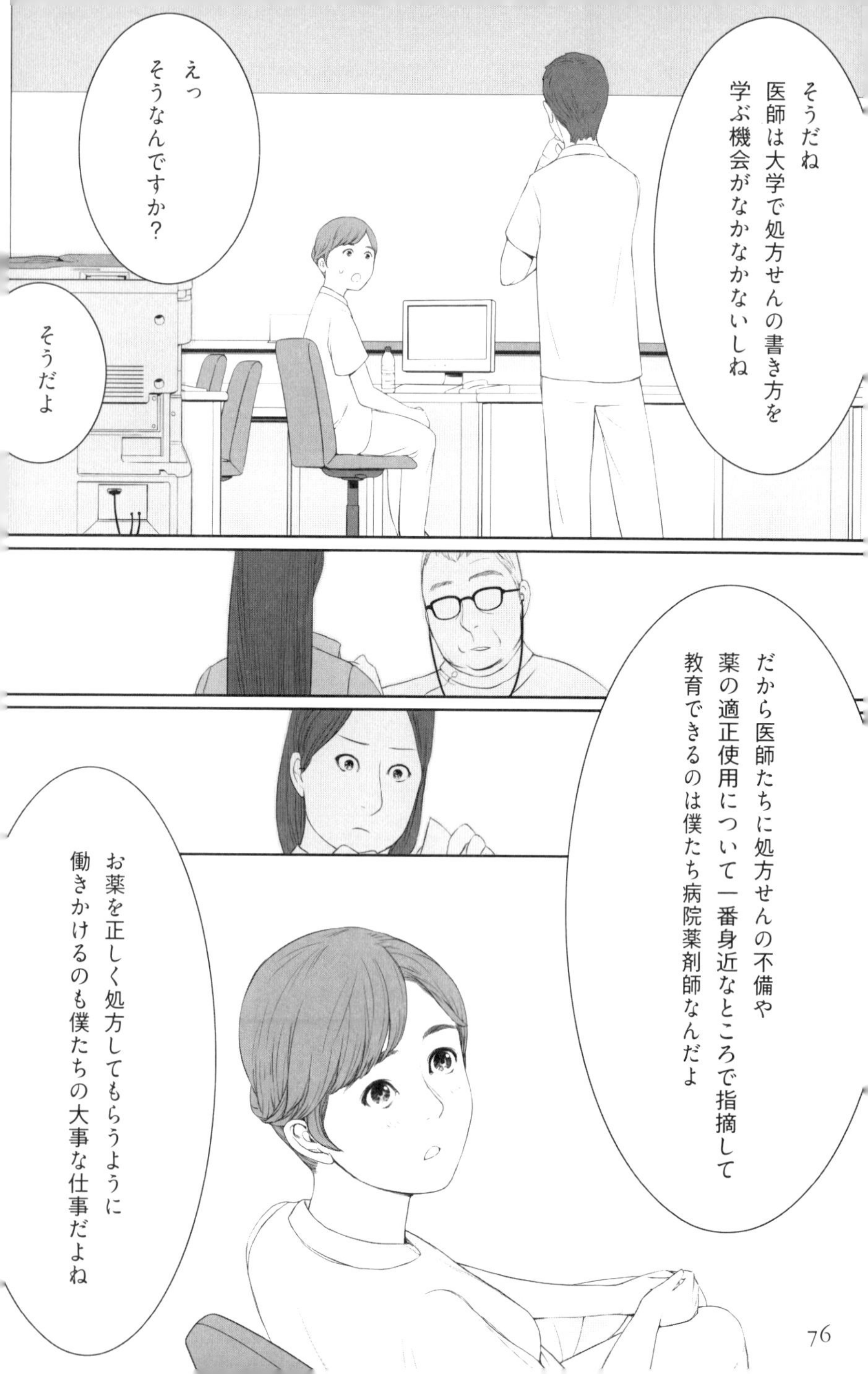
そうだね
医師は大学で処方せんの書き方を
学ぶ機会がなかなかないしね
えっ
そうなんですか？
そうだよ
だから医師たちに処方せんの不備や
薬の適正使用について一番身近なところで指摘して
教育できるのは僕たち病院薬剤師なんだよ
お薬を正しく処方してもらうように
働きかけるのも僕たちの大事な仕事だよね

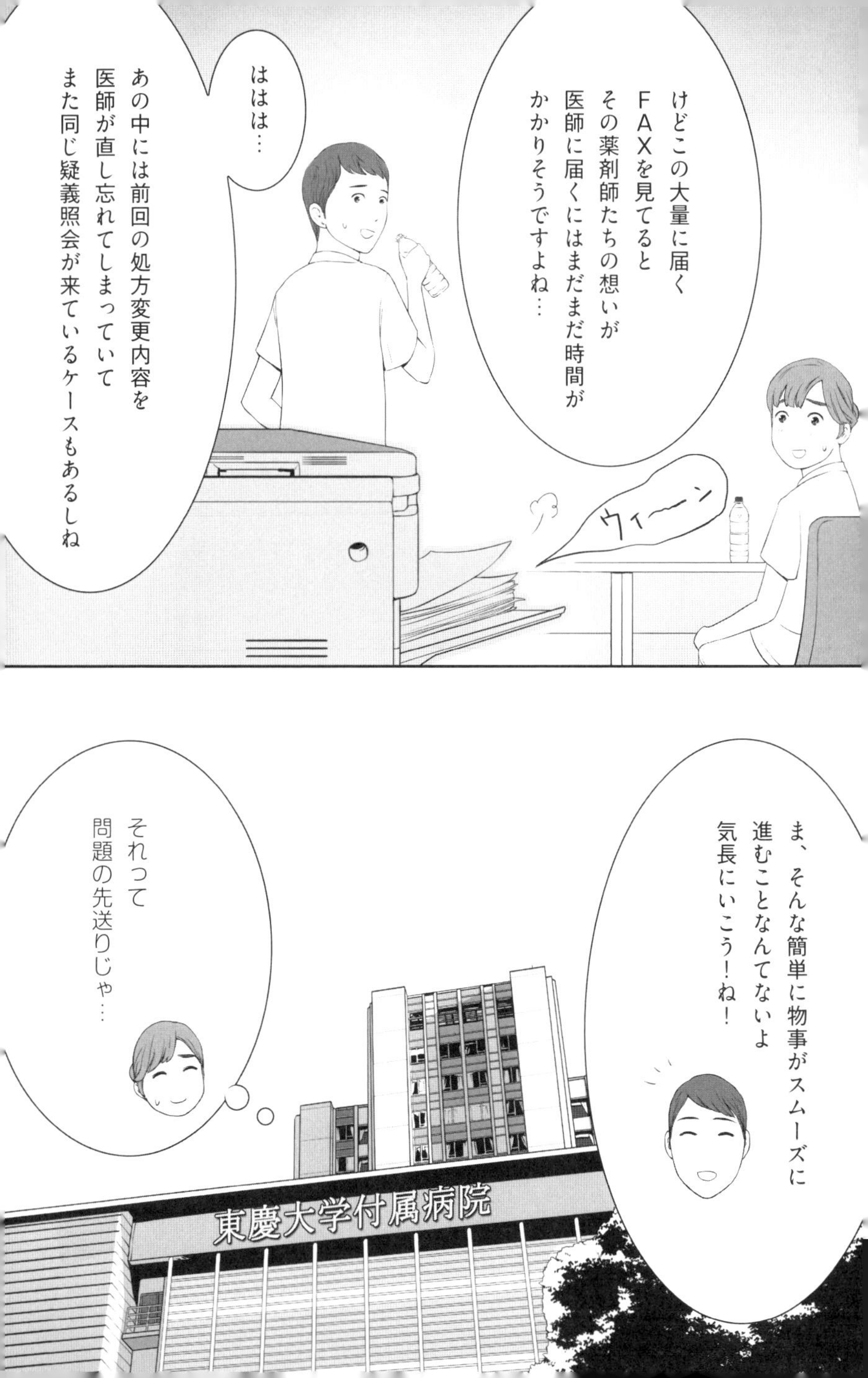
けどこの大量に届くFAXを見てるとその薬剤師たちの想いが医師に届くにはまだまだ時間がかかりそうですよね…
ウィーン
ははは…
あの中には前回の処方変更内容を医師が直し忘れてしまっていてまた同じ疑義照会が来ているケースもあるしね
ま、そんな簡単に物事がスムーズに進むことなんてないよ気長にいこう！ね！
それって問題の先送りじゃ…
東慶大学付属病院

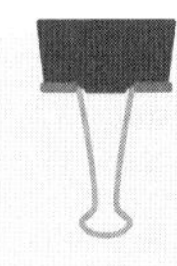

疑義照会時のストレス

調剤薬局側のストレス

患者さんにとって不利益になるような投薬を防ぐために行う、疑義照会。その大切さは、関係する医療者全員が理解しているものの、それぞれ目の前で進行する業務が中断され、時間を割かれるため、現場でのストレスの一因となっているケースもあるようです。

調剤薬局では、各病院の決めた手順に則って問い合わせをしても、すぐに処方医に連絡が取れるとは限りません。

外来診療時間内であれば、他の患者さんの診察をしている医師を気遣いながら疑義照会をしたり、外来ブースの看護師や事務職員を通して、診察の合間に確認をしてもらう必要があります。外来診療時間外となると、医師は入院患者さんへの対応や書類業務などもありますから、院内ＰＨＳがつながらないといったケースもあるようです。

　また、門前薬局であれば主な処方元医療機関の診療時間帯に合わせて開局している場合が多いですが、かかりつけ薬局として様々な医療機関からの処方せんを応需している場合、処方せんが持ち込まれた頃には、すでに処方元の診療時間が終わっていた、というケースもあるでしょう。

　近年は調剤薬局が患者さんのニーズに応えて19～20時、都市部であれば21～22時まで開局していることも珍しくはありません。その場合、病院は夜間対応の時間帯に入っており、日勤の医師は帰宅してしまっています。

　そして大きな問題は、疑義照会をした場合、処方医に確認が取れるまで調剤ができないということです。

　多くの患者さんは、体調が悪い中、薬局にいらっしゃっているので、調剤薬局の皆さんは、日頃から待ち時間短縮のために、いろいろと工夫を重ねておられることと思います。それなのに、通常以上にお待たせしなければならないのは心苦しいですよね。長くかかってしまいそうなときには、患者さんに状況をお伝えして、そのままお待ちいただけるか、時間を置いてからまたご来局いただくかなどのご相談をしなければならないのかもしれません。

　疑義照会の返答が得られず、長くお待たせしている患者さんから、「まだなのか？　今日は随分と時間がかかるね」などと言われてしまうこともあるでしょう。そのようなときにも、「医師がつかまらなくて、確認が取れないから」などと軽々しく言うわけにはいきません。「調剤薬局が処方医へ直接疑義照会ができる、効率的な仕組みがあったらいいのに…」、調剤薬局薬剤師なら、誰もが一度は思ったことがあるのではないでしょうか。

病院薬剤部側のストレス

疑義照会は本来、調剤薬局薬剤師から処方医に直接行うべきものですが、病院によっては、病院薬剤部が処方医との間に入って、疑義照会の対応をする場合もあります。

外来ブースの看護師や事務職員が仲介するよりも、薬学的知識を持った病院薬剤師が一旦間に入って対応することで、疑義照会の意図を処方医へ正確に伝えることができ、処方医もスムーズに返答ができます。病院薬剤部としても、外来処方の変更点を確実に把握でき、次回以降の外来処方せんの変更漏れが防げるといったメリットがあります。また、照会内容によっては、あらかじめ医師と取り決めていた院内のルールに従って、病院薬剤部で対応して、調剤薬局に返答ができるケースもあります。

とはいえ、病院薬剤部としても、処方医が診察中などですぐに確認が取れないときには、大変ストレスを感じることでしょう。

病院薬剤師が医師へ確認を取る際、処方医の院内ＰＨＳに直接電話をするのか、病院薬剤師が直接外来ブースに行って確認をするのか、または外来ブースにいる看護師や事務職員に電話をして返答を待つのか、対応は病院によって様々です。処方医が診察中、処置中、手術中などですぐにコンタクトが取れない場合、返答時間は長引いてしまいます。処方医からの返答が得られなければ、調剤薬局でお待ちの患者さんは、投薬を受けることができません。時間が経つほど患者さんの不満は募り、調剤薬局薬剤師がその対応に追われる状況は、容易に想像できます。病院薬剤部は、処方医と調剤薬局の板ばさみのジレンマに悩まされていることでしょう。

そして、疑義照会を行い、処方変更となった場合、カルテ（診療録）の記載内容に変更点が反映されているかどうかのチェックも、病院薬剤部としての重要な役目です。正しく反映されていないと、保険請求上の問題にもなりますし、次回診察の際に「Ｄｏ処方」がされた場合に、また同じ疑義照会を受けることにもなりかねません。しかし、電子カルテでも紙カルテでも、確認をするのには手間がかかるもの。

「日常業務を妨げられずに、処方医へ速やかに疑義照会の依頼ができて、処方変更の有無やその内容について簡単に確認できる仕組みがあればいいのに…」こういったところが、病院薬剤部のつぶやきでしょうか。

医師側のストレス

一方で、疑義照会を受ける側の医師はどうでしょうか。

多くの場合、疑義照会の連絡が入るのは外来診療中の時間帯かと思われます。診療科にもよりますが、次々と訪れる患者さんをなるべくお待たせしたくはないと、医師も考えているはずです。そして、目の前の患者さんの診察に集中するのは当然のこと。1人の患者さんの診察が終わっても、すぐに次の患者さんのカルテをチェックして診察に備えます。

疑義照会の問い合わせが入るのは、そうした診察の合間や、場合によっては診察中ということもあります。医師として当然対応せねばならないこととはいえ、目の前の患者さんの診察を一旦中断して、何人も前に行った診断や処方に再び立ち返らねばならないのは、あまりにも非効率ですし、目の前の患者さんの診察にも影響を与えかねません。

また、疑義照会の内容についても、医師として感じることがあるかもしれません。

マンガの例のように、患者さんの既往や体質、アレルギーなどを見逃していた場合には「助かった！」となるかもしれません。飲み忘れの多い患者さんに対する一包化の依頼などであれば、アドヒアランスの向上が期待できますし、チーム医療がうまく機能していると感じられるかと思います。

とはいえ、医師も人間ですから、処方の間違いを指摘されることに対する心因的なストレスもあります。調剤薬局と処方医の間での疑義照会は、基本的にお互いの顔が見えないやり取りですから、お互いのストレスとならないようなコミュニケーションスキルも必要と言えるでしょう。

また、実際に処方変更となった場合には、その変更内容について、基本的に医師がカルテに反映させねばなりません。診察中や診察の合間の時間に、すでに診察を終えている患者さんのカルテの変更をするというのは、かなりの手間となります。医師は薬剤師からの疑義照会への対応だけでなく、検査オーダーや処置の指示、検査結果の考察など、多岐にわたる業務と指示をする立場です。疑義照会後の処方変更の入力は、医師によっては大きなストレスとなってしまうかもしれません。

「患者さんの診察をスムーズに進めつつ、ストレスなく疑義照会への対応ができる仕組みがあればいいのだが――」。そう考えている医師は多いことでしょう。

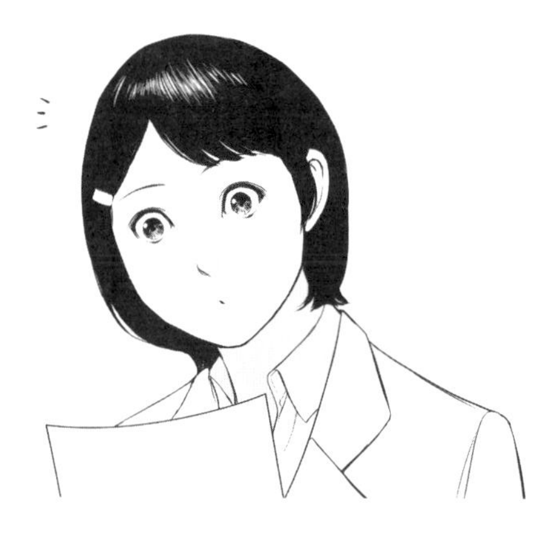

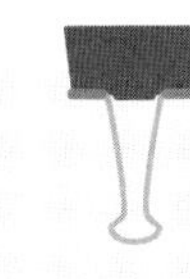

病院勤務医の実情

医師の中でも特に病院勤務医は多忙を極め、近年その労働時間の長さについてはニュースなどでも取り上げられています。勤務先の病院の機能（急性期・慢性期・療養型などのタイプや救急の有無）や規模（診療科数・外来患者数・病床数など）にもよりますが、医師の業務は入院診療・外来診療・手術・検査・当直など、多岐にわたります。救命救急科がある病院であれば、さらに勤務は過酷なものになるでしょう。

カルテ作成は基本的に医師の業務であり、患者の主訴とそれに対する処置および処方、経過を、診察ごとに遅滞なく記載していかねばなりません。

また、その他の作成書類として、各種診断書、入退院時のサマリー、検査などのオーダリング、紹介状およびその返書の作成、要介護認定の主治医意見書、年金書類・生活保護の医療要否意見書など、多種多様にあります。近年では病院勤務医の事務負担を軽減するため、医療クラークやメディカルアシスタントなど「医師事務作業補助者」というコメディカル職も設けられましたが、まだまだ広く普及しているとはいえません。

そのほか、昨今は病院内でのチーム医療が進んでいます。栄養サポートチーム（NST）や褥瘡対策チーム、感染制御チーム（ICT）、呼吸サポートチーム（RST）など、多職種を横断した連携が行われています。がんや糖尿病などの、特定の疾患におけるチーム医療を実施する病院も増えています。そしてそれらのチームをまとめるリーダーは、やはり医師です。自らを擁護するわけではありませんが、医師の日常業務って、本当に多いんです。

そもそも、マンガの例にもある通り、医師は処方権を持つものの、薬の専門家ではありません。経験にもよりますが、処方せんの記入ミスや入力ミスをする可能性もあります。1回量と1日量を間違えた処方や、向精神薬や医療用麻薬などの処方日数制限超過、電子カルテの普及による医薬品の3文字検索による入力ミス…特に、大学医学部を卒業したばかりで経験の浅い医師、いわゆる研修医は、処方せんの記載の仕方を十分に理解できていないケースもあるようです。また、勤務先の病院が変わると、システムも異なる場合があり、着任しての医師や非常勤医師にとっては、神経を使う部分でもあるでしょう。

配合剤を含め、新薬は次々と登場しています。ゲノム創薬などの技術進展もあり、創出される新薬の種類も多様化し、新たなカテゴリーの医薬品も、今後ますます見られるようになるはずです。

薬剤師には、日々出会う可能性がある処方不備に対して丁寧に対処し、一人ひとりの医師の理解と協力を得る姿勢が求められているといえるでしょう。

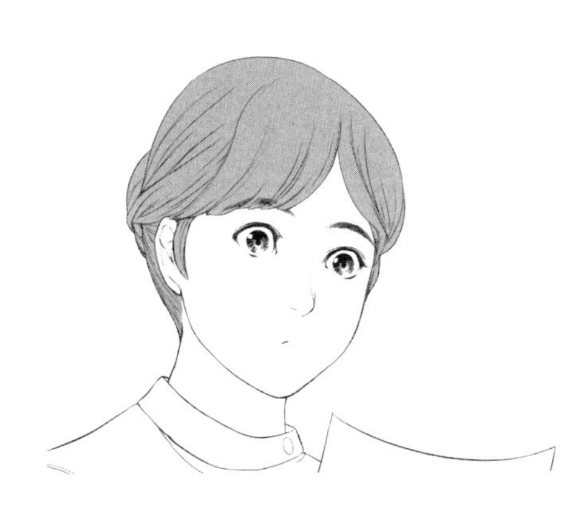

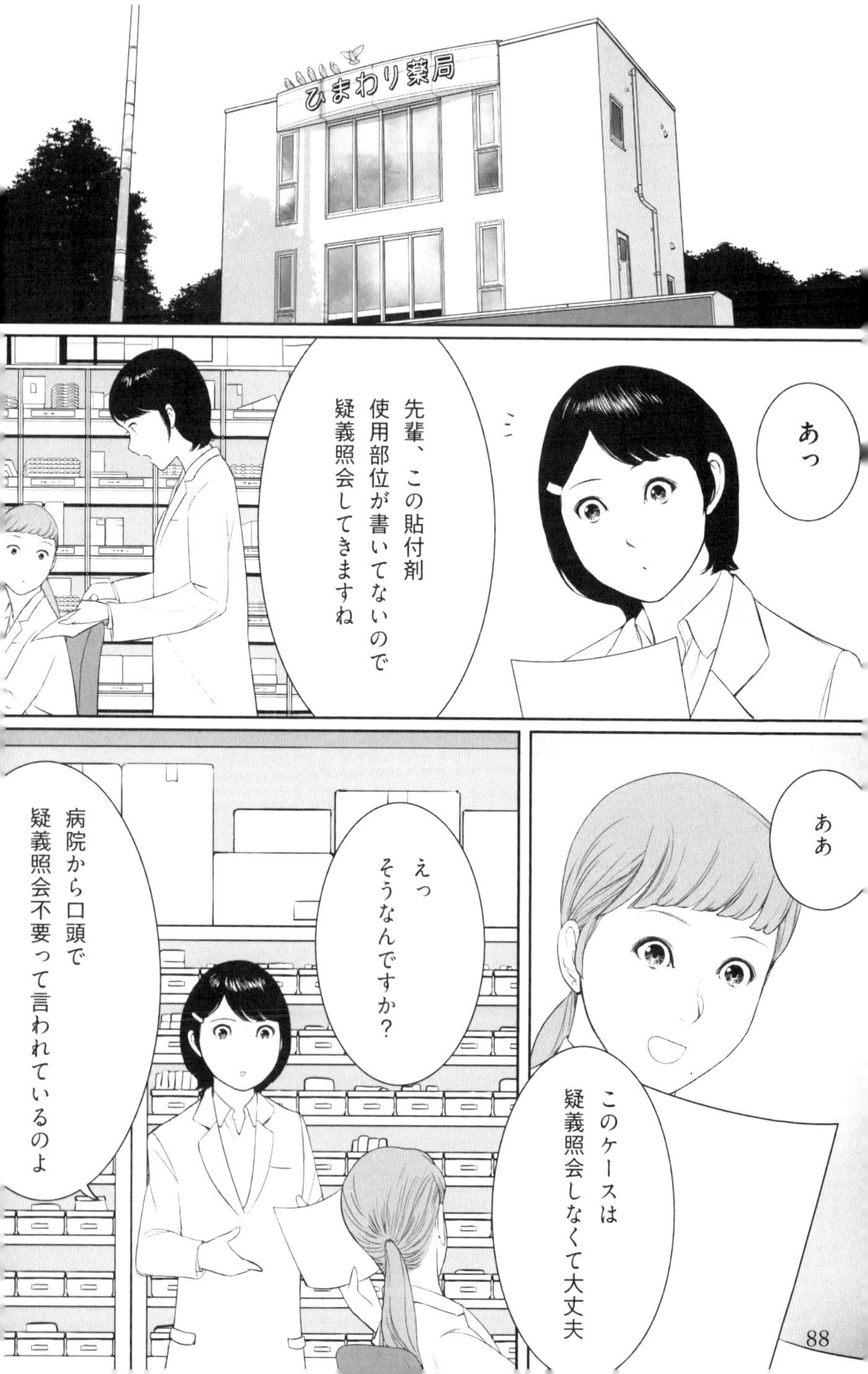
ひまわり薬局
あっ
先輩、この貼付剤
使用部位が書いてないので
疑義照会してきますね
あぁ
このケースは
疑義照会しなくて大丈夫
えっ
そうなんですか?
病院から口頭で
疑義照会不要って言われているのよ

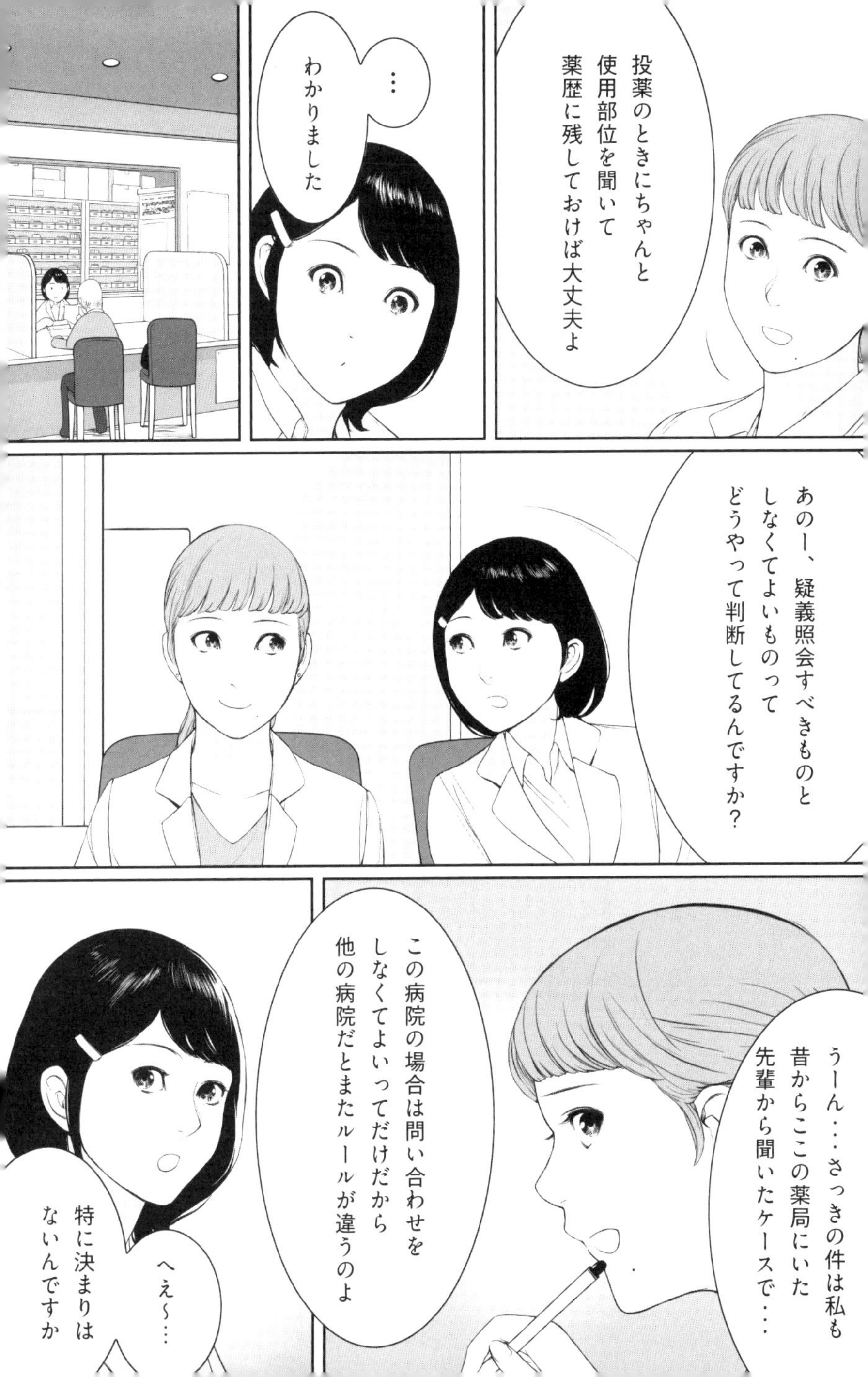

投薬のときにちゃんと
使用部位を聞いて
薬歴に残しておけば大丈夫よ
…
わかりました
あのー、疑義照会すべきものと
しなくてよいものって
どうやって判断してるんですか？
うーん・・・さっきの件は私も
昔からここの薬局にいた
先輩から聞いたケースで・・・
この病院の場合は問い合わせを
しなくてよいってだけだから
他の病院だとまたルールが違うのよ
へえ～…
特に決まりは
ないんですか

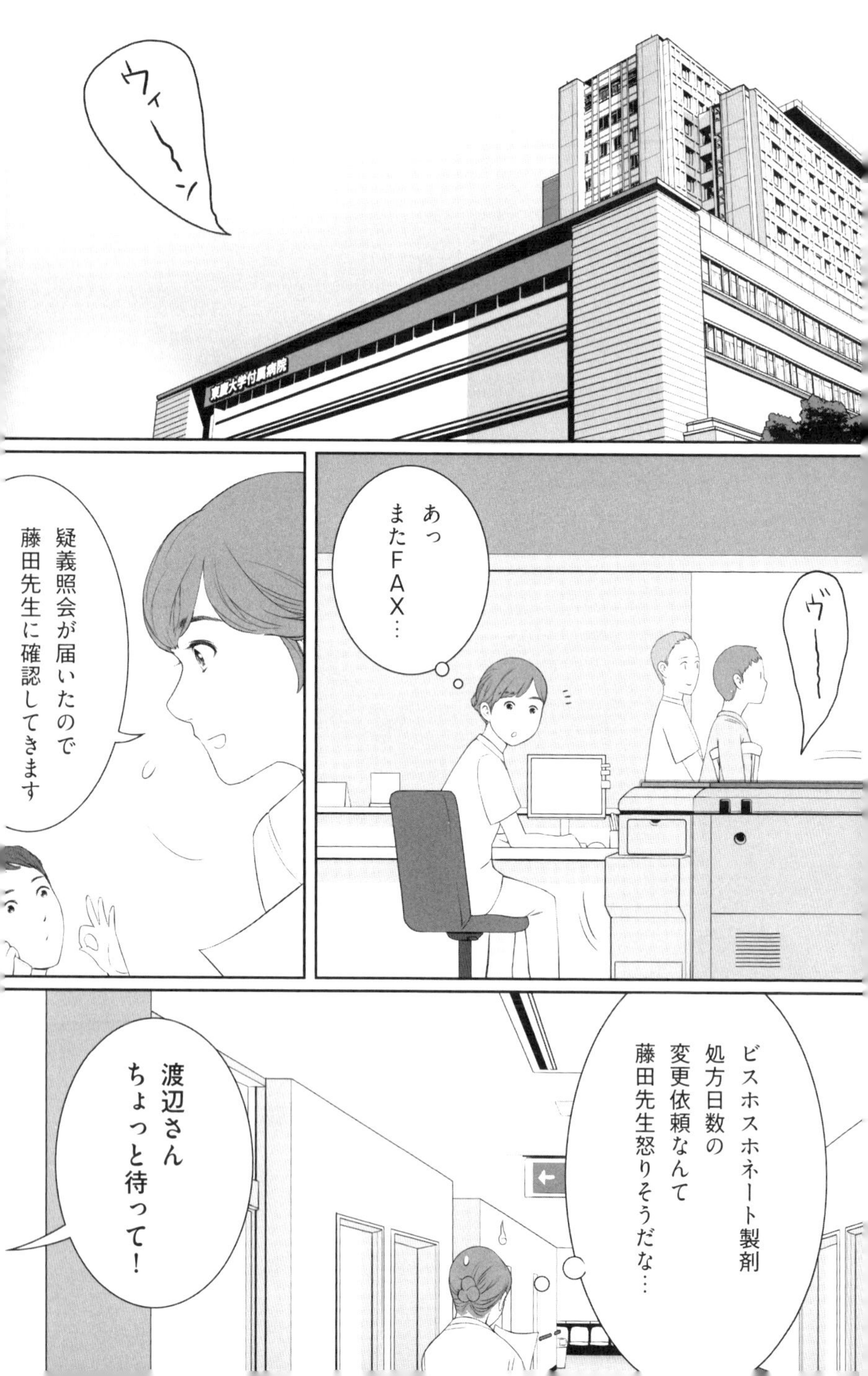
ウィ〜〜ン
ヴ〜〜
あっ
またFAX…
疑義照会が届いたので
藤田先生に確認してきます
ビスホスホネート製剤
処方日数の
変更依頼なんて
藤田先生怒りそうだな…
渡辺さん
ちょっと待って！

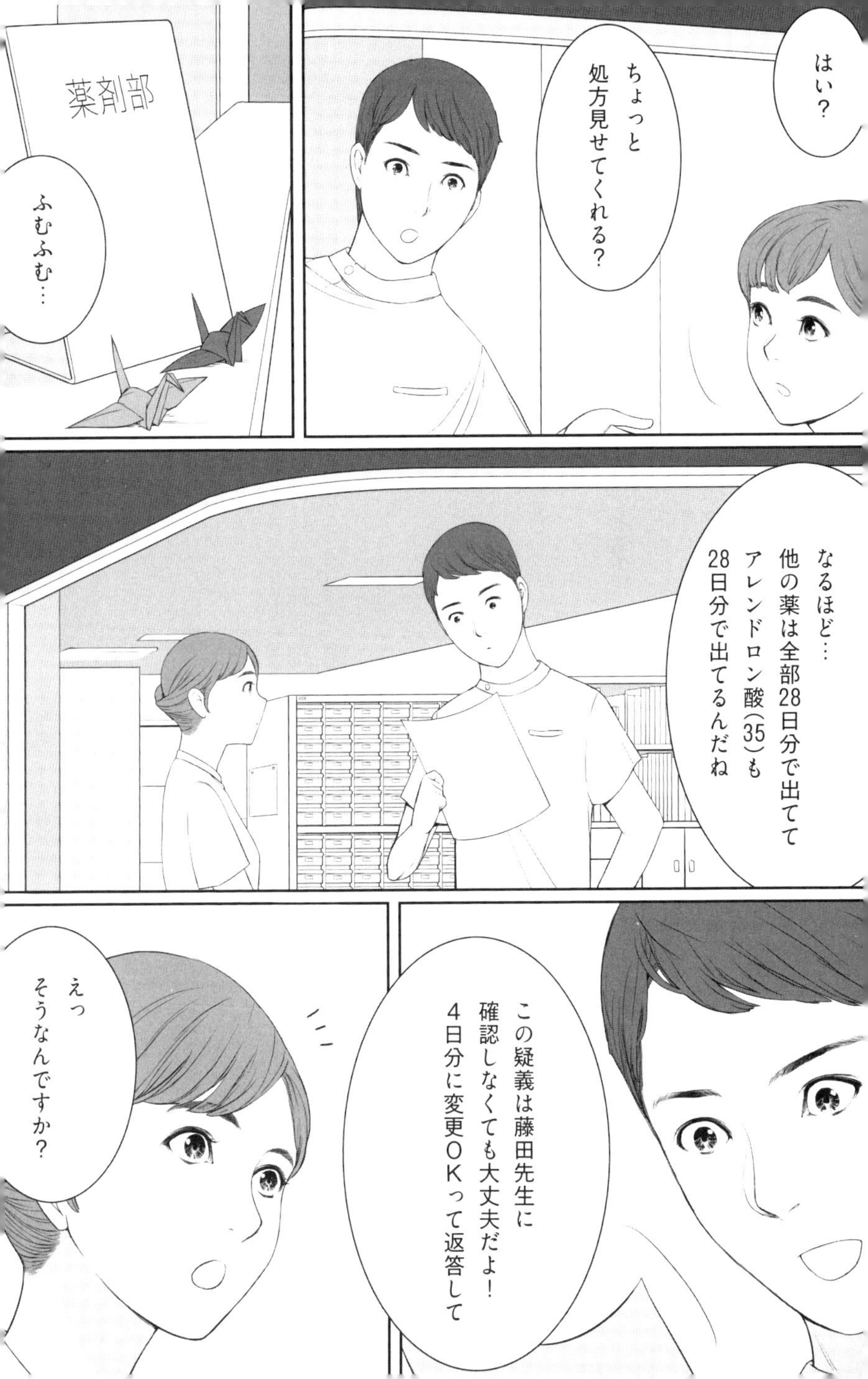
はい？
ちょっと処方見せてくれる？
薬剤部
ふむふむ…
なるほど…他の薬は全部28日分で出ててアレンドロン酸(35)も28日分で出てるんだね
この疑義は藤田先生に確認しなくても大丈夫だよ！4日分に変更ＯＫって返答して
えっそうなんですか？

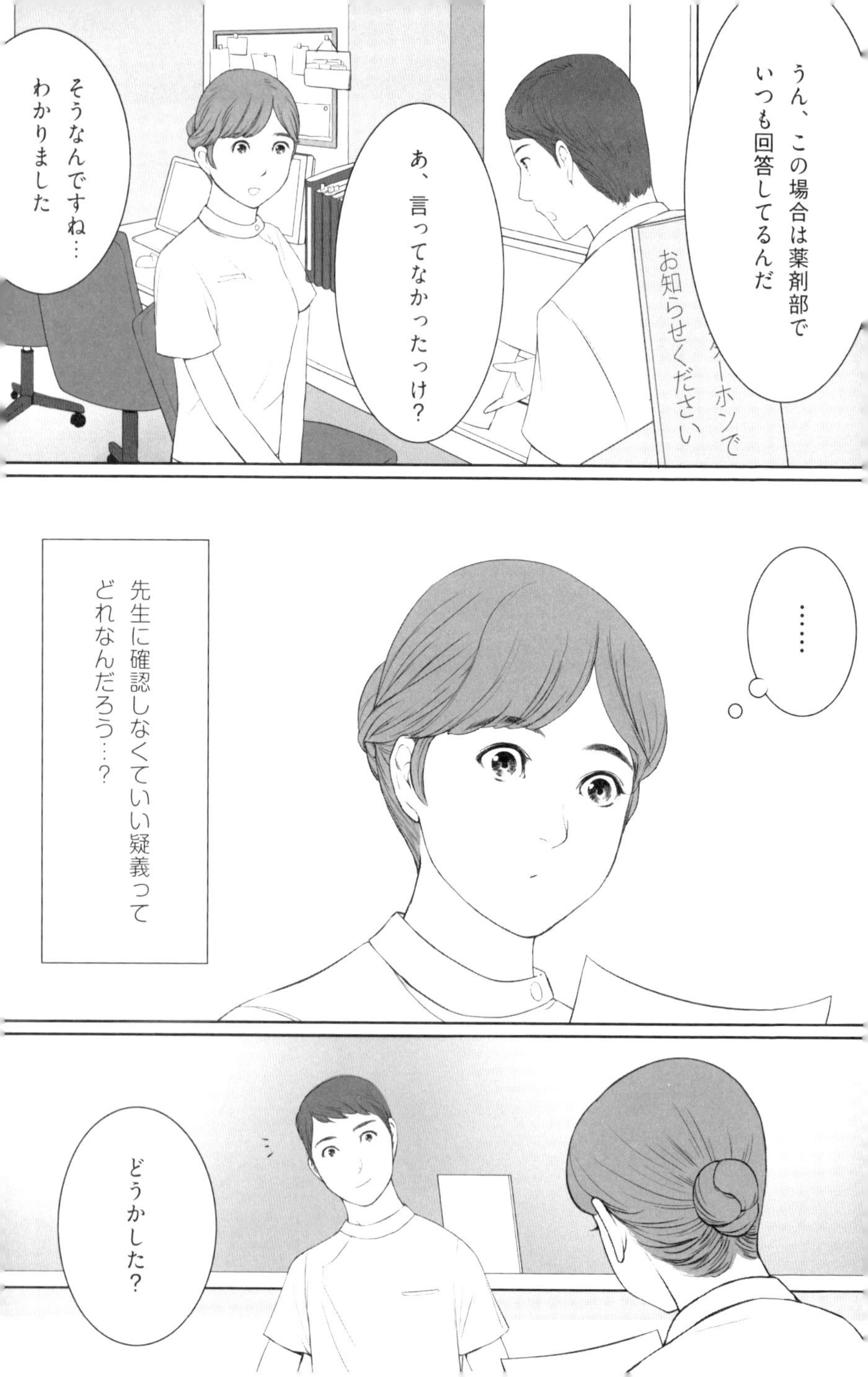
うん、この場合は薬剤部で
いつも回答してるんだ
お知らせください
あ、言ってなかったっけ？
そうなんですね…
わかりました
……
先生に確認しなくていい疑義って
どれなんだろう…？
どうかした？

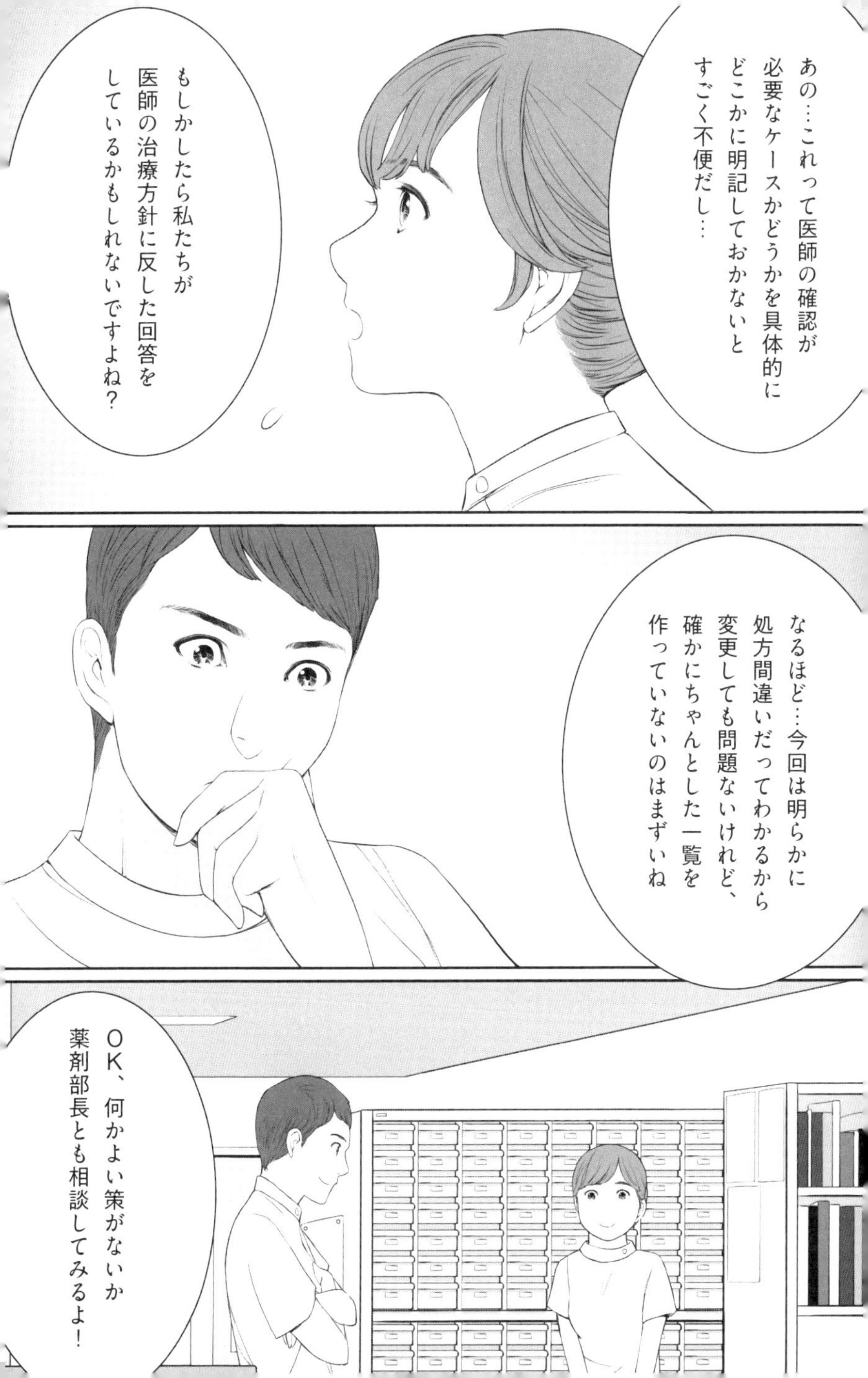
あの…これって医師の確認が必要なケースかどうかを具体的にどこかに明記しておかないとすごく不便だし…
もしかしたら私たちが医師の治療方針に反した回答をしているかもしれないですよね？
なるほど…今回は明らかに処方間違いだってわかるから変更しても問題ないけれど、確かにちゃんとした一覧を作っていないのはまずいね
ＯＫ、何かよい策がないか薬剤部長とも相談してみるよ！

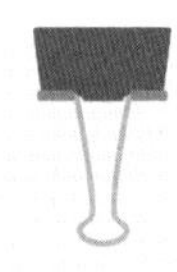

個人の経験・慣例に頼る調剤現場

個人の経験・慣例に頼る調剤現場

疑義照会は、患者さんにとって不利益になるような処方や調剤を防ぐために大切なこと。「だから、毎回きっちりと行わないと」と、考えている薬剤師は多いでしょう。

しかし、実際に運用していく中では、ローカルルール的なものも存在します。マンガの例でいうと、処方せんに薬剤の使用部位の記載がなければ、本来は、問い合わせをしなければなりません。ただ、「この手の細かいことまで疑義照会を繰り返していたら、忙しい○○先生を怒らせてしまうかも…」と気を遣って尻込みしてしまう方も多いことでしょう。

いずれにせよ、薬歴に記載するために患者さんから聞き取りはするものですから、「この場合は疑義照会しなくてもよし」とする慣例がいつのまにかできていることが少なくありません。あるいは、調剤薬局薬剤師のほうで経験を踏まえて、「この場合は聞かなくて大丈夫」「この場合はちゃんと聞かないと」という判断をしていたりすることもあるようです。

また、病院ごとに異なる疑義照会の手順やルールは、処方せんに記載されていない場合が大多数です。したがって、その病院のルールを知っているのは、疑義照会をした薬剤師だけ、といった状況も多いでしょう。

しかし、そうした属人的な判断基準や知識で運用していると、パートや派遣、ヘルプ、そして新人薬剤師といった、その薬局で経験が浅い薬剤師にとっては、不安要因となりかねません。経験則や慣例に任せてしまうのではなく、少なくとも調剤薬局内での統一ルールとして、よくあるケースごとに対応指針を共有しておくとよいでしょう。普段からシフト勤務があり、異動・退職もある職場ですから、情報共有は容易なことではないかと思いますが、とても大切なことです。

病院薬剤部においても同様です。疑義照会の内容によっては、医師との取り決めで病院薬剤師の判断で返答してよしとされていることが、いくつかあるかもしれません。そしてこれも、もとをたどれば、忙しい医師に配慮して始まった取り決めかと思われます。疑義照会を受けた薬剤師の中には、「この内容なら、事故にはつながらないから大丈夫」、そんな甘い考えも、もしかしたらあるかもしれません。

しかし、例えばこんなケースがあったらどうでしょう？　オキシコドン塩酸塩水和物徐放剤（商品名オキシコンチンなど）が30日を超えて処方されていた場合、処方日数が超過しているといった理由で、薬剤師の判断で処方日数を変更してもよいのでしょうか？　もちろん「保健医療機関及び保健医療養担当規則（療担規則）」などに基づき定められていることですから、30日を超える処方はできません。でも、遠方に住む患者さんを考慮していたり、年末年始で希望日に外来診療ができなかったり、または痛みに応じて適宜増量していくといった指示のもと、あえて処方日数を増やして処方を行っていたのだとしたらどうでしょう？。慣例で疑義照会せずに処方日数を訂正すれば、医師の意図することはわからないままです。しかし疑義照会を行えば、その処方の理由を確認した上で、薬剤師として別のプランを考えることも可能でしょう。処方内容を正しく訂正することはもちろん大切ですが、医師の治療方針を理解し、よりよい提案をすることも重要です。また、医師に特段の意図がなかったとしても、疑義照会しなければ、同じことが繰り返されかねません。

問題の根幹には、疑義照会が「手間のかかる作業」になってしまっていることがあります。疑義照会をもっとスムーズに、かつ疑義照会に関わる全医療者が、ストレスを減らせるような仕組みが求められます。

コラム③　ポリファーマシーの問題

近年、メディアでも取り上げられ、注目されている「ポリファーマシー」。多剤投与、多剤処方、などを表す言葉です。明確には定義されていませんが、一般的には5剤以上の薬を併用しているケースを指します。ただし、単純に薬剤数だけで定義すべきかどうかは議論もあり、「必要以上の薬剤の処方による、副作用などの有害事象が問題視されている状態」と考えたほうがよいかもしれません。

特に高齢者において、この問題が指摘されており、厚生労働省の「高齢者医薬品適正使用検討会」では、薬物療法の問題点の一つとしてポリファーマシーが挙げられています。具体的にいうと、ポリファーマシーの増加、ならびに患者さんに与える影響（副作用や薬物相互作用の発現など）について、議論・検討されています。

ポリファーマシーに至る主な要因として、高齢化の急速な進展に伴う患者さんのマルチモビディティ（多疾患併存）が考えられます。年齢とともに複数の疾患をかかえがちな高齢者に対して、それぞれの病状を診察した医師が、おのおので処方を重ねた結果、ポリファーマシーを作り出してしまうことは、しばしば起こり得る事象です。それぞれの診療科の医師が患者さんの治療のために処

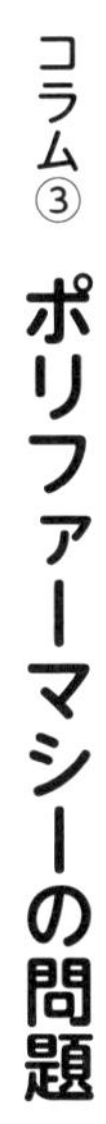

方した薬が、最終的には健康に悪影響を及ぼしてしまう可能性もあり、悩ましい問題です。

では、ポリファーマシーによって引き起こされる問題は、どのように患者さんへ影響するのでしょうか。中央社会保険医療協議会の第311回総会（2015年11月）では、高齢者への多剤処方について、次のような問題点が報告されています。

まず1つ目は、薬物有害事象の増加です。高齢者の薬物有害事象の発生率は、3剤以下の投薬では7％以下ですが、6剤以上になると10％を超えるといわれ、またその関連性が疑われるデータも示されています。ちなみに、ここでいう有害事象とは、意識障害、低血糖、肝機能障害、電解質異常、ふらつき・転倒などです。

もう一つの問題点は、不適切な服用です。1日当たりの服薬回数が多いほど、また服用する薬の種類が多いほど、患者さんが正しく服用しない事例が増えるというデータが示されており、適切な薬物治療が継続されない傾向が見て取れます。高齢者では、認知機能の低下により、薬の飲み忘れや飲み間違いを起こしがちです。そこに飲む回数や薬の種類の多さが加われば、正しく服用できないケースが増えてしまうことも、容易に想像できます。

また、医療費という別の側面から見た問題点もあります。処方される薬剤が増えれば、当然ですが、患者さんの医療費負担は増えていきます。薬剤費以外でも、多剤投与が原因となって、副作用や薬剤熱などが生じた場合、診断のためにたくさんの検査や診察などが必要となってしまうことも考えられ、費用負担がさらに増え、国全体としての医療費も増加していくことでしょう。

このように、様々な問題を生むポリファーマシーですが、医師や薬剤師の力で、現状を改善していく手立てはないのでしょうか。

近年、ポリファーマシー問題が取り上げられるようになったことで、医師たちの間でも多剤投与についての配慮がされるようになってきています。ひとつの診療科において、同時期の服用薬が4～6剤を超えないように、考慮している医師も増えてきているようです。ただし、患者さんが複数の医療機関や診療科にかかっている場合、それぞれの医師は、処方されている全ての薬剤を把握できていないことも考えられます。患者さん側が、他の医療機関で処方された薬を医師に伝えていなかったり、医師側も、ほかの医師の診察やほかの医療機関での処方には踏み込みづらかったり、といったこともあるようです。以前から服用している別の医師の処方が継続され、さらに今回の診察で見つかった新たな疾患に応じた薬剤が追加処方され、その結果生じた副作用に対してまた別の処方が…といったように、「処方カスケード」といわれる悪循環を引き起こす可能性が高まります。

こうした問題の解決に、薬剤師による処方薬剤の一元管理は、大いに役立つのではないかと考えられます。複数の医療機関で診察を受けている患者さんでも、処方せんを持っていく薬局は1つとい

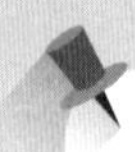

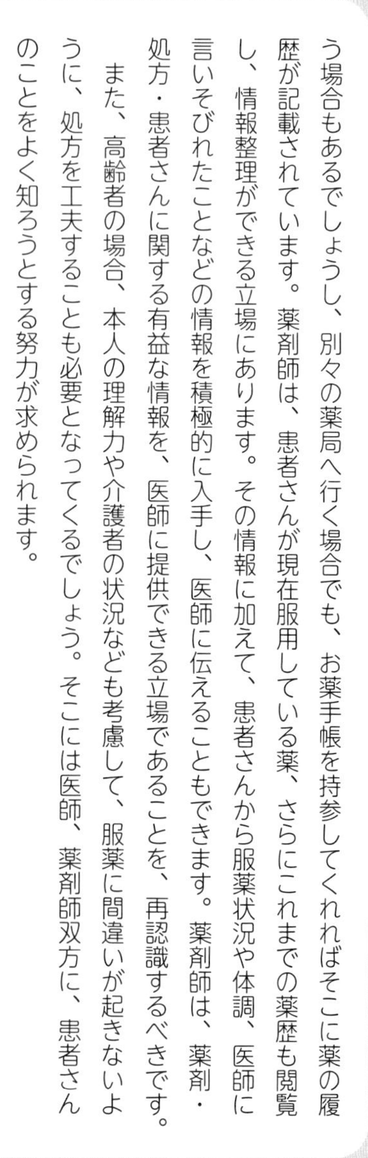

う場合もあるでしょうし、別々の薬局へ行く場合でも、お薬手帳を持参してくれればそこに薬の履歴が記載されています。薬剤師は、患者さんが現在服用している薬、さらにこれまでの薬歴も閲覧し、情報整理ができる立場にあります。その情報に加えて、患者さんから服薬状況や体調、医師に言いそびれたことなどの情報を積極的に入手し、医師に伝えることもできます。薬剤師は、薬剤・処方・患者さんに関する有益な情報を、医師に提供できる立場であることを、再認識するべきです。

また、高齢者の場合、本人の理解力や介護者の状況なども考慮して、服薬に間違いが起きないように、処方を工夫することも必要となってくるでしょう。そこには医師、薬剤師双方に、患者さんのことをよく知ろうとする努力が求められます。

医師、薬剤師ともに単なる処方せんのやり取りだけでなく、そこから一歩を踏み出して、お互いの役割・利点を活用し、患者さんの情報をうまく共有して治療に役立てていく動きこそ、ポリファーマシーの問題を解決する第一歩になるのではないかと思います。

【参考文献】

中央社会保険医療協議会　総会（第311回）
○個別事項（その4　薬剤使用の適正化等について）
https://www.mhlw.go.jp/file/05-Shingikai-12404000-Hokenkyoku-Iryouka/0000103301.pdf

第三章
薬薬連携に役立つ試み

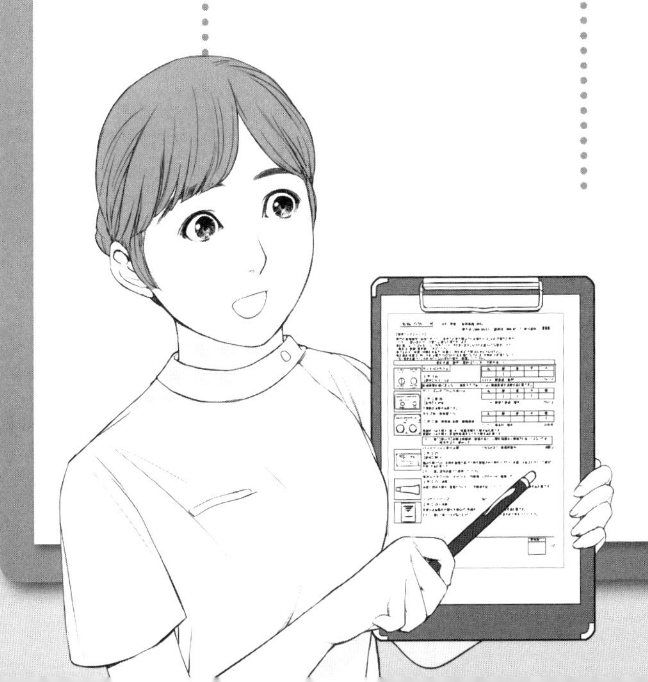

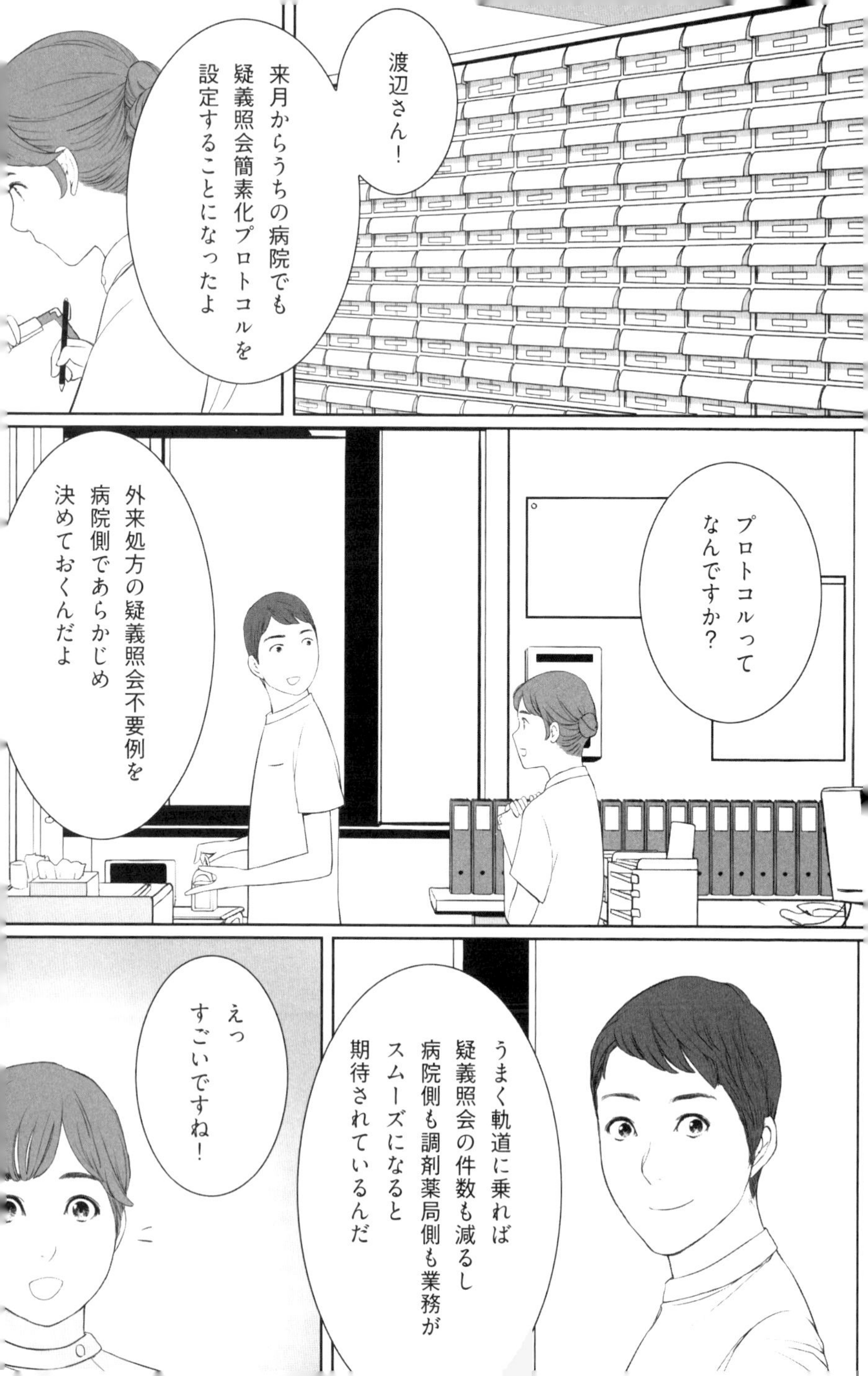
渡辺さん！
来月からうちの病院でも疑義照会簡素化プロトコルを設定することになったよ
プロトコルってなんですか？
外来処方の疑義照会不要例を病院側であらかじめ決めておくんだよ
うまく軌道に乗れば疑義照会の件数も減るし病院側も調剤薬局側も業務がスムーズになると期待されているんだ
えっすごいですね！

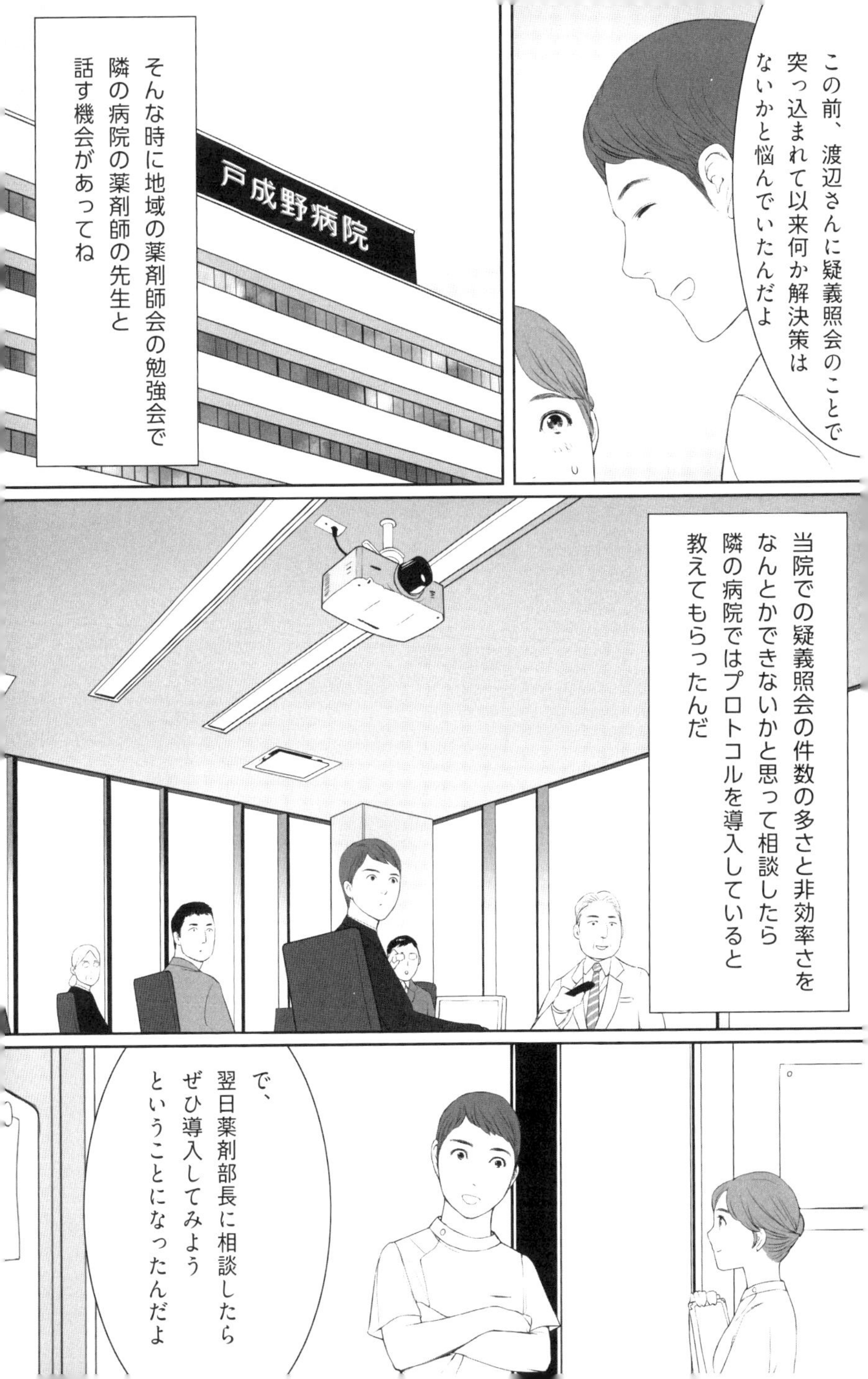
この前、渡辺さんに疑義照会のことで突っ込まれて以来何か解決策はないかと悩んでいたんだよ
戸成野病院
そんな時に地域の薬剤師会の勉強会で隣の病院の薬剤師の先生と話す機会があってね
当院での疑義照会の件数の多さと非効率さをなんとかできないかと思って相談したら隣の病院ではプロトコルを導入していると教えてもらったんだ
で、翌日薬剤部長に相談したらぜひ導入してみようということになったんだよ

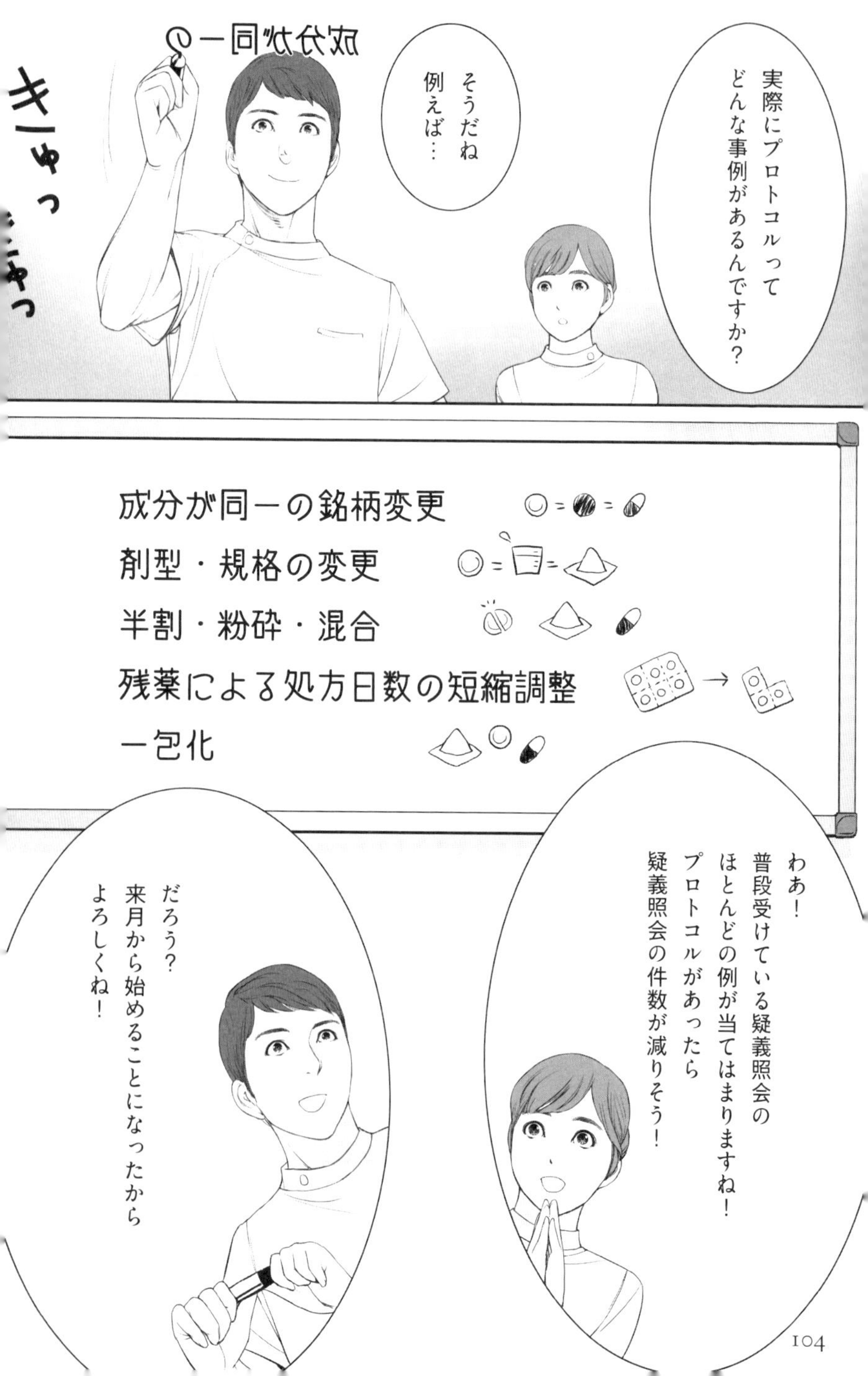
実際にプロトコルって
どんな事例があるんですか?
そうだね
例えば…
キュッ
成分が同一の銘柄変更
剤型・規格の変更
半割・粉砕・混合
残薬による処方日数の短縮調整
一包化
わあ!
普段受けている疑義照会の
ほとんどの例が当てはまりますね!
プロトコルがあったら
疑義照会の件数が減りそう!
だろう?
来月から始めることになったから
よろしくね!

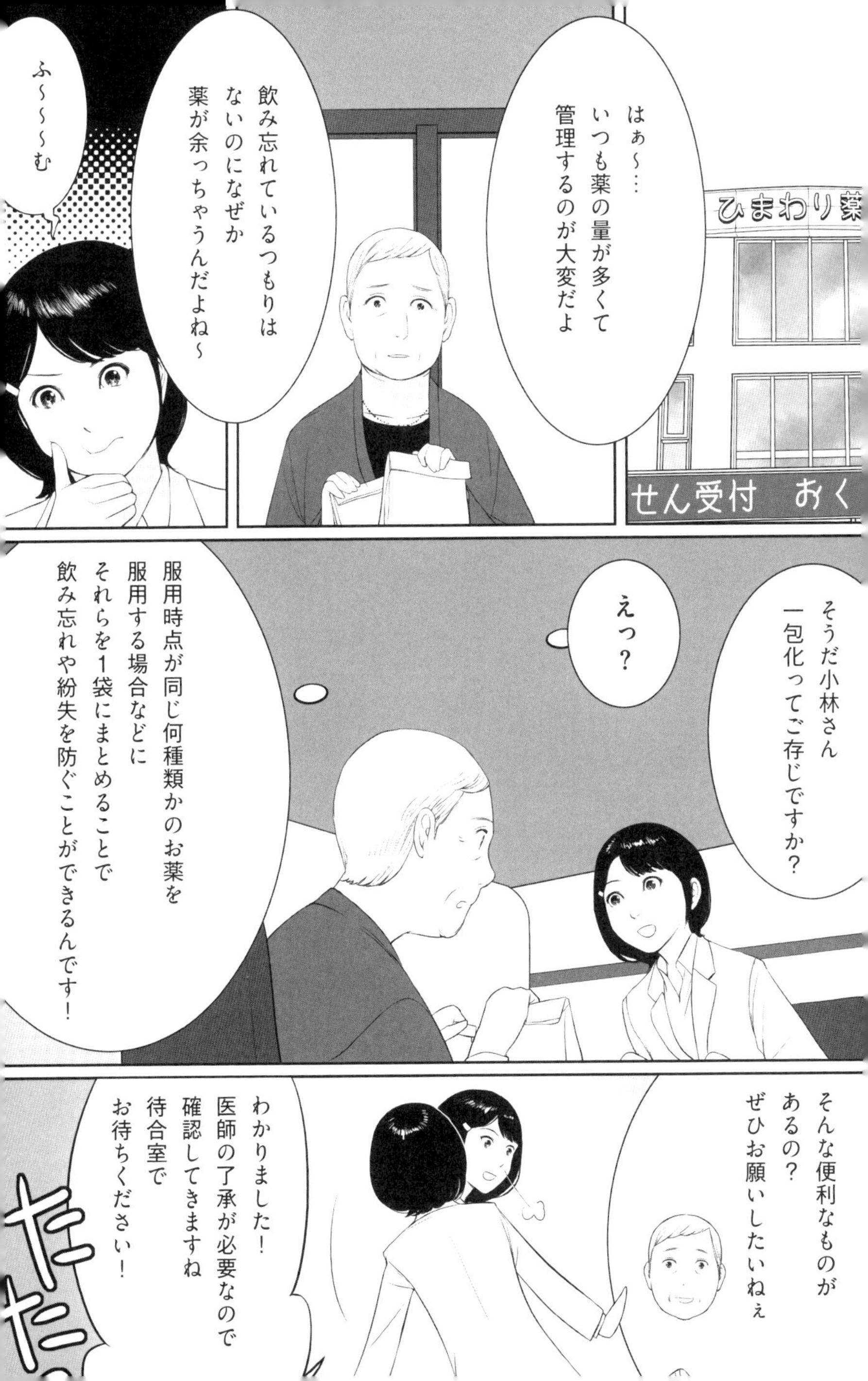
ひまわり薬
せん受付　おく
はぁ～…
いつも薬の量が多くて
管理するのが大変だよ
飲み忘れているつもりは
ないのになぜか
薬が余っちゃうんだよね～
ふ～～～む
そうだ小林さん
一包化ってご存じですか？
えっ？
服用時点が同じ何種類かのお薬を
服用する場合などに
それらを1袋にまとめることで
飲み忘れや紛失を防ぐことができるんです！
そんな便利なものが
あるの？
ぜひお願いしたいねぇ
わかりました！
医師の了承が必要なので
確認してきますね
待合室で
お待ちください！
たたー

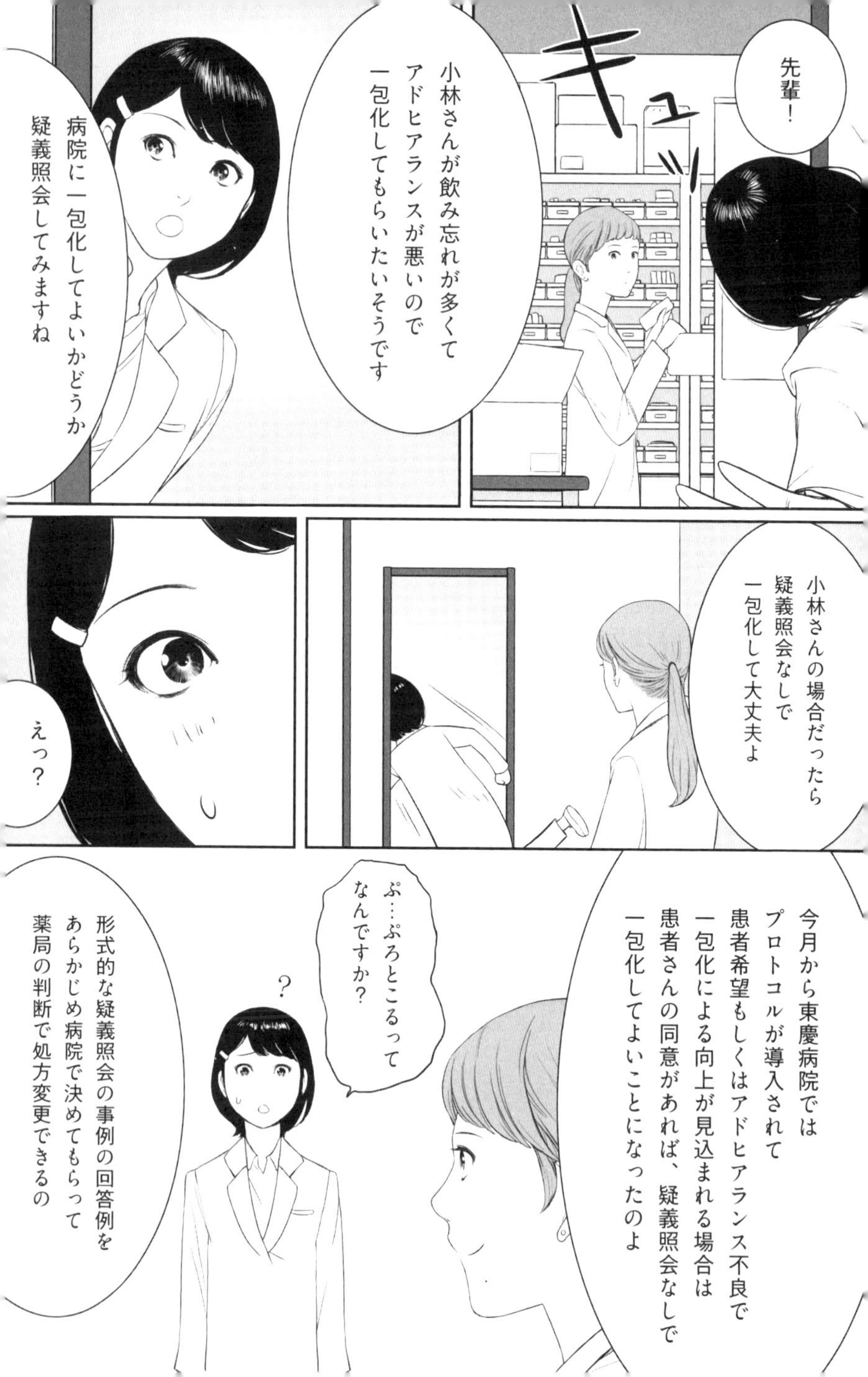

先輩！
キュ
小林さんが飲み忘れが多くて
アドヒアランスが悪いので
一包化してもらいたいそうです
病院に一包化してよいかどうか
疑義照会してみますね
小林さんの場合だったら
疑義照会なしで
一包化して大丈夫よ
えっ？
今月から東慶病院では
プロトコルが導入されて
患者希望もしくはアドヒアランス不良で
一包化による向上が見込まれる場合は
患者さんの同意があれば、疑義照会なしで
一包化してよいことになったのよ
ぷ…ぷろとこるって
なんですか？
？
形式的な疑義照会の事例の回答例を
あらかじめ病院で決めてもらって
薬局の判断で処方変更できるの

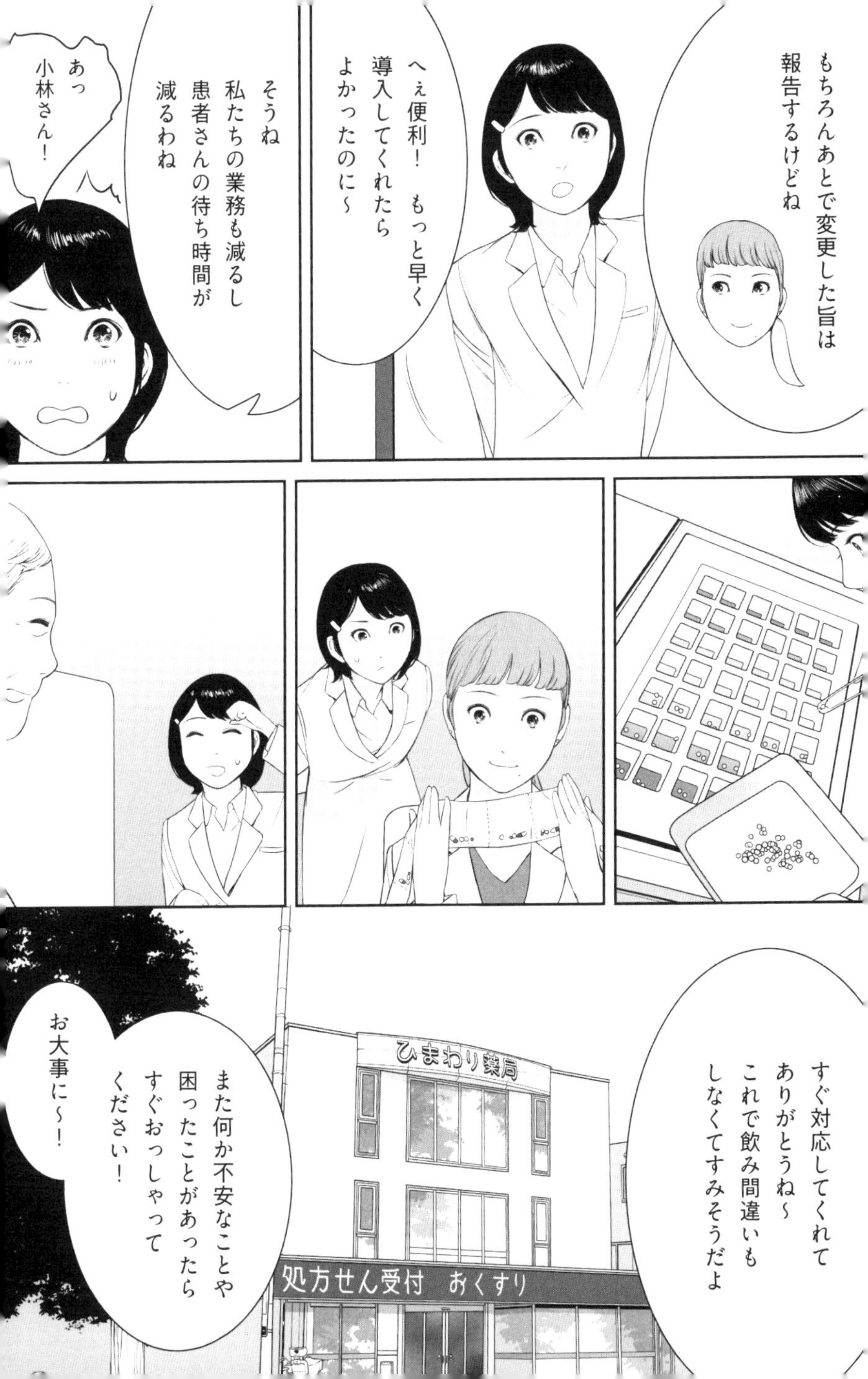
もちろんあとで変更した旨は報告するけどね
へぇ便利！ もっと早く導入してくれたらよかったのに～
そうね 私たちの業務も減るし患者さんの待ち時間が減るわね
あっ 小林さん！
すぐ対応してくれてありがとうね～ これで飲み間違いもしなくてすみそうだよ
ひまわり薬局
処方せん受付 おくすり
また何か不安なことや困ったことがあったらすぐおっしゃってください！
お大事に～！

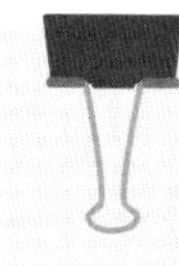

疑義照会簡素化プロトコルとは

疑義照会簡素化プロトコルとは

「疑義照会簡素化プロトコル」という言葉を、一度は耳にしたことがある方も多いのではないでしょうか？　疑義照会において、病院と調剤薬局間であらかじめルールを決めておくことを、「疑義照会簡素化プロトコル」といいます。これにより、前項でお伝えしたような薬剤師個人の経験や慣例で「なんとなく」行われてきたことを、薬剤師間で明確に共有できたり、日常業務をより円滑に進めていけるようになるといったメリットがあります。

具体的にいうと、病院薬剤部では、プロトコルの設定によって形式的な照会をなくすことができ、診療で多忙な医師を煩わせずにすむようになります。調剤薬局においても、プロトコルで定められた事柄については、調剤薬局側で判断できるようになります。従って、これまでのように、疑義照会の返答が来るまでの間、患者さんをお待たせするといったケースが少なくなると期待できます。

平成22年の厚生労働省医政局長通知「医療スタッフの協働・連携によるチーム医療の推進について」の中で、プロトコルという言葉が使われ**（※注）**、そこから薬剤師の専門的知見の活用が推奨されてきました。それを受け、日本病院薬剤師会でもプロトコルに基づく薬物治療管理（ＰＢＰＭ、Protocol Based Pharmacotherapy Management）を推奨しており、各地で普及しつつあるようですが、おのおのの病院でプロトコル設定の様式が異なるため、調剤薬局は各病院のプロトコルをそれぞれチェックする必要があります。調剤薬局としては、一定範囲の地域でのプロトコル統一を望んでいるものの、各地域の薬剤師会の動きはまだ鈍く、実現までには時間を要すると考えられます。

では、次の項では、疑義照会簡素化プロトコルの実際の成功例を取り上げ、導入に至るステップと、その効果について見てみましょう。

※同通知では「薬剤の種類、投与量、投与方法、投与期間等の変更や検査のオーダーについて、医師・薬剤師等により事前に作成・合意されたプロトコルに基づき、専門的知見の活用を通じて、医師等と協働して実施すること」と記載されている。

疑義照会簡素化プロトコルの活用例

プロトコルを実際に導入・活用している例として、京都大学医学部附属病院の例を見てみましょう。同院では、病棟薬剤師に対して持参薬処方の仮オーダー権限を付与するなど、現在複数のPBPMが行われています。

同院では、PBPMを導入するまで医師と看護師も入院患者さんの持参薬確認を行っていました。日々、新薬やジェネリック医薬品が増えていく中で、膨大な数の持参薬をチェックするのは、薬の専門的知識が多いとはいえない医師や看護師からすると、大きな負担となっていました。そこでプロトコルを設けて、薬剤師が持参薬の内容確認を行い、処方を再構築および提案して仮登録まで行い、医師が確認、承認を行う方式を試したところ、医師や看護師の業務量が実際に軽減され、導入する診療科や病棟が増えていったのです。

また、休薬期間が必要な抗リウマチ薬の連日投与といったミスが薬剤師の介入によって回避でき、インシデント防止にも貢献したことから、全科の病棟で薬剤師が持参薬の処方提案を行うようになりました。

こうした処方提案の9割が医師に受け入れられるほど実績を積んだ同院では、院外処方せんでもプロトコルを応用していく運びとなりました。平成25年からは、発行率約97％に上る院外処方せんについても、応需数の多い調剤薬局との間で、疑義照会簡素化プロトコルを作成し、運用を開始しました。

その後、改定を重ね、現在の第3版では、成分名が同一の銘柄変更、アドヒアランスなどの理由により半割、粉砕あるいは混合すること、「患者希望」や「アドヒアランス不良で一包化による向上が見込まれる」場合などに一包化調剤することといった、計17項目がプロトコルとして定められています。

このプロトコルを調剤薬局が導入する際には、同院の院外処方せんの応需実績があり、プロトコルの趣旨や各項目の詳細について説明を受け、合意書を交わすことを必須条件としており、現在その薬局数は30以上に及びます。

また、平成28年4月からは、処方医と調剤薬局薬剤師が連携して、円滑に患者さんの残薬確認と残薬に伴う処方日数調整を実施できるよう、院外処方せんの備考欄に、「調剤時に残薬を確認した場合の対応を記載する欄」を設けることとなりました。

備考欄に「残薬調整の可否を疑義照会」「情報提供」「残薬調整し調剤後にＦＡＸで情報提供」の3項目を記載し、処方せん発行時に医師がいずれかを選択します。3番目の「残薬調整し調剤後にＦＡＸで情報提供」の場合には、残薬調整に関する疑義照会は不要であり、ほとんどの医師がこれを選んでいるとのこと。この取り組みにより、同院の残薬調整に関する疑義照会だけで、年間数百万円の節減になっているそうです。

また、この残薬確認時の対応に関しては、同院の疑義照会簡素化プロトコルの合意にかかわらず、同院の処方せんを応需した薬局全てに適用しています。試行錯誤しながら段階を踏んで、医師と看護師、そして病院薬剤師・調剤薬局薬剤師といった、それぞれの信頼関係が築けたからこそ、運用できるようになった好事例といえるでしょう。

【参考文献】

ファーマシストぷらす　２０１７Ｎｏ・１通巻31号
特集　チーム医療とＰＢＰＭ
https://www.medicallibrary-dsc.info/useful/magazine/pharmacist_plus/backnumber/31/31.pdf

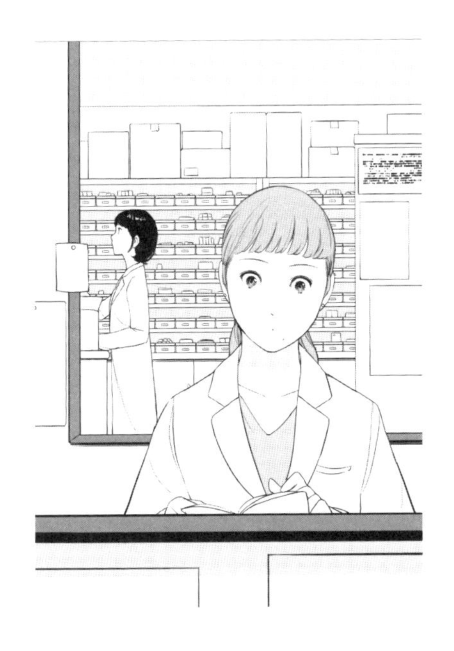

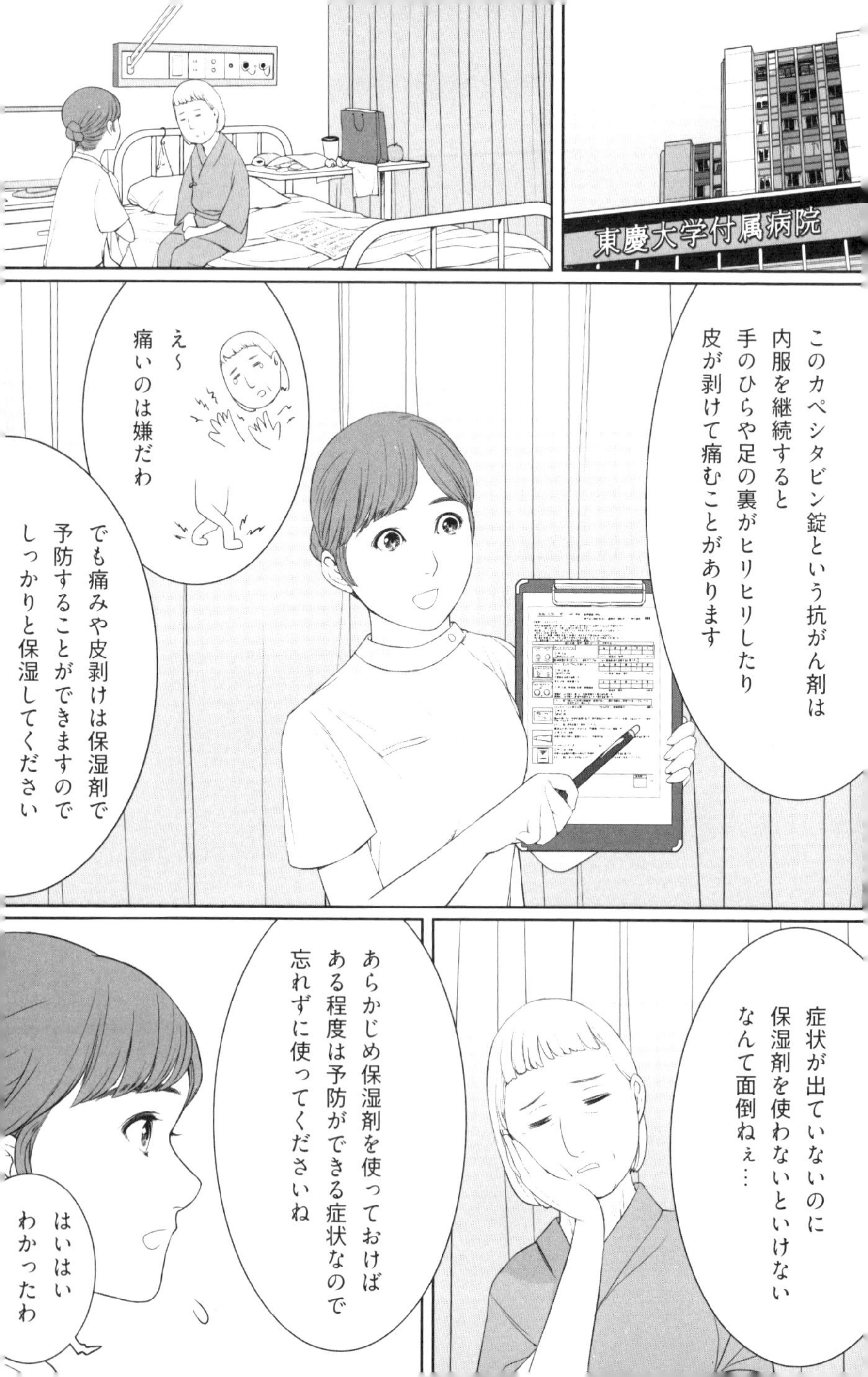
東慶大学付属病院
このカペシタビン錠という抗がん剤は内服を継続すると手のひらや足の裏がヒリヒリしたり皮が剥けて痛むことがあります
え～痛いのは嫌だわ
でも痛みや皮剥けは保湿剤で予防することができますのでしっかりと保湿してください
症状が出ていないのに保湿剤を使わないといけないなんて面倒ねぇ…
あらかじめ保湿剤を使っておけばある程度は予防ができる症状なので忘れずに使ってくださいね
はいはいわかったわ

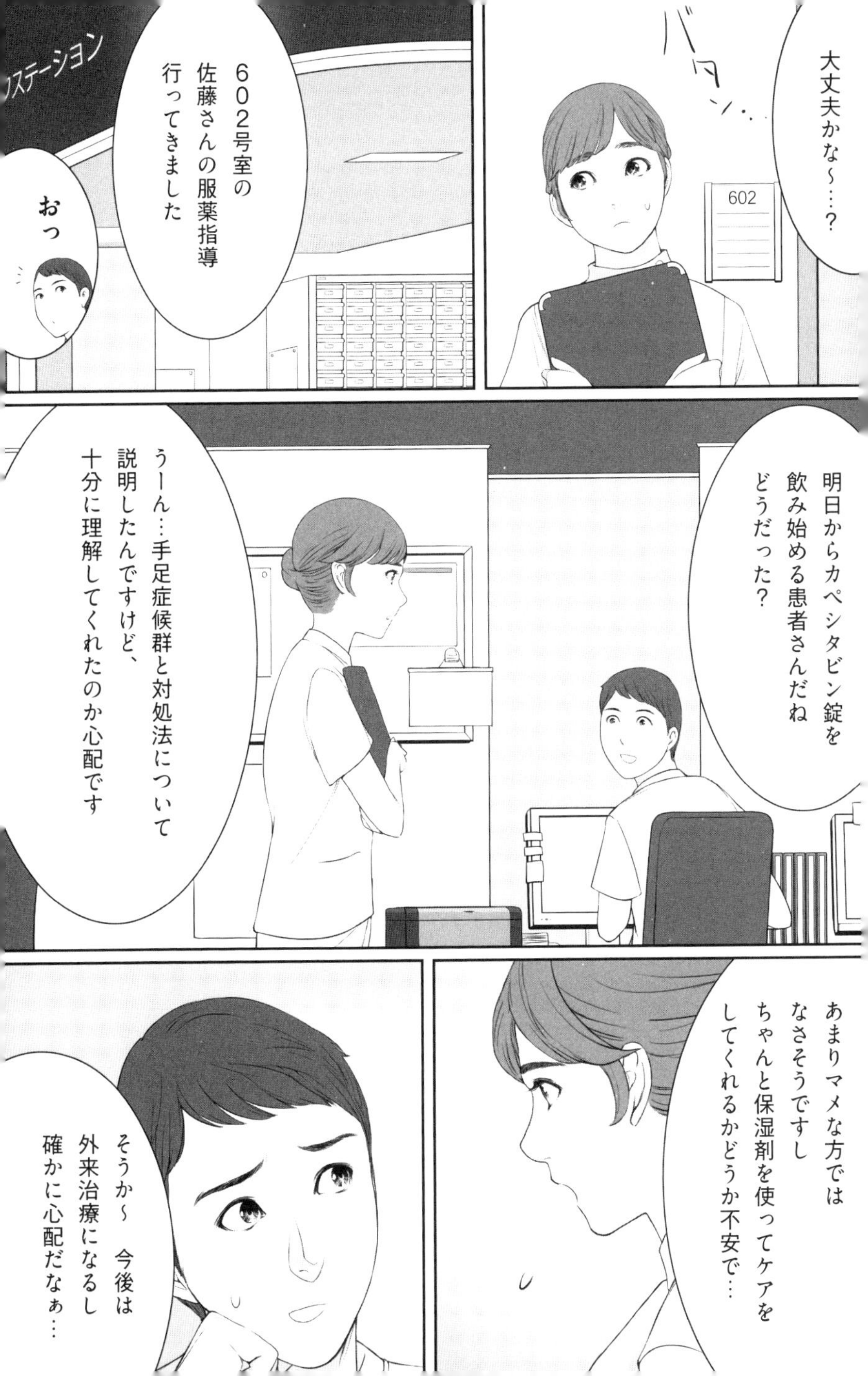
大丈夫かな～…？
バタン…
602
602号室の
佐藤さんの服薬指導
行ってきました
おっ
ステーション
明日からカペシタビン錠を
飲み始める患者さんだね
どうだった？
うーん…手足症候群と対処法について
説明したんですけど、
十分に理解してくれたのか心配です
あまりマメな方では
なさそうですし
ちゃんと保湿剤を使ってケアを
してくれるかどうか不安で…
そうか～ 今後は
外来治療になるし
確かに心配だなぁ…

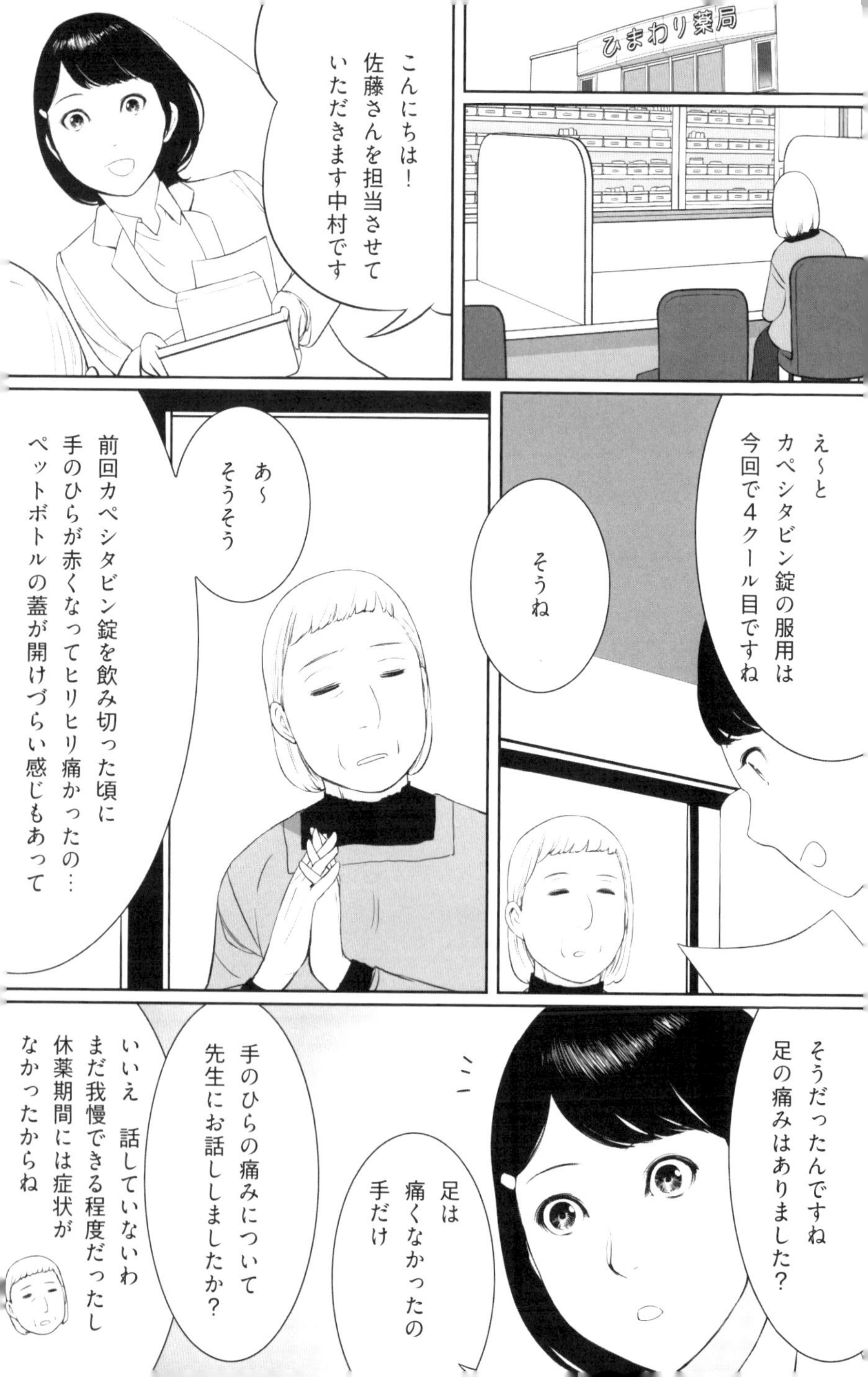
ひまわり薬局
こんにちは！佐藤さんを担当させていただきます中村です
え～と カペシタビン錠の服用は今回で４クール目ですね
そうね
あ～ そうそう
前回カペシタビン錠を飲み切った頃に手のひらが赤くなってヒリヒリ痛かったの…ペットボトルの蓋が開けづらい感じもあって
そうだったんですね 足の痛みはありました？
足は痛くなかったの 手だけ
手のひらの痛みについて先生にお話ししましたか？
いいえ 話していないわ まだ我慢できる程度だったし 休薬期間には症状がなかったからね

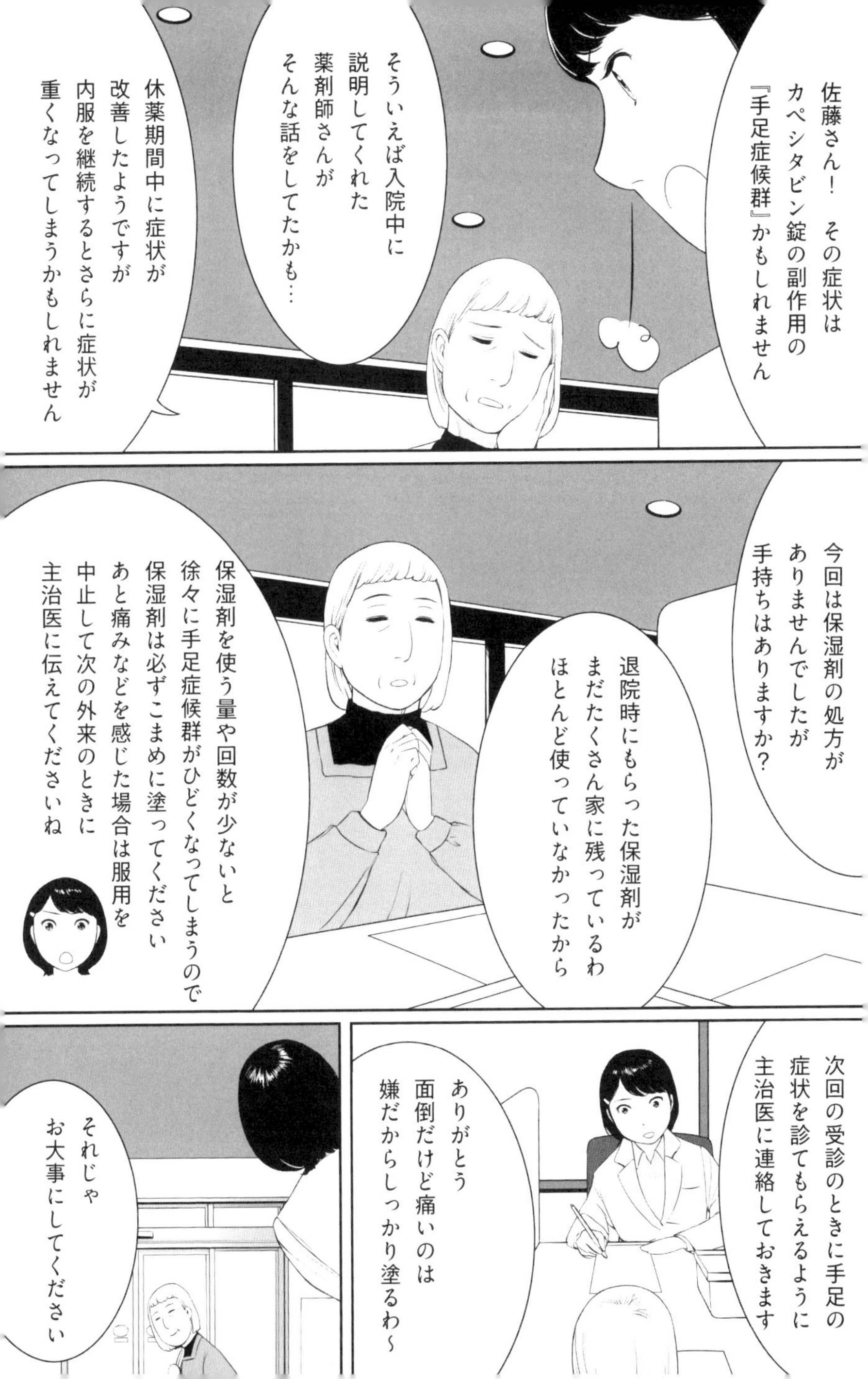
佐藤さん！　その症状は
カペシタビン錠の副作用の
『手足症候群』かもしれません
そういえば入院中に
説明してくれた
薬剤師さんが
そんな話をしてたかも…
休薬期間中に症状が
改善したようですが
内服を継続するとさらに症状が
重くなってしまうかもしれません
今回は保湿剤の処方が
ありませんでしたが
手持ちはありますか？
退院時にもらった保湿剤が
まだたくさん家に残っているわ
ほとんど使っていなかったから
保湿剤を使う量や回数が少ないと
徐々に手足症候群がひどくなってしまうので
保湿剤は必ずこまめに塗ってください
あと痛みなどを感じた場合は服用を
中止して次の外来のときに
主治医に伝えてくださいね
次回の受診のときに手足の
症状を診てもらえるように
主治医に連絡しておきます
ありがとう
面倒だけど痛いのは
嫌だからしっかり塗るわ〜
それじゃ
お大事にしてください

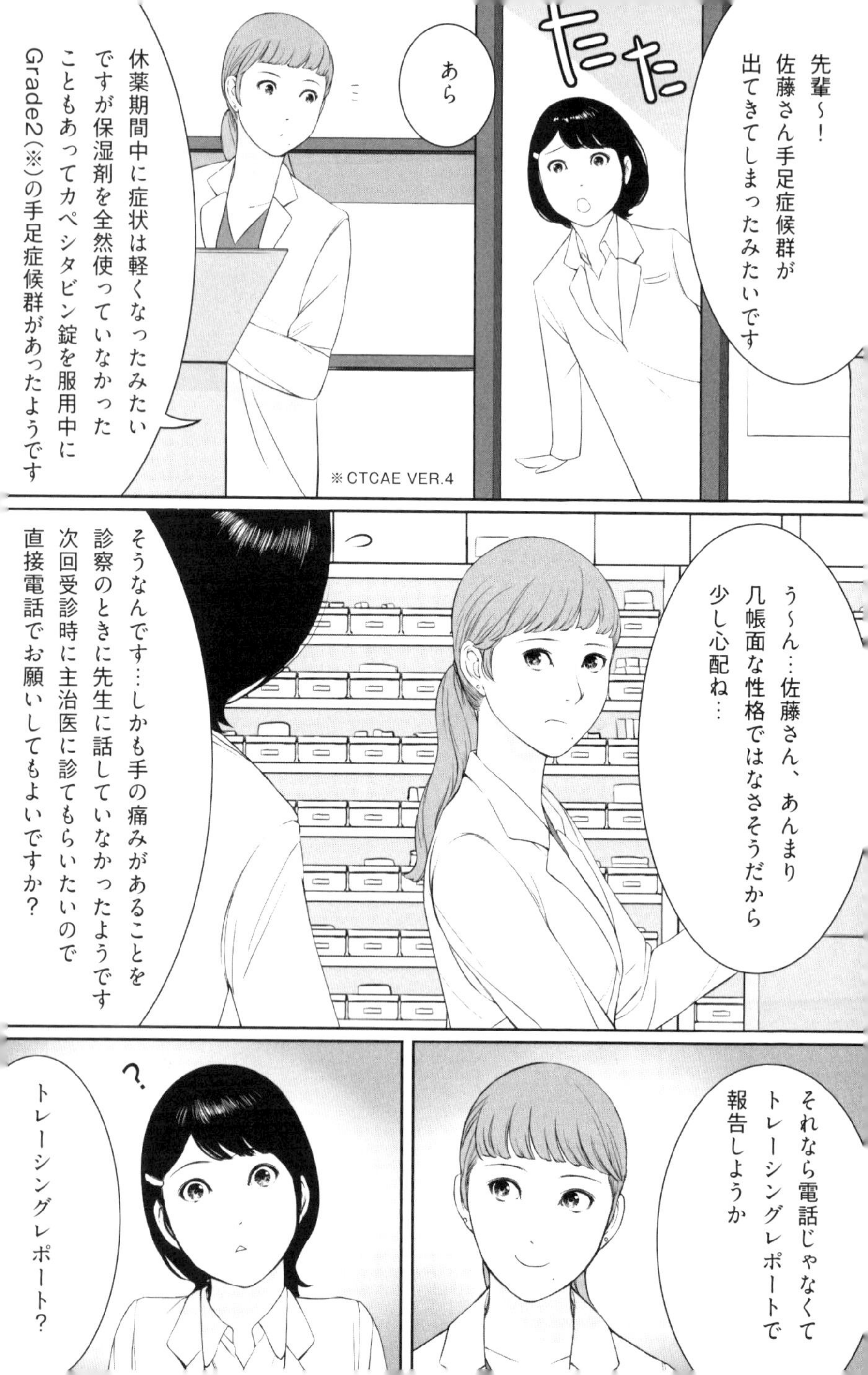
たたた
先輩～！
佐藤さん手足症候群が
出てきてしまったみたいです
あら
休薬期間中に症状は軽くなったみたい
ですが保湿剤を全然使っていなかった
こともあってカペシタビン錠を服用中に
Grade2（※）の手足症候群があったようです
※CTCAE VER.4
う～ん…佐藤さん、あんまり
几帳面な性格ではなさそうだから
少し心配ね…
そうなんです…しかも手の痛みがあることを
診察のときに先生に話していなかったようです
次回受診時に主治医に診てもらいたいので
直接電話でお願いしてもよいですか？
それなら電話じゃなくて
トレーシングレポートで
報告しようか
？
トレーシングレポート？

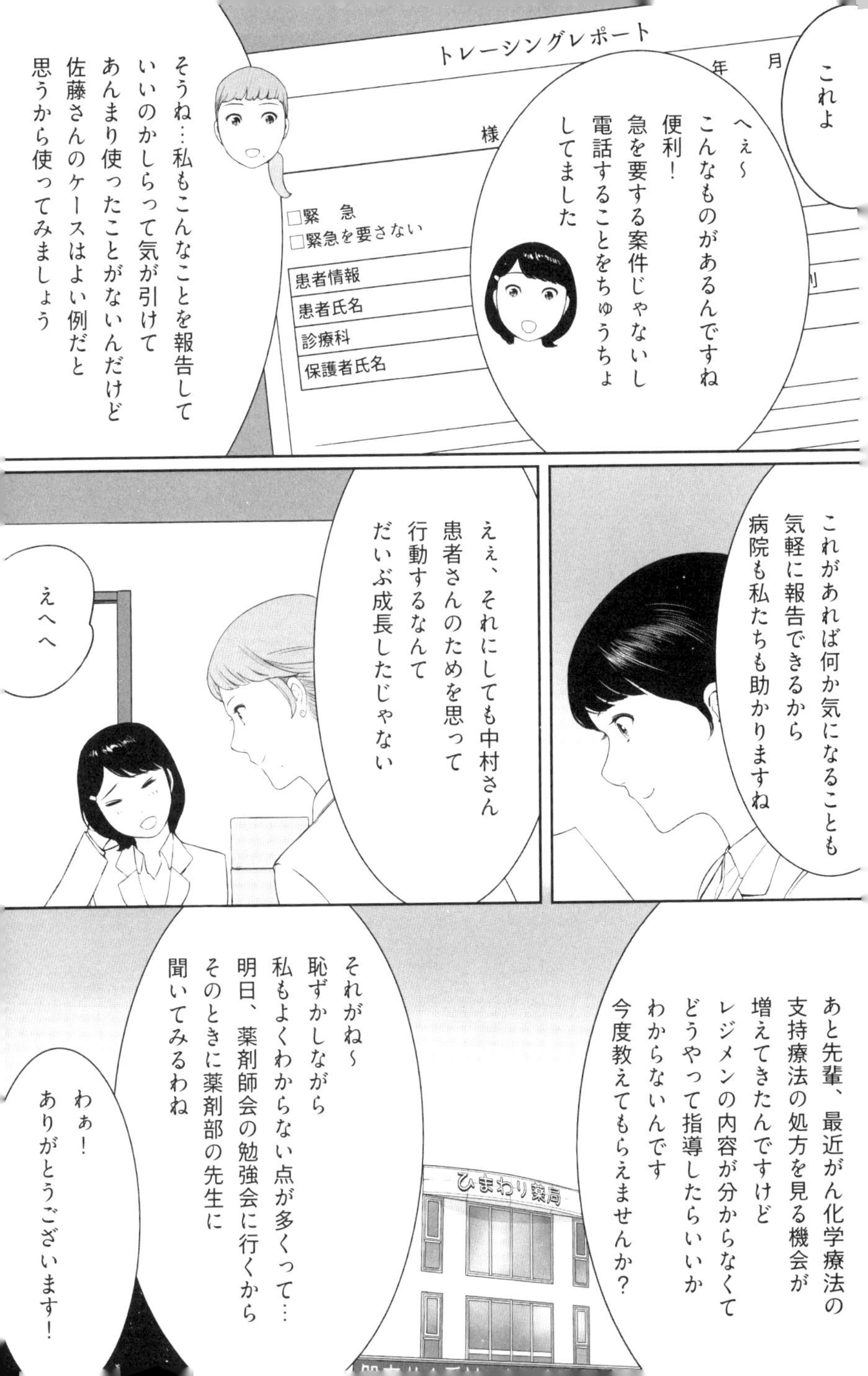
これよ
トレーシングレポート
年 月
様
□緊 急
□緊急を要さない
患者情報
患者氏名
診療科
保護者氏名
へぇ～ こんなものがあるんですね 便利！ 急を要する案件じゃないし 電話することをちゅうちょしてました
そうね…私もこんなことを報告していいのかしらって気が引けて あんまり使ったことがないんだけど 佐藤さんのケースはよい例だと思うから使ってみましょう
これがあれば何か気になることも 気軽に報告できるから 病院も私たちも助かりますね
えぇ、それにしても中村さん 患者さんのためを思って 行動するなんて だいぶ成長したじゃない
えへへ
あと先輩、最近がん化学療法の 支持療法の処方を見る機会が 増えてきたんですけど レジメンの内容が分からなくて どうやって指導したらいいか わからないんです 今度教えてもらえませんか？
ひまわり薬局
それがね～ 恥ずかしながら 私もよくわからない点が多くって… 明日、薬剤師会の勉強会に行くから そのときに薬剤部の先生に 聞いてみるわね
わぁ！ ありがとうございます！

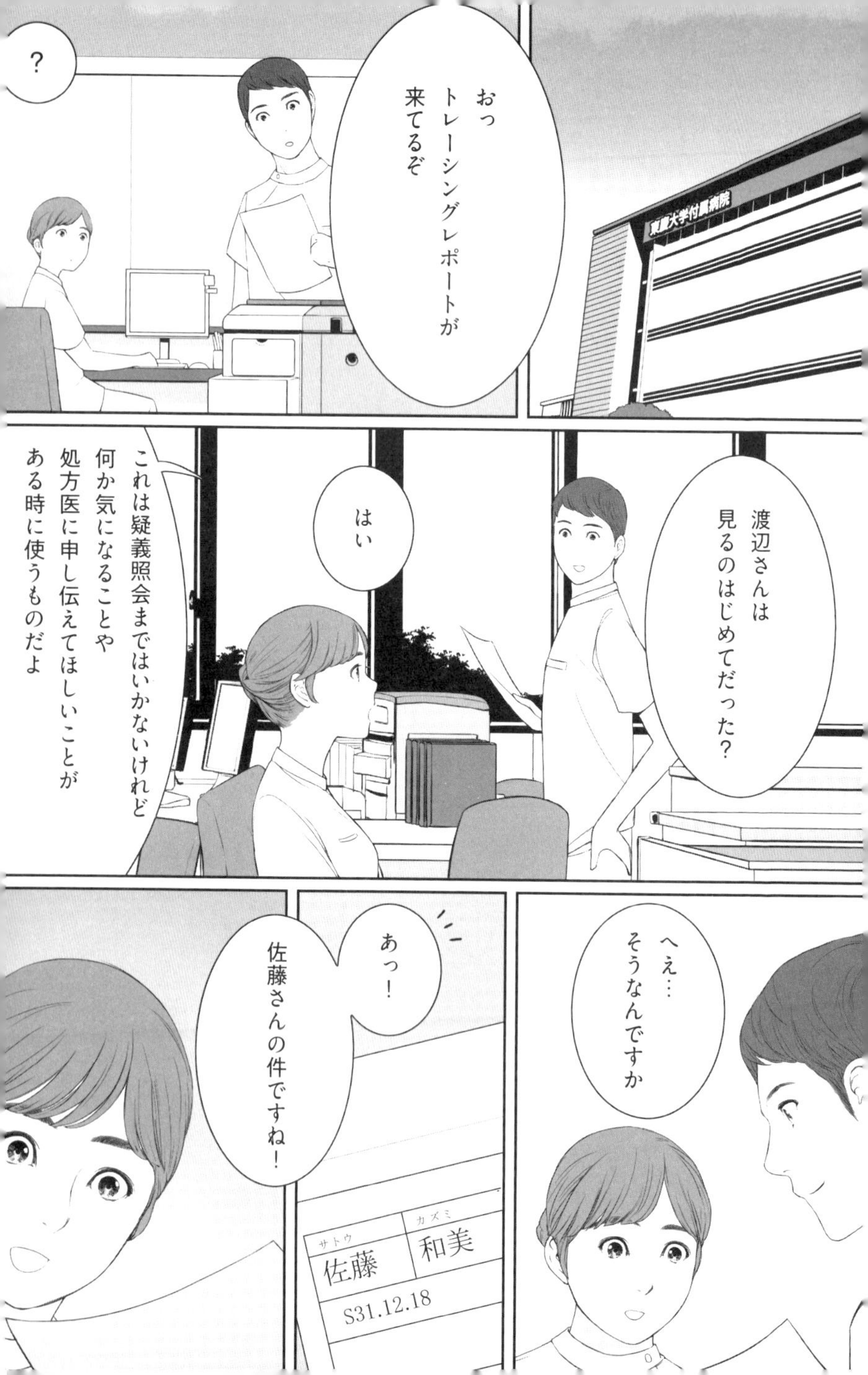
おっ
トレーシングレポートが
来てるぞ
?
渡辺さんは
見るのはじめてだった?
はい
これは疑義照会まではいかないけれど
何か気になることや
処方医に申し伝えてほしいことが
ある時に使うものだよ
へえ…
そうなんですか
あっ!
佐藤さんの件ですね!
サトウ
カズミ
佐藤
和美
S31.12.18

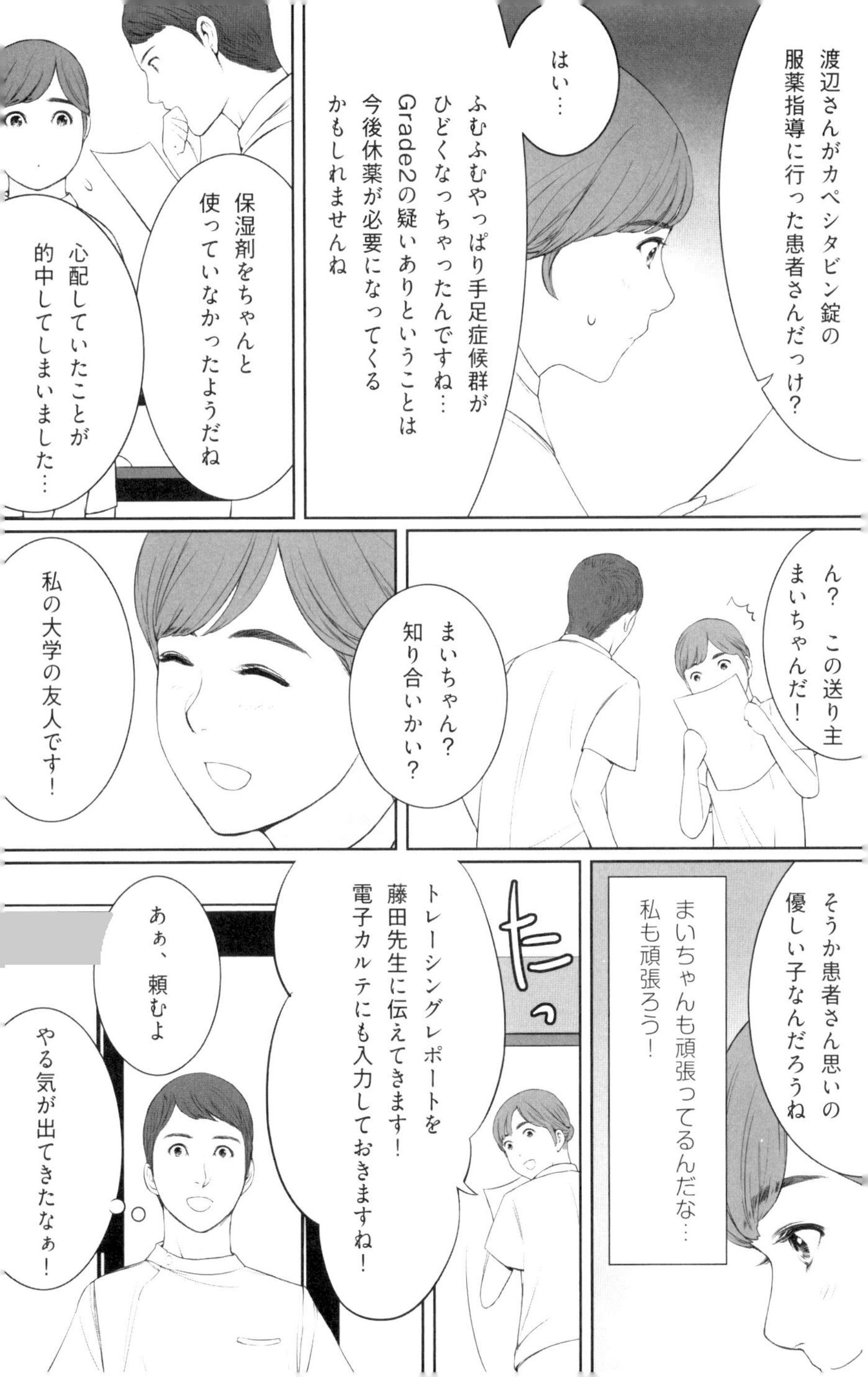
渡辺さんがカペシタビン錠の服薬指導に行った患者さんだっけ？
はい…
ふむふむやっぱり手足症候群がひどくなっちゃったんですね…
Grade2の疑いありということは今後休薬が必要になってくるかもしれませんね
保湿剤をちゃんと使っていなかったようだね
心配していたことが的中してしまいました…
ん？ この送り主まいちゃんだ！
まいちゃん？知り合いかい？
私の大学の友人です！
そうか患者さん思いの優しい子なんだろうね
まいちゃんも頑張ってるんだな…私も頑張ろう！
たっ
トレーシングレポートを藤田先生に伝えてきます！電子カルテにも入力しておきますね！
あぁ、頼むよ
やる気が出てきたなぁ！

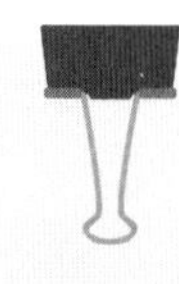

トレーシングレポート

トレーシングレポートとは

これまで見てきたように、患者さんに安全に薬を使用していただくため、疑義照会を行うことは大切ではありますが、日々の忙しい業務の中で適切に行っていくのは、なかなか大変なことです。前項のように、プロトコルをあらかじめ決めておき、疑義照会を簡略化することで業務の効率を上るのも一つの改善策ですが、ここではもう一つ、「トレーシングレポート」という方法を取り上げてみましょう。

トレーシングレポートとは、調剤薬局から処方元の病院へ情報提供する手段の一つで、「服薬情報提供書」や「薬剤情報提供書」などとも呼ばれています。その場で疑義照会する必要まではないけれど、今後の治療を進めていく上で、処方医に伝えておいたほうがよい情報などを、患者さんの同意を得て、処方医へ書面で伝えておくものです。

例えば、患者さんが、診察時に医師には言いそびれていたことを調剤薬局でふと漏らすこともありますし、服薬指導時に残薬を確認した際に、「カプセルが飲みにくいから、実は薬を飲んでいなかった」などといった、服薬状況を知ることも少なくありません。それらを書面にして処方医へ伝えておけば、互いの業務の流れを損なわず、今後の治療方針や処方に活かすことができるといったメリットがあります。

最近では、病院側であらかじめトレーシングレポートの書式を定め、病院のホームページからダウンロードできるようになっていることもありますが、基本的には、後に述べる「服薬情報等提供料」を算定するに当たって雛型とされている、「別紙様式1」という書式に準じて運用している病院が多いようです。

トレーシングレポートが最初に提唱された際の定義では、「調剤薬局薬剤師から病院薬剤師を通して処方医へ情報提供する」とされていたため、病院薬剤師が患者さんの薬に関する情報を一元管理・整理することができ、処方医へスムーズにフィードバックできると期待されていました。

しかしながら、まだまだトレーシングレポートの認知度は低く、手間がかかったり、定義がまちまちであることから、各病院・各調剤薬局で広く運用されているわけではありません。

図2. トレーシングレポートの流れの例

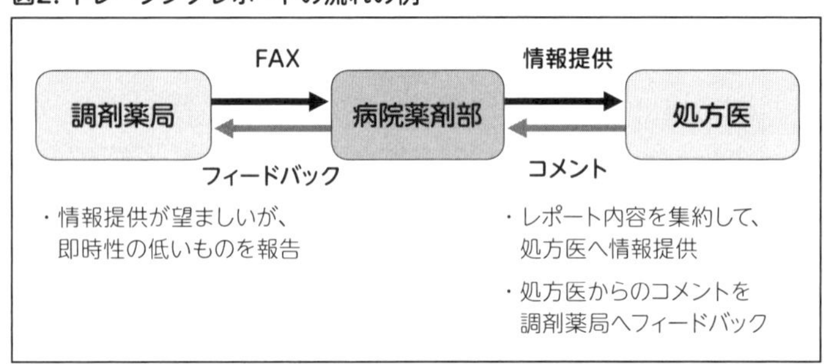

また、保険請求上問題にはならないような情報を医師に提供するというのは、「余計なおせっかいと思われないだろうか…」と感じる調剤薬局薬剤師も多いでしょう。この薬剤師の心理的要因も、トレーシングレポートの活用が広がらない原因の一つといえるでしょう。

しかし、このトレーシングレポートを活用すれば、医療機関と調剤薬局、医師と薬剤師の間の情報共有の促進が図られ、患者さんへのより良い医療の提供につながると期待できます。そのためには、トレーシングレポートの好事例を増やして認知度を上げていくことと、円滑に運用するための効率化されたシステムの構築が、今後の課題といえるでしょう。

図3. トレーシングレポートの雛型

（別紙様式１）

服薬情報等提供料に係る情報提供書

情報提供先医療機関名

担当医　　　　科　　　　　　　殿

平成　　年　　月　　日

情報提供元保険薬局の所在地及び名称

電　　話

（ＦＡＸ）

保険薬剤師氏名　　　　　　　　　印

患者氏名
性別（男・女）　生年月日　明・大・昭・平　　年　　月　　日生（　　歳）　職業
住所
電話番号

処方せん発行日　平成　　年　　月　　日	調剤日　平成　　年　　月　　日
1　処方薬剤の服薬状況（コンプライアンス）及びそれに対する指導に関する情報	
2　併用薬剤等（一般用医薬品、医薬部外品、いわゆる健康食品を含む。）の有無（有・無）▼ 薬剤名等：	
3　患者の訴え（アレルギー、副作用と思われる症状等）に関する情報	
4　症状等に関する家族、介護者等からの情報	
5　薬剤師からみた本情報提供の必要性	
6　その他特記すべき事項（薬剤保管状況等）	

[記載上の注意]

1　必要がある場合には、続紙に記載して添付すること。

2　わかりやすく記入すること。

3　必要な場合には、処方せんの写しを添付すること。

4　「５」については、薬剤師が情報提供の必要性を認めた場合のみ、記載すること。

出典：厚生労働省 H12.4調剤報酬点数表解釈通知（案）

服薬情報等提供料が算定できる条件

こうしたトレーシングレポートの運用を推進する方向性は、調剤報酬での評価にも「服薬情報等提供料」として、しっかりと記されています。

「服薬情報等提供料」は、情報提供先の違いで、二つの算定パターンがあります。一つは「患者またはその家族への情報提供」、もう一つが「医療機関への情報提供」です。トレーシングレポートは「医療機関への情報提供」に当たります。

服薬情報等提供料を算定する上で、「患者またはその家族への情報提供」と「医療機関への情報提供」の両方に共通する注意点は、次の2つです。

①患者さんの同意が必須

②かかりつけ薬剤師指導料、かかりつけ薬剤師包括管理料または在宅患者訪問薬剤管理指導料算定患者さんには算定できない

その他、それぞれのパターンで算定要件が異なりますので、見落とさないようにしなければなりません。なお、調剤薬局が医療機関を情報提供先とする「服薬情報等提供料」を算定するには文書での情報提供が必要となります。

表2に、情報提供先と算定要件のパターンをまとめて記載しますので、それぞれの違いを確認していただけると思います。

表2. 服薬情報等提供料の情報提供パターンと算定要件

<table>
<tr><th></th><th>服薬情報等提供料1</th><th colspan="3">服薬情報等提供料2</th></tr>
<tr><td>情報の請求元</td><td>保険医療機関</td><td>薬剤師がその必要性を認めた場合</td><td>薬剤師がその必要性を認めた場合</td><td>患者又はその家族等</td></tr>
<tr><td>情報の提供先</td><td>保険医療機関</td><td>保険医療機関</td><td colspan="2">患者又はその家族</td></tr>
<tr><td>提供する情報</td><td>・患者の服用薬及び服薬状況
・患者の服薬指導の要点、患者の状態等
・患者が容易に又は継続的に服用出来るための技術工夫等の調剤情報</td><td>・患者の服用薬及び服薬状況
・患者の服薬指導の要点、患者の状態等
・患者が容易に又は継続的に服用出来るための技術工夫等の調剤情報</td><td colspan="2">・医薬品緊急安全性情報や医薬品･医療機器等安全性情報
・患者の服用期間中に服薬状況の確認及び必要な指導</td></tr>
<tr><td>患者の同意</td><td>必須</td><td>必須</td><td colspan="2">必須</td></tr>
<tr><td>算定できない患者</td><td>かかりつけ薬剤師指導料算定患者、かかりつけ薬剤師包括管理料算定患者、在宅患者訪問薬剤管理指導料算定患者</td><td>かかりつけ薬剤師指導料算定患者、かかりつけ薬剤師包括管理料算定患者、在宅患者訪問薬剤管理指導料算定患者</td><td colspan="2">かかりつけ薬剤師指導料算定患者、かかりつけ薬剤師包括管理料算定患者、在宅患者訪問薬剤管理指導料算定患者</td></tr>
<tr><td>算定回数</td><td>月一回まで</td><td>月一回まで</td><td colspan="2">上限なし</td></tr>
<tr><td>次回処方せん受付時のフォロー</td><td>－</td><td>－</td><td colspan="2">必須</td></tr>
<tr><td>情報提供の方法</td><td>文書のみ</td><td>文書のみ</td><td colspan="2">電話も可能</td></tr>
<tr><td>点数</td><td>30点</td><td>20点</td><td colspan="2">20点</td></tr>
</table>

このようになかなかハードルが高い服薬情報等提供料の算定ですが、その目的は医療機関と調剤薬局の連携の下で医薬品の適正使用を推進することです。近年の診療報酬改定では、これ以外にも医師と薬剤師の連携を推進するための仕組みを整備していることがうかがえます。

その一つが平成30年度診療報酬改定における「向精神薬調整連携加算」で、これは医療機関において向精神薬の多剤処方やベンゾジアゼピン系薬剤の長期処方を適正化した場合に算定できます。この加算の算定要件には、「減薬の上、薬剤師（処方料については薬剤師または看護職員）に症状の変化等の確認を指示した場合」とあり、医師と薬剤師の連携を盛り込んでいます。

また、平成28年度診療報酬改定では「薬剤総合評価調整管理料」が設けられました。これは6種類以上の内服薬を処方されていた外来患者さんに対し、医療機関が処方内容を総合的に評価した上で2種類以上減薬した場合に算定できるものです。その際、処方内容を調整するため、医療機関から調剤薬局へ照会し情報提供を受けた場合には、さらに連携管理加算が加わります。

この2つの仕組みは、医療機関を起点とした調剤薬局とのやり取りで、患者さんの服薬状況や症状などの各種情報を照会するものです。逆に調剤薬局側から見た場合は、医療機関からの求めに応じて情報を提供することになり、服薬情報等提供料の算定要件に当てはまります。

こういった新しい仕組みを活用していくことで、医薬品の適正使用を進め、患者さんへのより良い医療の提供へとつなげていくことが重要です。

トレーシングレポートの活用例

トレーシングレポートをいち早く運用し始めた、旭川医科大学病院の例を見てみましょう。

まず、平成18年に、「疑義照会まではいかないけれど、処方医への提供が望ましい」情報を、調剤薬局から病院薬剤部にＦＡＸで送付してもらうという取り組みから開始しました。

旭川医科大学病院に通院する患者さんの服薬アドヒアランス不良について、調剤薬局では情報を聞き取れていたものの、処方医がその情報を長期間把握できていなかったというケースがきっかけとなり、その対策として、当時の病院薬剤部長が地域の薬剤師会にトレーシングレポートの運用を提案したのです。

具体的な運用方法としては、各調剤薬局から提供された情報内容を病院薬剤部で集約し、必要と判断されたものをスキャンしてカルテに添付するというもので（現在は、電子カルテ上で運用）、次回受診までに医師が閲覧できるようになっています。

お薬手帳との違いとしては、Ａ４用紙１枚を使うトレーシングレポートは、情報記載のためのスペースが十分にあることと、その場で患者さんに渡す必要がないので、手が空いた時間にゆっくりと記載することができます。また、お薬手帳の場合は患者さんが携帯していない可能性があるため、正確な情報伝達をするのに不安が残りますが、トレーシングレポートであれば主治医に確実に情報を伝えることができるというのもメリットです。

では、どのような情報を伝えるのがよいでしょうか。

参考例として、石川県薬剤師会が平成21年に取りまとめた「トレーシングレポート活用実例集」を取り上げてみましょう。この中で、薬学的な疑義が生じたものの、疑義照会に至らない事例として、次の13項目が挙げられています。

①相互作用　②処方意図　③継続観察が必要な副作用の徴候　④検査値　⑤ＴＤＭ　⑥嗜好品　⑦コンプライアンスと残薬　⑧アドヒアランスと薬識　⑨休薬期間　⑩処方変更の理由　⑪今後必要な観察項目　⑫一包化の必要性　⑬ＡＤＬ

同薬剤師会では共通したフォーマットを使用しており、Ａ４用紙の３分の２ほどがフリーコメント欄で、自由に記載ができるようになっています。トレーシングレポートの内容として、「質問」か「報告」のどちらに該当するのかチェックする項目があり、その返答は緊急を要するのか、そして質問への「返答」や「返答者」を記入できるスペースもあります。

近年、抗がん剤治療が入院治療から外来治療に移行していることから、調剤薬局でも経口抗がん剤処方の応需の機会が増えており、トレーシングレポートの活用が期待されています。その活用例と効果についてご紹介します。

大阪市にある公益財団法人田附興風会医学研究所・北野病院では、テガフール・ギメラシル・オテラシルカリウム配合カプセル剤（商品名ティーエスワンなど）服用中の患者さんについて、自宅服薬状況や副作用の有無を患者さんとともに把握し、医師に報告できるよう「S－1お薬手帳シール」の運用を開始しました。しかしながら、患者さんが記録する「S－1お薬手帳シール」は有効に活用されず、シールの内容を診察時に医師へ提示できた患者さんは32例中1例のみとごく僅かでした。また、患者さんの副作用の発生状況や残薬に応じて処方変更をした例は1例もなく、患者情報を十分に伝達することもできませんでした。

そこでトレーシングレポートを導入したところ、11カ月で63件のトレーシングレポートが病院に届きました。病院薬剤師を通して処方医へ情報提供をしていることで、報告・依頼による処方変更も、47例中30例で行われました。その内容としては、「味覚異常や食欲不振の訴えに対し、ポラプレジンク（商品名プロマックなど）や栄養剤」「浮腫の訴えに対し、利尿剤」「下痢が1日5回以上のため止瀉薬の処方依頼に対し、ロペラミド塩酸塩（商品名ロペシンなど）」「口内炎予防として含嗽剤の処方依頼に対し、アズレンスルホン酸ナトリウム水和物（商品名アズノールなど）」など、多岐にわたります。「システムが構築・運用されれば、より適切な医療の提供につながる」ということを示した、良い例といえるでしょう。

【参考文献】

公益社団法人　石川県薬剤師会　薬薬連携事業
http://www.ishikawakenyaku.com/yakuzaishi/contents/yakuyaku.html
http://www.ishikawakenyaku.com/yakuzaishi/pdf/yakuyaku/report_2009.pdf

「保険薬局による電話連絡とトレーシングレポートを利用した経口抗がん剤服用外来患者に対する情報提供方法の確立」医療薬学 42(6), 476-482, 2016
吉留実慧子、三宅麻文、松山怜奈、楠本知代、岩井惇子、西山啓介、小林和博、伊藤俊和、近藤篤、上田覚、石川弘子、河原宏之、尾上雅英
https://www.jstage.jst.go.jp/article/jjphcs/42/6/42_476/_pdf

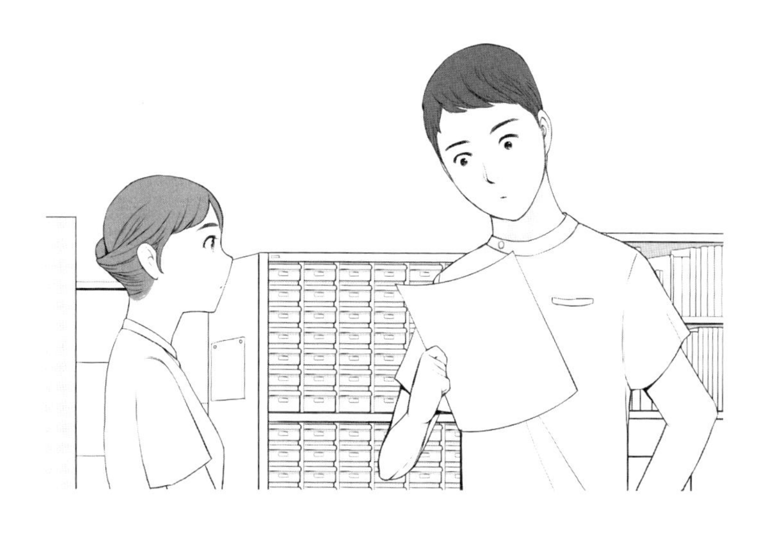

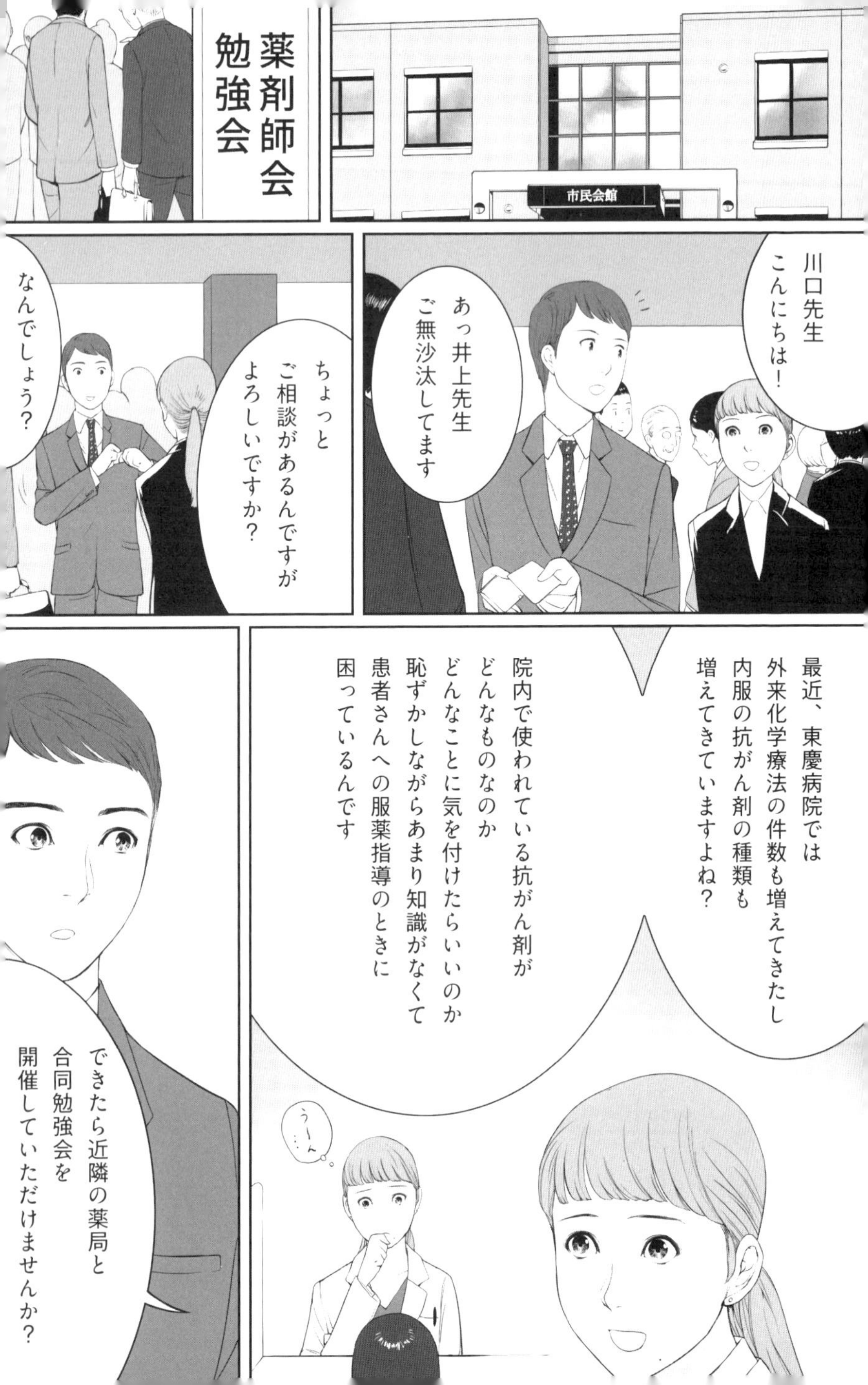
市民会館
薬剤師会勉強会
川口先生こんにちは！
あっ井上先生ご無沙汰してます
ちょっとご相談があるんですがよろしいですか？
なんでしょう？
最近、東慶病院では外来化学療法の件数も増えてきたし内服の抗がん剤の種類も増えてきていますよね？
院内で使われている抗がん剤がどんなものなのかどんなことに気を付けたらいいのか恥ずかしながらあまり知識がなくて患者さんへの服薬指導のときに困っているんです
う〜ん…
できたら近隣の薬局と合同勉強会を開催していただけませんか？

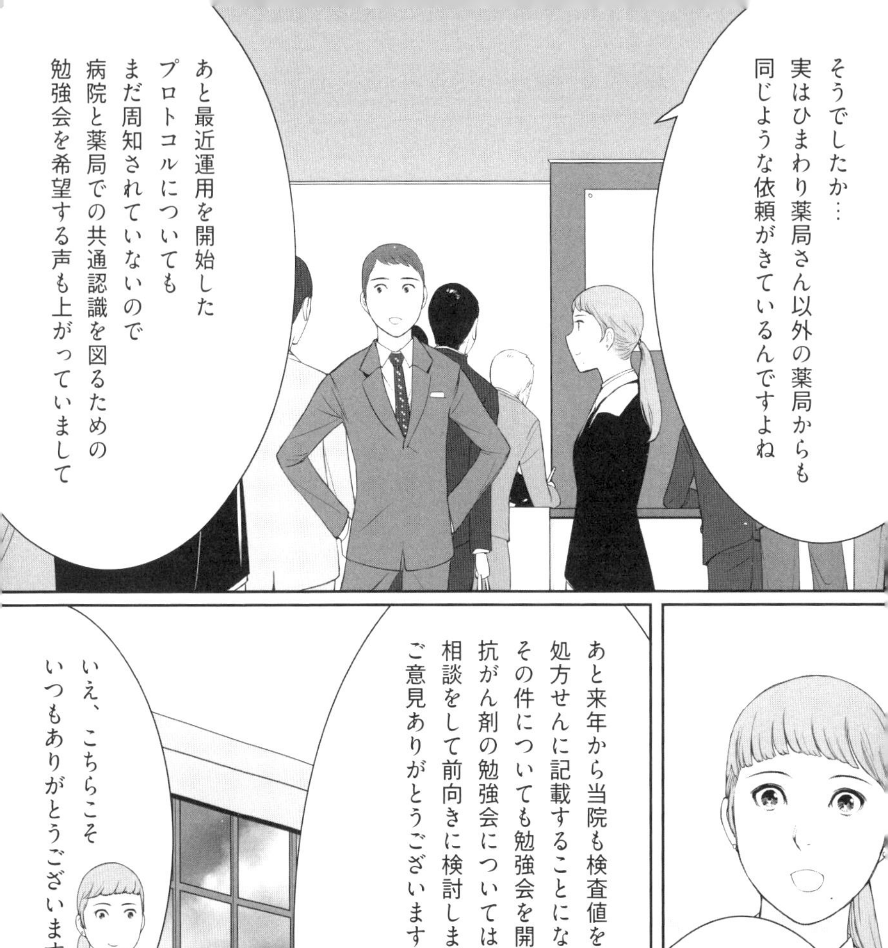
そうでしたか…
実はひまわり薬局さん以外の薬局からも
同じような依頼がきているんですよね
あと最近運用を開始した
プロトコルについても
まだ周知されていないので
病院と薬局での共通認識を図るための
勉強会を希望する声も上がっていまして

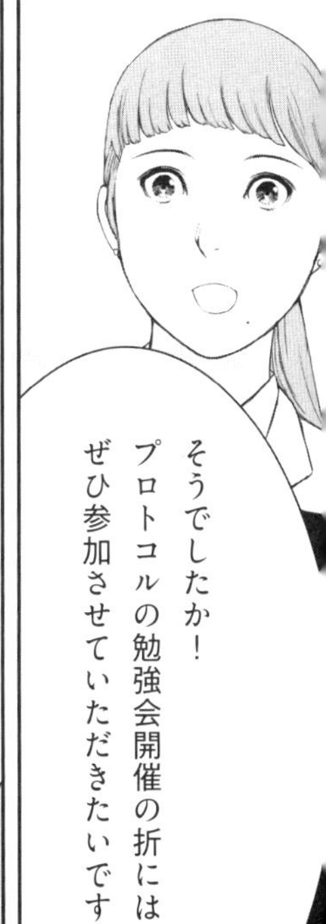
そうでしたか！
プロトコルの勉強会開催の折には
ぜひ参加させていただきたいです

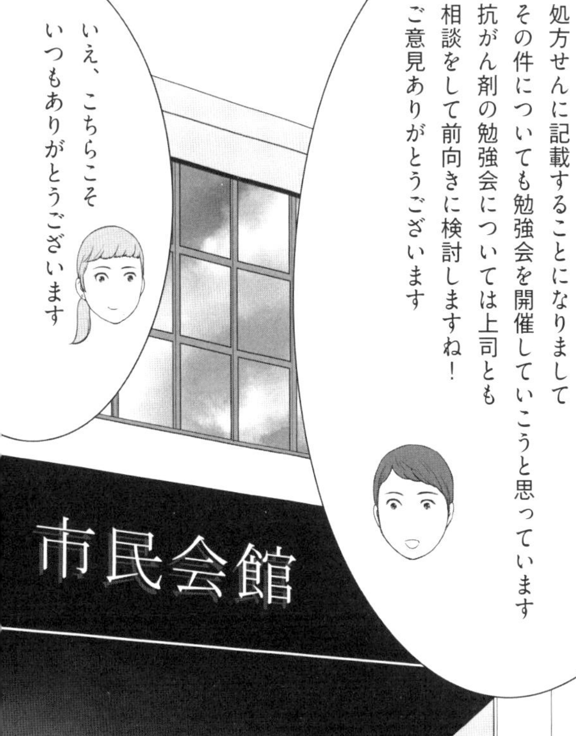
あと来年から当院も検査値を
処方せんに記載することになりまして
その件についても勉強会を開催していこうと思っています
抗がん剤の勉強会については上司とも
相談をして前向きに検討しますね！
ご意見ありがとうございます
いえ、こちらこそ
いつもありがとうございます
市民会館

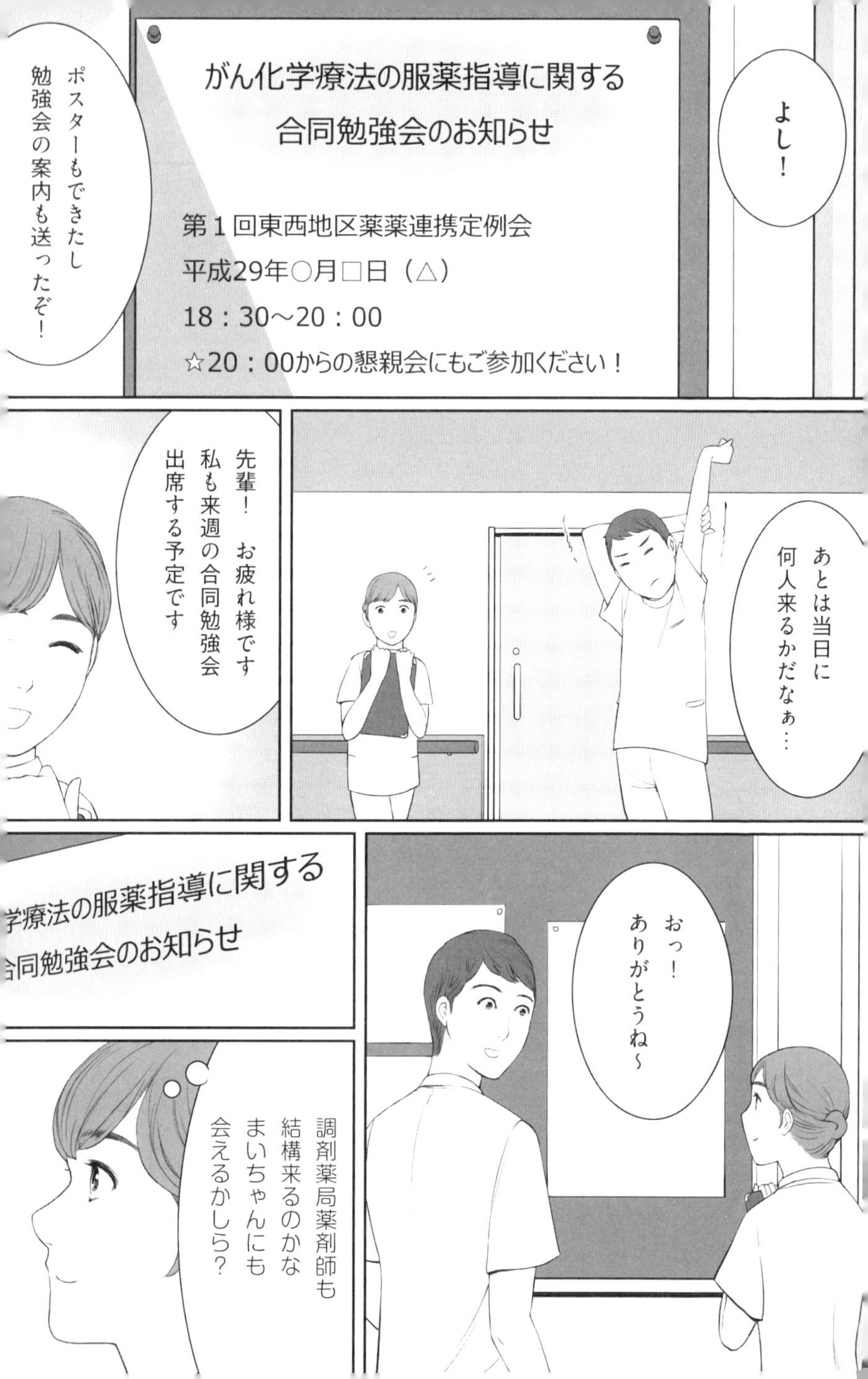
よし！
がん化学療法の服薬指導に関する
合同勉強会のお知らせ
第１回東西地区薬薬連携定例会
平成29年○月□日（△）
18：30～20：00
☆20：00からの懇親会にもご参加ください！
ポスターもできたし勉強会の案内も送ったぞ！
あとは当日に何人来るかだなぁ…
先輩！ お疲れ様です 私も来週の合同勉強会出席する予定です
おっ！ ありがとうね～
学療法の服薬指導に関する
合同勉強会のお知らせ
調剤薬局薬剤師も結構来るのかな まいちゃんにも会えるかしら？

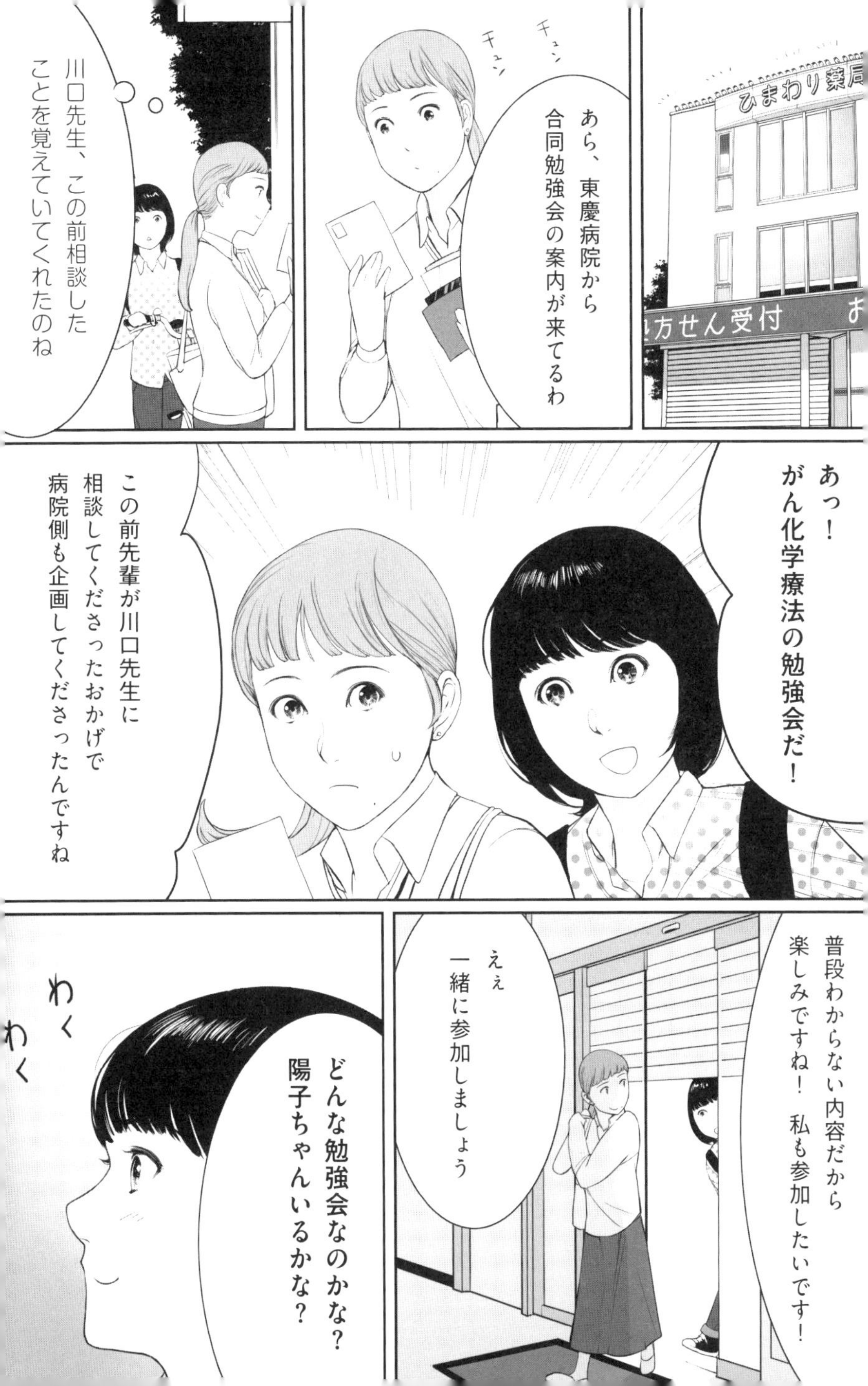
ひまわり薬局
方せん受付
チュン
チュン
あら、東慶病院から
合同勉強会の案内が来てるわ
川口先生、この前相談した
ことを覚えていてくれたのね
あっ！
がん化学療法の勉強会だ！
この前先輩が川口先生に
相談してくださったおかげで
病院側も企画してくださったんですね
普段わからない内容だから
楽しみですね！ 私も参加したいです！
ええ
一緒に参加しましょう
どんな勉強会なのかな？
陽子ちゃんいるかな？
わく
わく

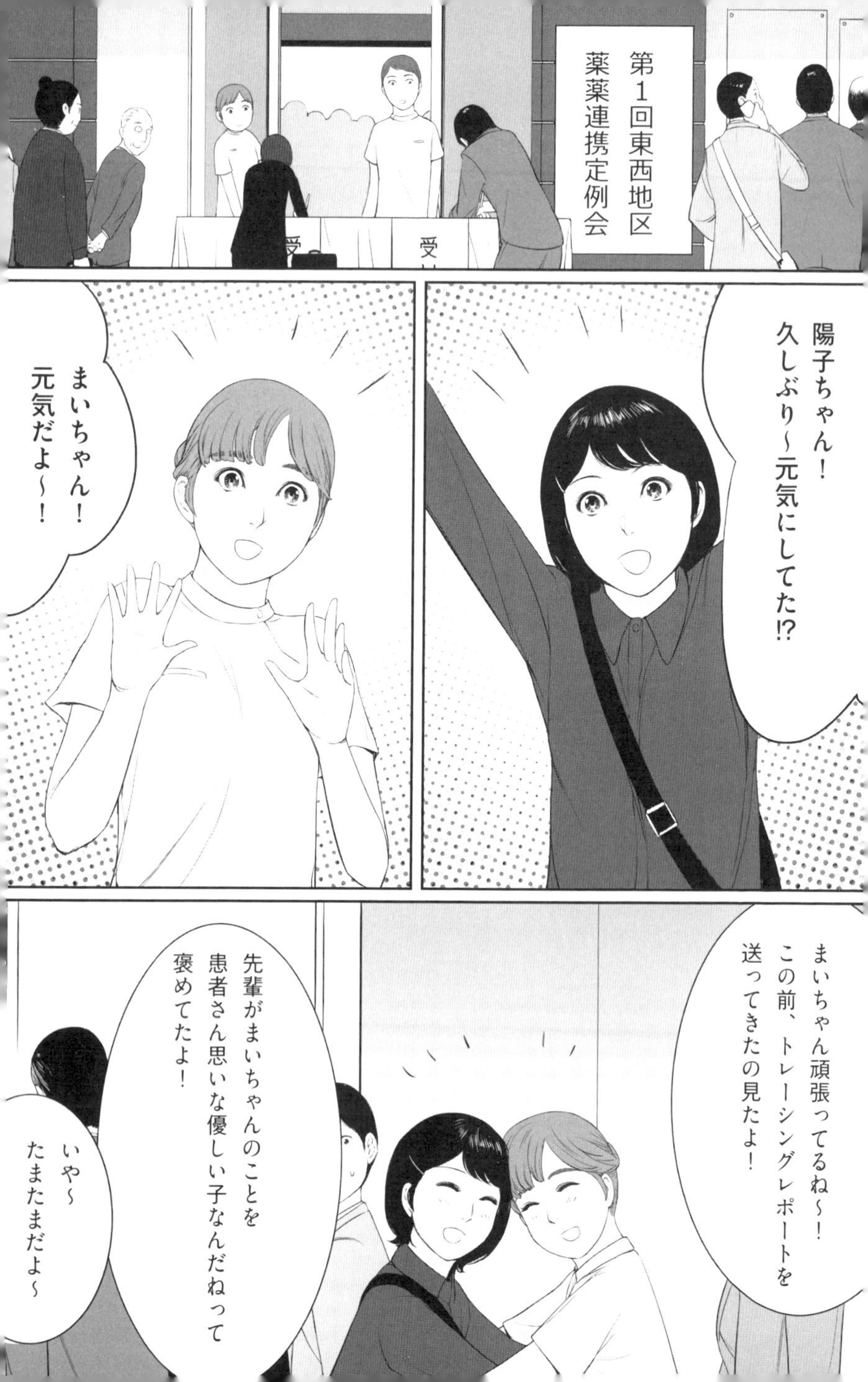
第1回東西地区
薬薬連携定例会
受
受
陽子ちゃん！
久しぶり～元気にしてた!?
まいちゃん！
元気だよ～！
まいちゃん頑張ってるね～！
この前、トレーシングレポートを
送ってきたの見たよ！
先輩がまいちゃんのことを
患者さん思いな優しい子なんだねって
褒めてたよ！
いや～
たまたまだよ～

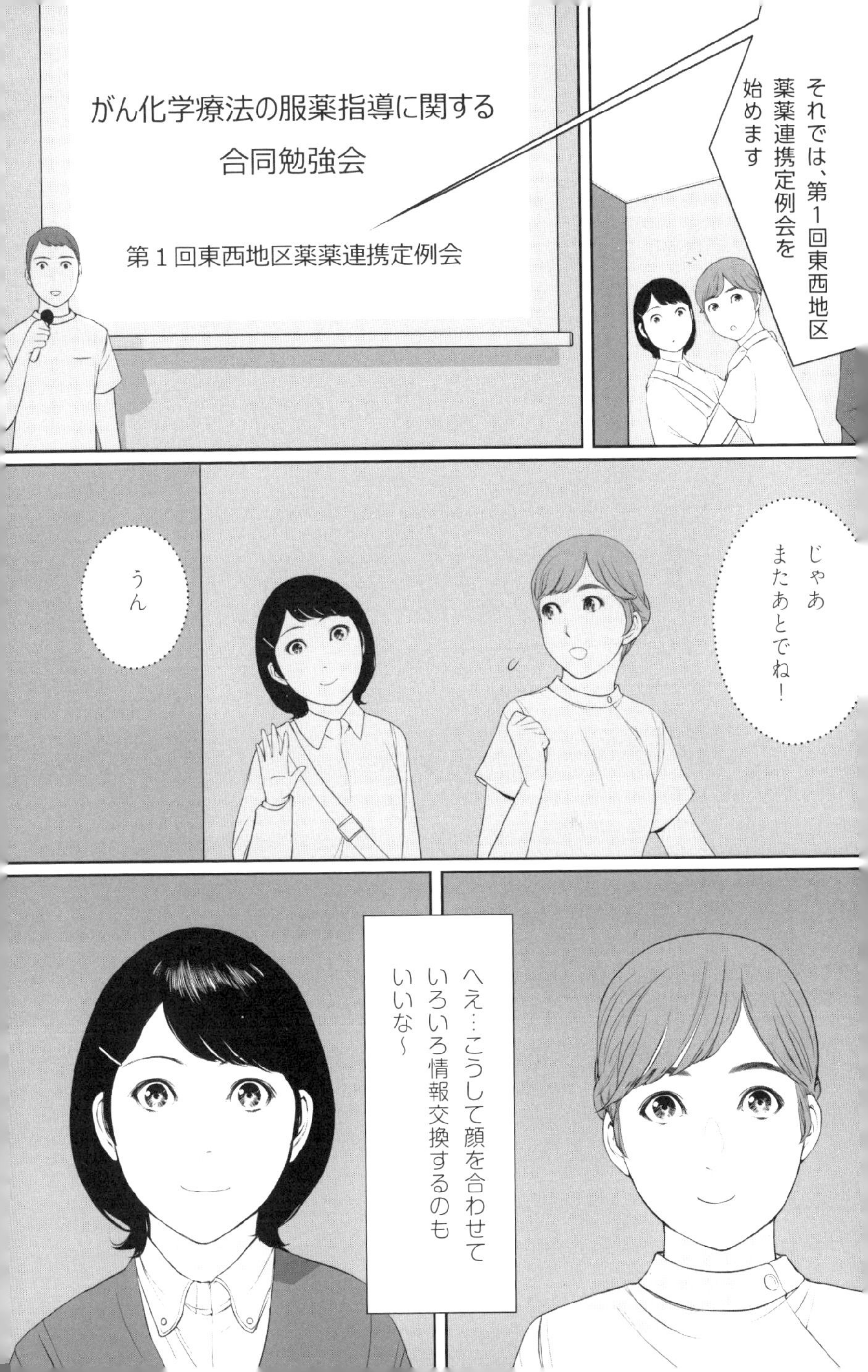
がん化学療法の服薬指導に関する
合同勉強会
第１回東西地区薬薬連携定例会
それでは、第1回東西地区薬薬連携定例会を始めます
じゃあまたあとでね！
うん
へえ…こうして顔を合わせていろいろ情報交換するのもいいな〜

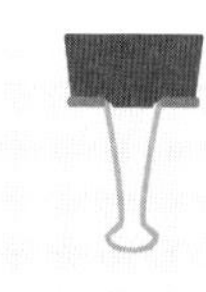

合同勉強会

合同勉強会の目的と効果

薬剤師の皆さんの中には、薬学部を卒業して薬剤師となったあとも、日頃から薬剤師会や薬科大学が主催する研修や生涯学習講座といった、いわゆる「勉強会」に熱心に参加し、スキルアップを図っている方もいらっしゃるかと思います。最近では、e-ラーニングのような、時間と場所を決められることなく、自分の好きなタイミングで学べる手段もあり、以前と比べて、学ぶ環境がより手軽になったように感じます。

第一章でも触れた、「かかりつけ薬剤師」。かかりつけ薬剤師としての算定要件を満たす条件の一つとして、「研修認定薬剤師を取得していること」という項目があります。研修認定薬剤師とは、一定の期間、集合研修や自己研修により、定められた単位数を取得することで得られる資格です。この資格は更新制であり、一度研修認定薬剤師を取得した後でも、継続して研修を受け、決められた単位を取得していく必要があります。こうした仕組みにより、日頃から勉強会に参加したり、研修を受けることで、薬剤師の資質を高め、より高い医療の提供につなげていきたいという、薬剤師全体としての意向が感じられます。

また、集合研修や生涯学習講座といった、大勢の薬剤師が集まる場に参加することで、時間と場所の拘束は受けるものの、薬剤師同士の顔が見え、知識・技術向上を目指して切磋琢磨する仲間とのネットワークを構築できるといったメリットがあります。こうした集合研修や生涯学習講座以外にも、薬薬連携を推進する上で、病院薬剤師と調剤薬局薬剤師が「顔の見える関係」を築くよい機会となるのが、いわゆる「合同勉強会」です。

合同勉強会は、主に病院が主体となって、周辺の調剤薬局の職員と共に、その病態生理学や治療方針、薬物治療における注意点について共通認識を持ち、患者さんに対応することを目的として始まったものがほとんどです。ではその一例として、喘息治療指導から合同勉強会を始めていったケースを見ていきましょう。

名古屋大学医学部附属病院薬剤部では、平成16年に病院と門前の調剤薬局で「第一回名古屋大学病院薬薬連携協議会」を開催しました。これはリエゾン薬剤師を目指す薬剤師が集まり、薬物療法の知識を活用し、医療者、薬剤師、患者さんの間をつなぎ、連携を図って質の高い治療を支援することを目指したものでした。

活動の手始めとなったのが、喘息治療における吸入指導と服薬指導の標準化でした。その時点での治療現場の状況を把握するとともに、薬剤師の指導実務向上を図るため、呼吸器専門医を招き、講義や参加者による吸引指導のロールプレイングを行いました。どのような方法が患者さんの治療に役立つのか検討を重ねた結果として、吸入指導依頼書「喘息治療連絡せん」を作成し、平成17年から運用開始しています。この連絡せんには医師、薬剤師が記入する欄に加えて、患者さん自身が記入するアンケート欄が設けられています。これにより、医療機関と薬局、そして患者さんの間で治療管理のために参考となる情報を共有することが可能となり、安全で有効な医療の提供に役立てられています。

その後、この協議会は名称を「つるまい薬薬薬連携協議会」と変更し、講師を招いて吸入指導の重要性について講演を開催するなど、喘息治療の質の向上のための活動を続けました。さらに、うつ病や高血圧の薬物治療など、他のテーマを取り上げた研修会も開催するようになり、勉強分野をより広げています。また、在宅チーム医療について、医師と薬剤師双方の立場から講演を行ってもらい、異なる職種の視点の話を聞いてチーム医療の現場に役立てたり、グループワークショップで高齢者の疑似体験を行うなど、様々な試みを行っているようです。

喘息治療というテーマから始めた勉強会を発展させ、様々な領域に活動を広げていく進め方は、これから合同勉強会を行っていこうと考えている人達にも参考となるでしょう。

また、北海道大学病院では、平成26年より病院と近隣の調剤薬局で、定期的に講習会を開催しています。先んじて、平成25年9月より、処方せんへの検査値等記載を開始しており、その活用の仕方を考えるための情報交換などが行われているようです。検査値等の記載に踏み切った理由は、がん治療の薬やその他の疾患治療の新薬などで、患者さんの状態にあった用法容量を調剤薬局が確実にチェックできる体制を整えるためです。講習会では病院で実際に行っている服薬指導の中から、検査値が記載された処方せんの事例を共有して、対応方法や考え方を学び、それぞれの調剤薬局で実際の業務に役立てているようです。検査値等記載の取り組み後、調剤薬局において検査値を基にした疑義照会により7割ほどが処方変更に至るなど、その効果があらわれています。このような取り組みを推進していくには、病院と調剤薬局が情報を共有し、様々な事例を一緒に学んでいくことが重要だと思われます。

特定の医療行為について理解を深めるのとは別に、薬薬連携そのものの意義を、地域の病院薬剤師・調剤薬局薬剤師が集って考える場も設けられています。

神奈川県薬剤師会では平成26年より年1回、「薬薬連携推進のための病院薬剤師会と薬剤師会の合同研修会」を開催しています。その内容は、「保険薬局薬剤師の業務紹介」「病院薬剤師の業務紹介」「合同研修会開催までの経緯・目的などの説明」「討論会」といったものです。特定の病院、調剤薬局のルールを構築、確認し合うよりも、まず大前提となる薬薬連携の概念や位置づけ、重要性といったことへの理解を求めるものとなっています。これにより、病院薬剤師、調剤薬局薬剤師の一人ひとりが薬薬連携を意識し、自分の周りでできることはないかを検討し、働きかけていくことが期待されているといえるでしょう。

日々の業務の中では、どうしても電話やFAXで連絡をすませてしまうことが多いですが、こうした合同勉強会で集まることで、直接顔を合わせてコミュニケーションを取ることができます。書類上で名前を見かけるだけでなく、実際に顔が見えていれば、ちょっとしたことでも質問や相談がしやすくなります。患者さんのために、より安全に医療を提供するためにも、互いに意欲を持って、情報共有をしていくことが重要といえるでしょう。

【参考文献】
つるまい薬薬薬連携協議会
https://www.med.nagoya-u.ac.jp/pharmacy/renkei/index.html
https://www.med.nagoya-u.ac.jp/pharmacy/renkei/image/liaison-form.pdf

北海道大学病院薬剤部
https://www2.huhp.hokudai.ac.jp/~pharm-w/index.html
北大病院薬剤部 NEWS Vol.47
https://www2.huhp.hokudai.ac.jp/~pharm-w/download/dinews_1503s.pdf

公益社団法人神奈川県薬剤師会
薬薬連携推進のための病院薬剤師会と薬剤師会の合同研修会
https://www.kpa.or.jp/kpa_workshop_past/16078/

コラム④　地域包括ケアシステムにおける薬薬連携の役割

今の日本は「超高齢社会」といわれ、65歳以上の人が全人口の21%を超え、現在直面している最も大きな問題となっています。団塊の世代が75歳以上の後期高齢者となる2025年に向けて、高齢者が住み慣れた地域で自分らしい暮らしを最期まで続けることができるよう、住まい・医療・介護・予防・生活支援が一体的に提供される「地域包括ケアシステム」への取り組みが進められています。地域包括医療といわれることもありますが、治療だけでなく、保健サービスや在宅ケア、リハビリテーション、福祉・介護のサービスの全てを含み、多職種連携、在宅ケアと施設ケアとの連携、および住民参加のもとに、地域ぐるみの全人的医療・ケアを行っていくことを指します。包括的なケアを、社会的要因に配慮しつつ継続して実践していくことで、住民(高齢者)が住み慣れた場所で、安心して一生その人らしい自立した生活を送り、QOL（生活の質）の向上を目指すことを目的としています。

地域包括ケアシステムにおける診療所・病院の位置付けとしては、診療所は日頃の健康の維持・管理に努める場(予防)であり、より専門的な加療・検査が必要となった時に、かかりつけ医からの紹介状とともに受診するのが病院(医療)です。病院で必要な急性期医療を終えたあとは、地域包括ケア病棟やリハビリテーション病棟などを経て自宅・介護施設へ戻り、再び地域の診療所で経過を診ていくことになります。

この本を手に取る薬剤師の方々のほとんどは、地域包括ケアシステムでいう「医療」の分野で、主に活躍されていることでしょう。医療分野で活躍する薬剤師には、この本で見てきたように主に「病院薬剤師」と「調剤薬局薬剤師」があります。それぞれの立場や役割は異なりますが、薬薬連携を深めていくことで、より安全で質の高い医療を患者さんに提供し、安心して治療を受けられるような環境作りをしていくという目的は同じです。

地域包括ケアシステムにおいて、医療機関の間で情報共有が行われ、シームレスな医療が提供されるようになると、薬のプロである薬剤師は、複数の医療機関から処方されている多種多様な薬剤の情報共有に携わることとなります。特に、病院から診療所、自宅、介護施設など、患者さん自身の生活の拠点が移る場合には、各医療機関に勤務する薬剤師の間だけでなく、他の医療スタッフとの情報共有も大切です。

マンガの中にも出てきたように、退院時カンファレンスでは、入院中に患者さんに携わった医療スタッフだけでなく、退院後の患者さんの生活をサポートしていく医療スタッフも一緒に情報共有を行います。また、薬剤師の間での主な情報共有ツールである「お薬手帳」や、病院側からの「退院時服薬指導書」も、入院中の服薬における注意点や工夫した点などが記載されているので、退院後の患者さんをサポートしていく上で重要視されています。

とはいえ、患者さんやその家族にとって退院というのは、入院以上に不安を感じるものです。退院支援とは、ただ単に入院中の治療や看護をそのまま継続していくことだけでなく、退院に伴って新たに生じる心理的・社会的問題を解決するためのものでもあります。中央社会保険医療協議会第210回総会（2011年12月）での報告によれば、実際に退院困難が予想されるハイリスク患者さんに対し、早期（入院3日目）から退院支援を実施したところ、予定外の再入院率や再入院日数が少なくなり、患者さんと家族の不安を軽減できたというデータがあります。ここで言う退院支援とは、在宅医療を提供する医療機関や訪問看護サービス、訪問薬剤管理指導を実施する薬局との連絡・情報共有を指しています。

訪問薬剤管理指導（介護保険では居宅療養管理指導に該当）では、薬剤師が実際に患者さんの家に訪問し、薬の管理状況や服薬状況、効果や副作用などの確認をし、今回処方された薬剤の説明をします。必要であれば処方医に対して処方変更の提案をすることもあります。実際に患者さんの家に訪問して指導をするので、生活環境を目の当たりにしますし、病院や調剤薬局での患者さんとのやり取りと比較すると、よりリアルに体調や服薬状況を知ることになるでしょう。訪問で得た薬に関する情報や自分の意見をもとに、医師とケアマネジャー、または医師と患者さんのパイプ役を務める場面も出てくるかもしれません。これからの薬剤師には、在宅医療チーム全体のコミュニケーションを円滑にする役割も期待されているといえます。

地域包括ケアシステムの構築が進むにつれ、従来は交流のなかった医療機関や、そこに勤務する多職種スタッフと連携する機会が、今後ますます増えていくことが予測されます。そして、その各スタッフの視点を知ることで、今まで気付かなかった新たな発見もあるはずです。そうした発見は、日々の薬剤師の業務にも活かされ、さらなる医療の質の向上につながるでしょう。

【参考文献】
中央社会保険医療協議会　総会（第210回）
○医療提供体制（その3：医療連携／退院調整、救急医療等）
https://www.mhlw.go.jp/stf/shingi/2r985200001wpem-att/2r985200001wpiq.pdf

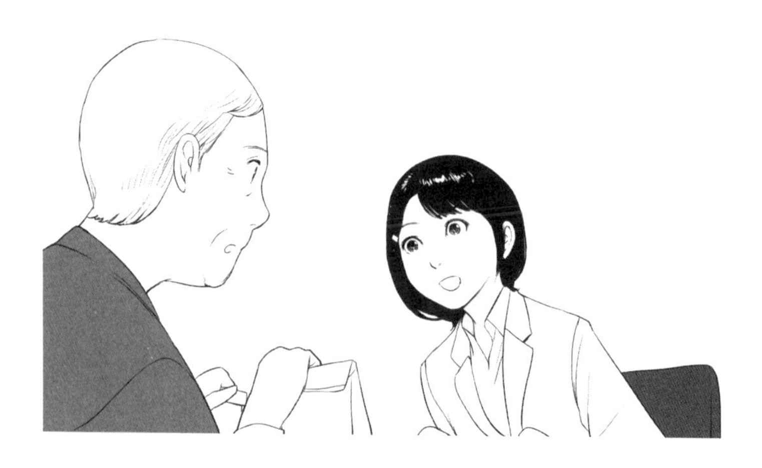

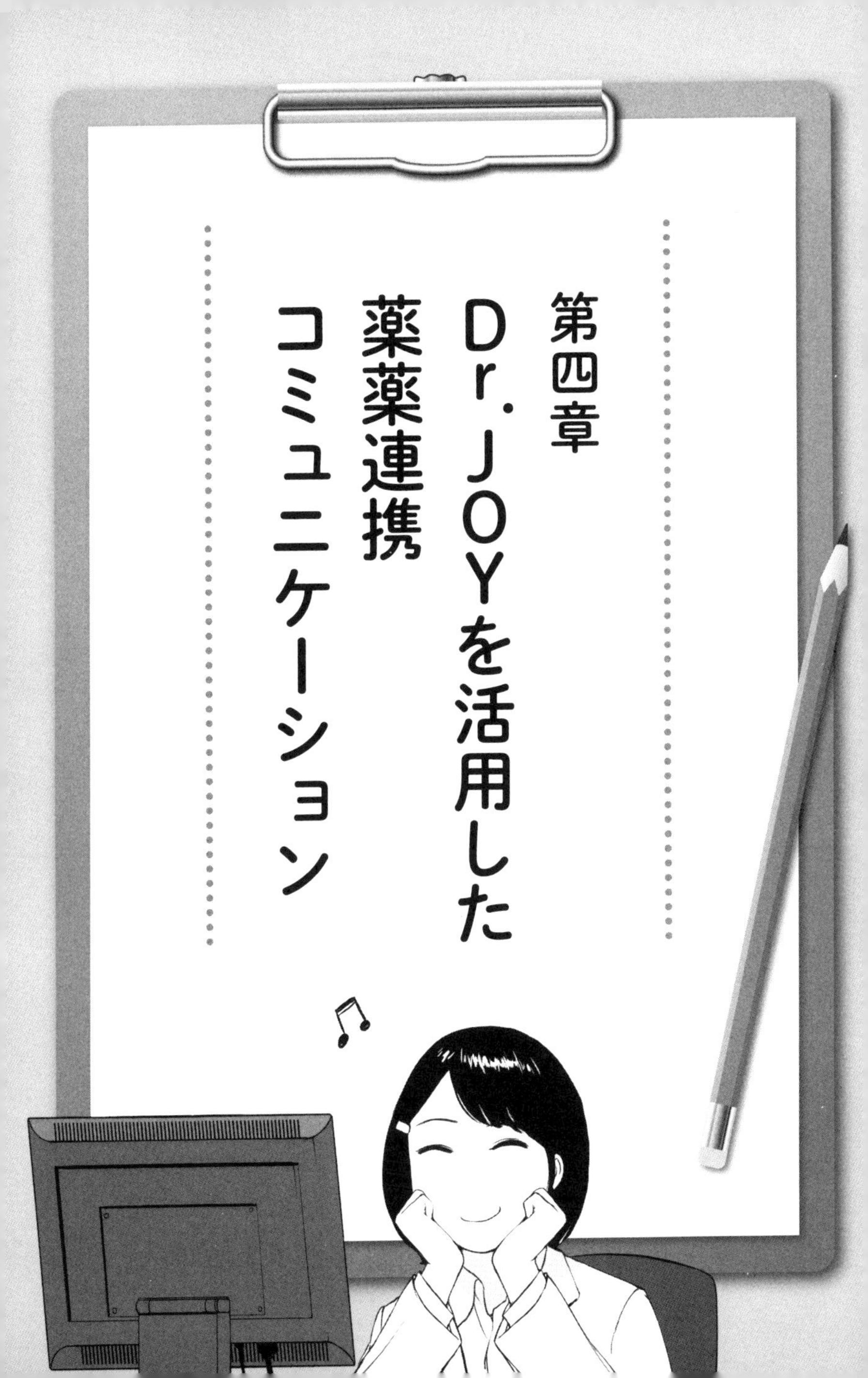
第四章
Dr.JOYを活用した
薬薬連携
コミュニケーション

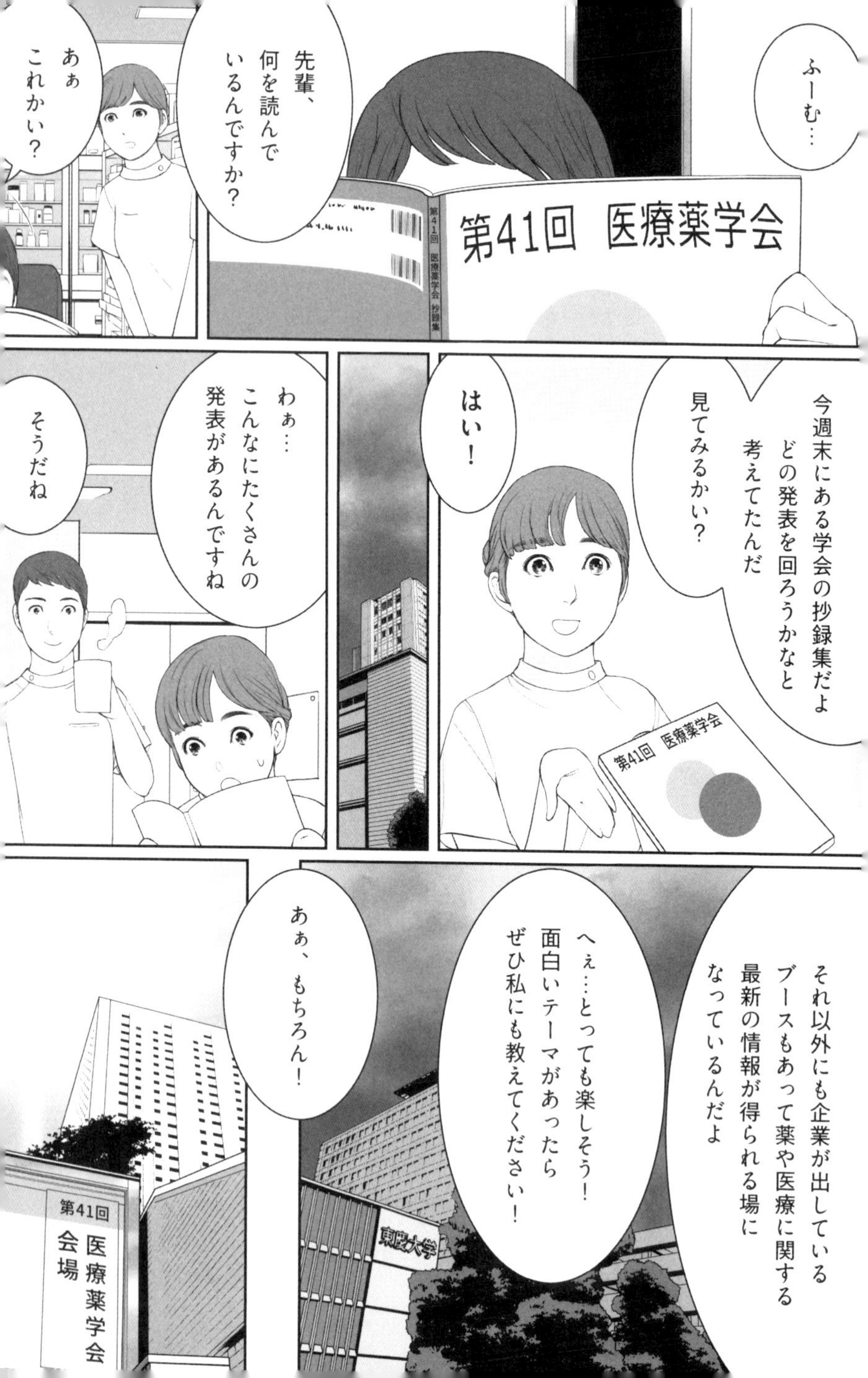
ふーむ…
第41回　医療薬学会
第41回　医療薬学会　抄録集
先輩、何を読んでいるんですか？
あぁ　これかい？
今週末にある学会の抄録集だよ
どの発表を回ろうかなと考えてたんだ
見てみるかい？
はい！
第41回　医療薬学会
わぁ…こんなにたくさんの発表があるんですね
そうだね
それ以外にも企業が出しているブースもあって薬や医療に関する最新の情報が得られる場になっているんだよ
へぇ…とっても楽しそう！面白いテーマがあったらぜひ私にも教えてください！
あぁ、もちろん！
第41回　医療薬学会　会場
東陵大学

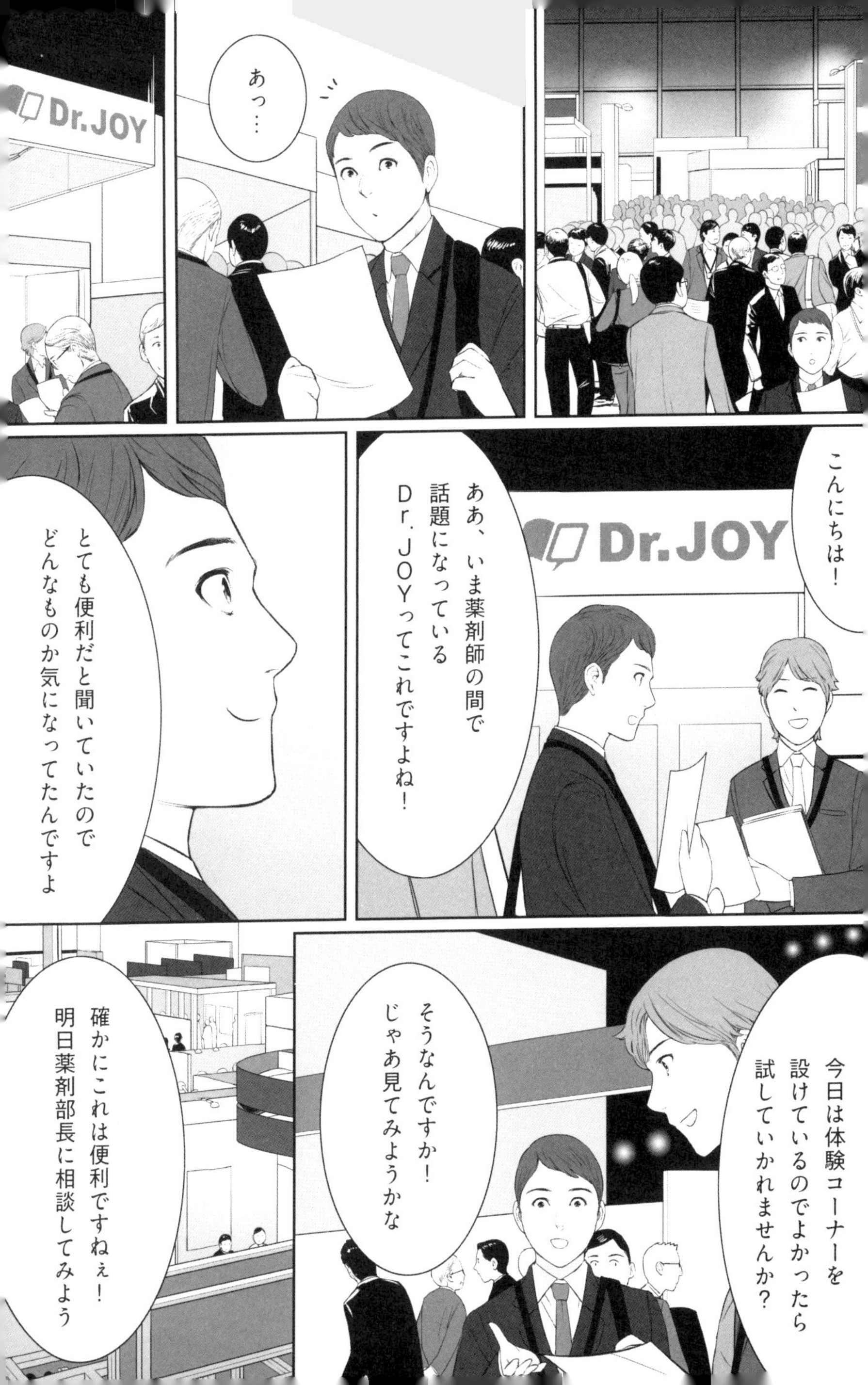
Dr.JOY
あっ…
こんにちは！
Dr.JOY
ああ、いま薬剤師の間で話題になっているDr.JOYってこれですよね！
とても便利だと聞いていたのでどんなものか気になってたんですよ
今日は体験コーナーを設けているのでよかったら試していかれませんか？
そうなんですか！じゃあ見てみようかな
確かにこれは便利ですねぇ！明日薬剤部長に相談してみよう

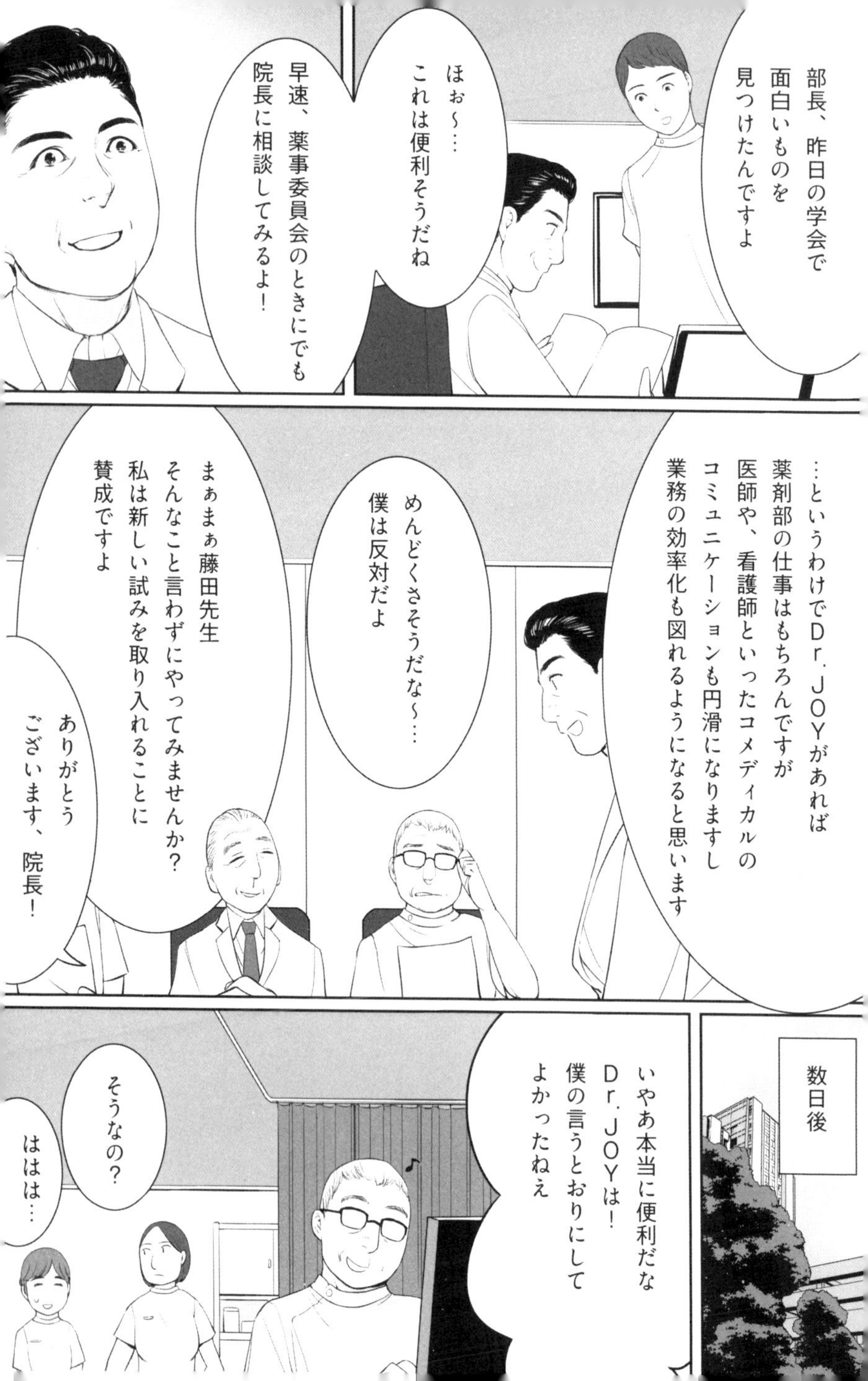
部長、昨日の学会で面白いものを見つけたんですよ
ほぉ～…これは便利そうだね
早速、薬事委員会のときにでも院長に相談してみるよ！
…というわけでDr.JOYがあれば薬剤部の仕事はもちろんですが医師や、看護師といったコメディカルのコミュニケーションも円滑になりますし業務の効率化も図れるようになると思います
めんどくさそうだな～…僕は反対だよ
まぁまぁ藤田先生そんなこと言わずにやってみませんか？私は新しい試みを取り入れることに賛成ですよ
ありがとうございます、院長！
数日後
いやあ本当に便利だなDr.JOYは！僕の言うとおりにしてよかったねえ
そうなの？
ははは…

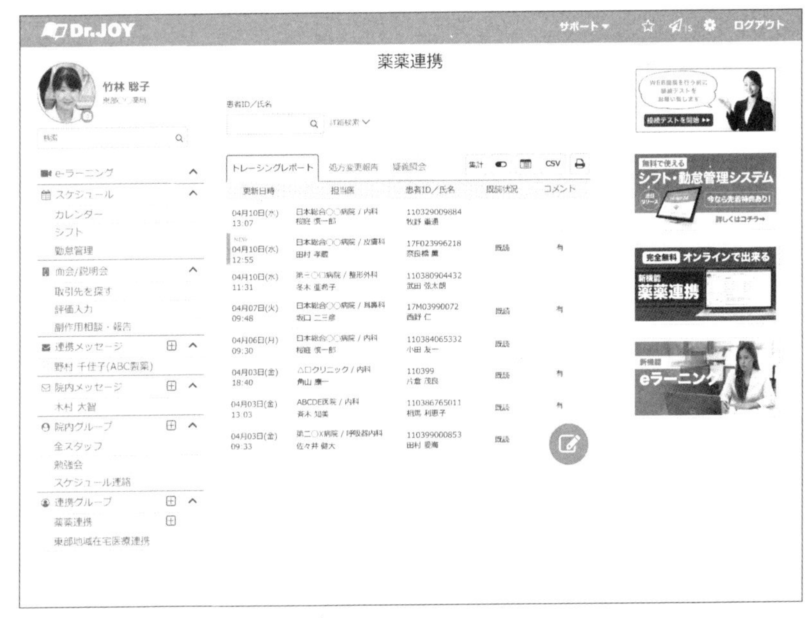

図4. Dr.JOY 薬薬連携機能トップ画面

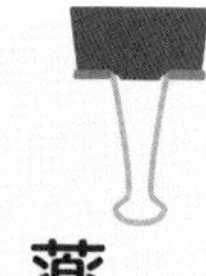

薬薬連携の新しいコミュニケーションスタイル

薬薬連携のベースは円滑なコミュニケーション

薬薬連携が目指すものは、調剤薬局と病院薬剤部での情報共有による、患者さんへのよりよい医療の提供です。その情報共有をスムーズに行うことが、薬薬連携のキーポイントだと考えられます。円滑なコミュニケーションこそ、薬薬連携を広げていく基礎となるでしょう。

しかしながら実際に連携を行う上では、調剤薬局と病院薬剤部、あるいは処方医との間にはコミュニケーションの壁が少なからずあるようです。病院薬剤部や医師からすると忙しい業務の中、電話の取り次ぎや膨大なＦＡＸへの対応は時間的な負担が大きく、調剤薬局にすれば必要な問い合わせや提案ではあるものの、顔の見えない相手に対する聞きづらさというものを感じているのではないでしょうか。

これを解決するには、煩わしい手順や不要な情報を取り除き、本当に必要な情報を簡潔に伝えていく仕組みを作っていくことが求められます。

Dr. JOYの薬薬連携機能

Ｄｒ．ＪＯＹは医療従事者のコミュニケーションツールとして、現役の医師でもある僕が企画し、開発したものです。薬薬連携については、病院薬剤部と調剤薬局間の情報共有に役立つ様々な仕組みを実現します。

トレーシングレポートや処方変更報告といった薬薬連携の基本となる機能は、電話やＦＡＸに代わりＰＣなどから行えるようになります。これにより、やり取りの手間や時間のロスも極力減らし、オンラインで状況を確認しながら業務を行えます。過去のやり取りも履歴として参照することができるので、チーム全体のノウハウとして共有することができます。すなわち個人の経験や慣例に頼っていた業務から脱し、調剤薬局や病院薬剤部全体のスキルを向上させることにもつながります。また病院側では問い合わせ内容を集計・分類し、可視化・数値化することもできますので、問題のある箇所を的確に把握し、改善策を講じることも可能です。

薬薬連携で必要となるスムーズな情報共有を実現するため、Ｄｒ．ＪＯＹは病院と調剤薬局の新しいコミュニケーションスタイルを提供します。

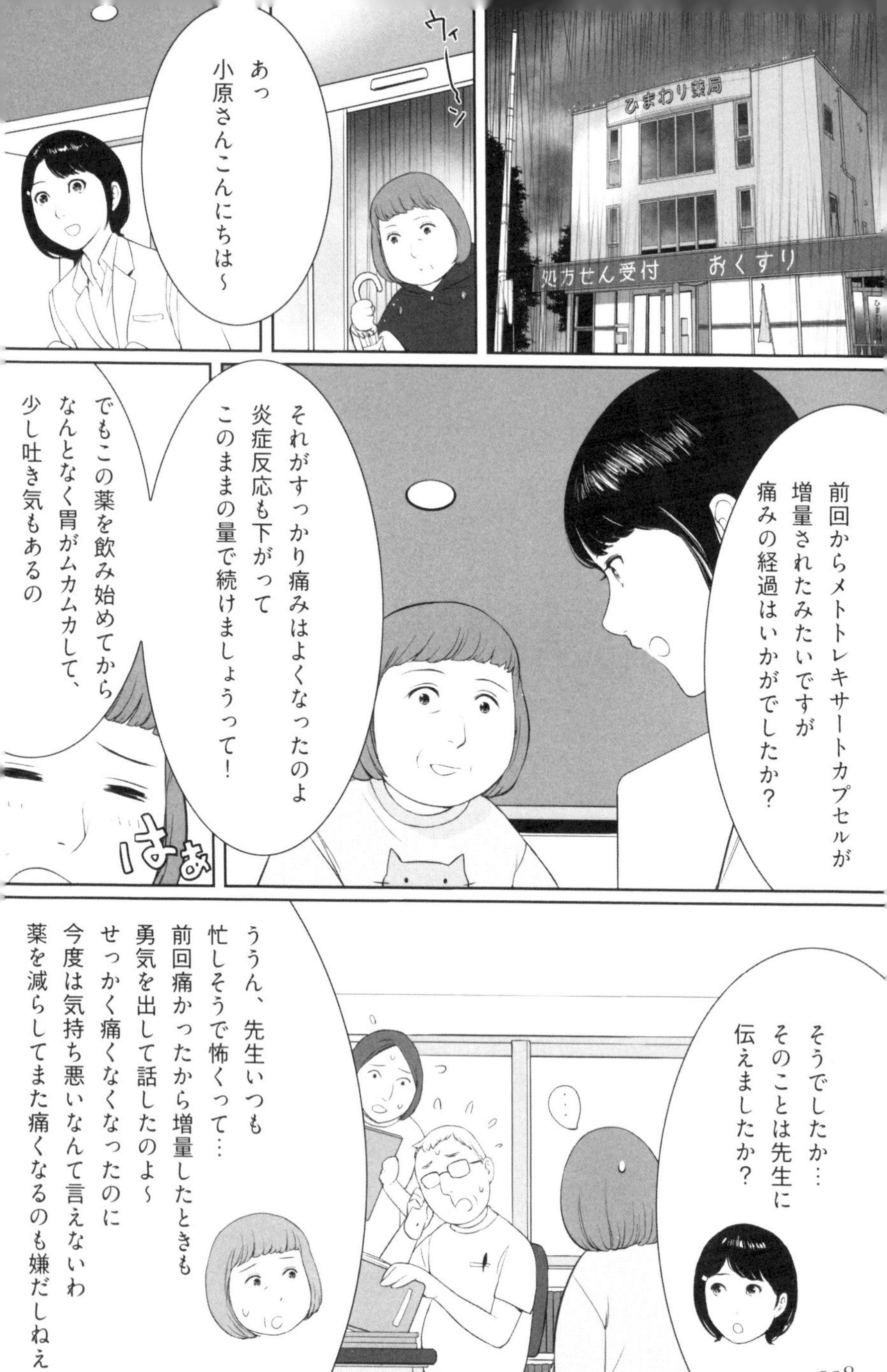
ひまわり薬局
処方せん受付　おくすり
ウィ～ン
あっ
小原さんこんにちは～
前回からメトトレキサートカプセルが
増量されたみたいですが
痛みの経過はいかがでしたか？
それがすっかり痛みはよくなったのよ
炎症反応も下がって
このままの量で続けましょうって！
でもこの薬を飲み始めてから
なんとなく胃がムカムカして、
少し吐き気もあるの
はぁ
そうでしたか…
そのことは先生に
伝えましたか？
ううん、先生いつも
忙しそうで怖くって…
前回痛かったから増量したときも
勇気を出して話したのよ～
せっかく痛くなくなったのに
今度は気持ち悪いなんて言えないわ
薬を減らしてまた痛くなるのも嫌だしねぇ

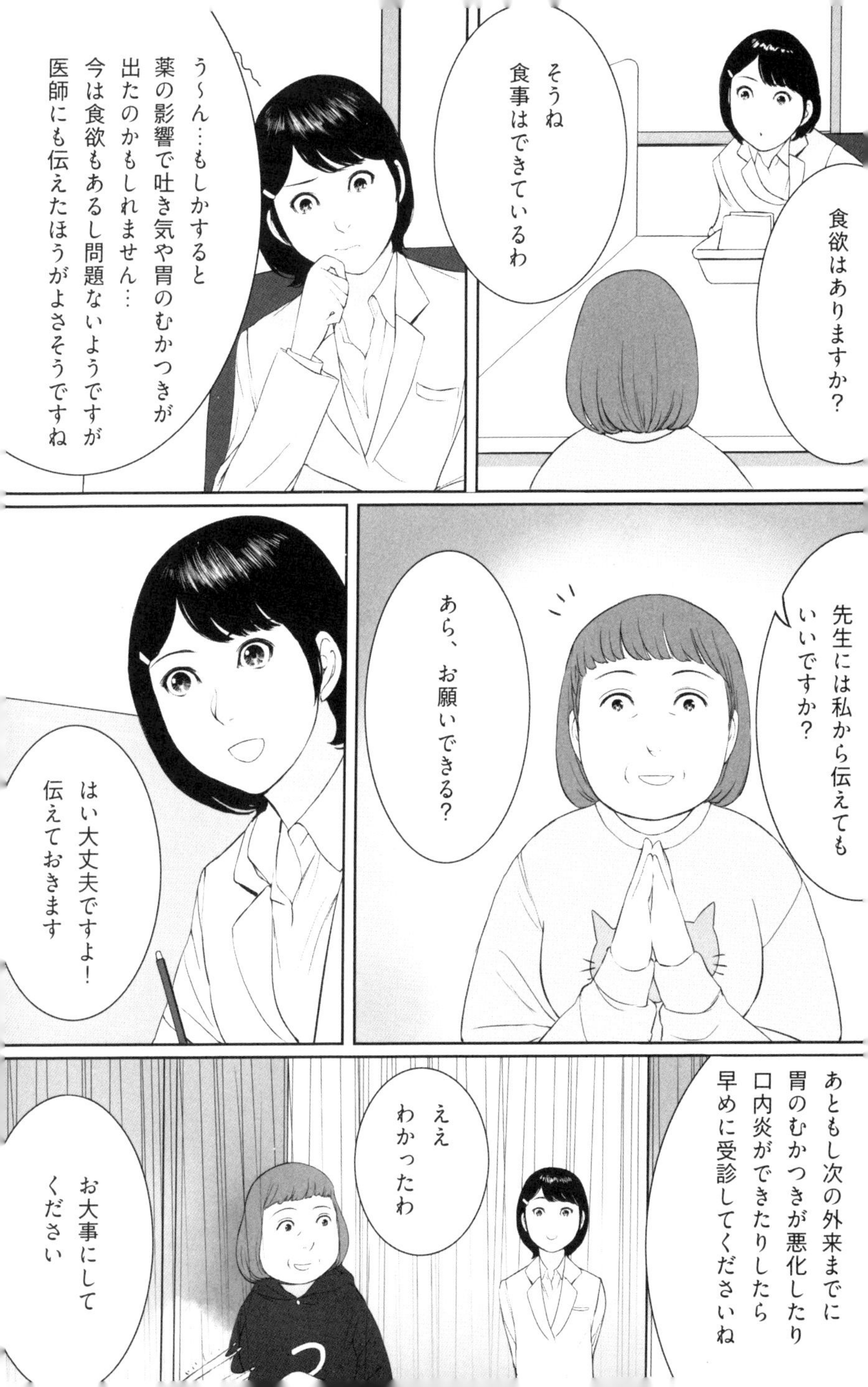
食欲はありますか？
そうね　食事はできているわ
う～ん…もしかすると　薬の影響で吐き気や胃のむかつきが　出たのかもしれません…　今は食欲もあるし問題ないようですが　医師にも伝えたほうがよさそうですね
先生には私から伝えても　いいですか？
あら、お願いできる？
はい大丈夫ですよ！　伝えておきます
あともし次の外来までに　胃のむかつきが悪化したり　口内炎ができたりしたら　早めに受診してくださいね
ええ　わかったわ
お大事にして　ください

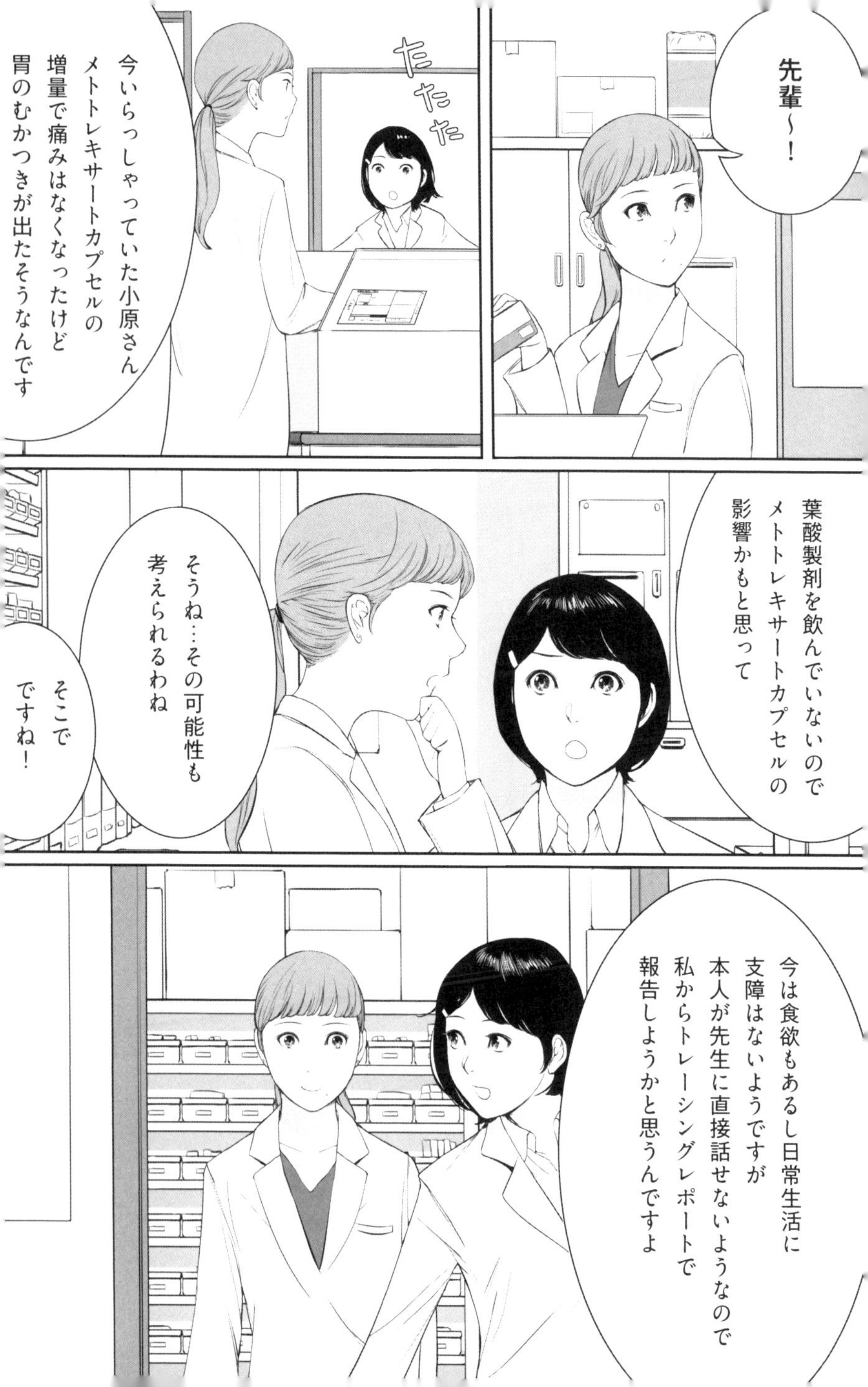
先輩〜！
たたた
今いらっしゃっていた小原さん メトトレキサートカプセルの 増量で痛みはなくなったけど 胃のむかつきが出たそうなんです
葉酸製剤を飲んでいないので メトトレキサートカプセルの 影響かもと思って
そうね…その可能性も 考えられるわね
そこで ですね！
今は食欲もあるし日常生活に 支障はないようですが 本人が先生に直接話せないようなので 私からトレーシングレポートで 報告しようかと思うんですよ

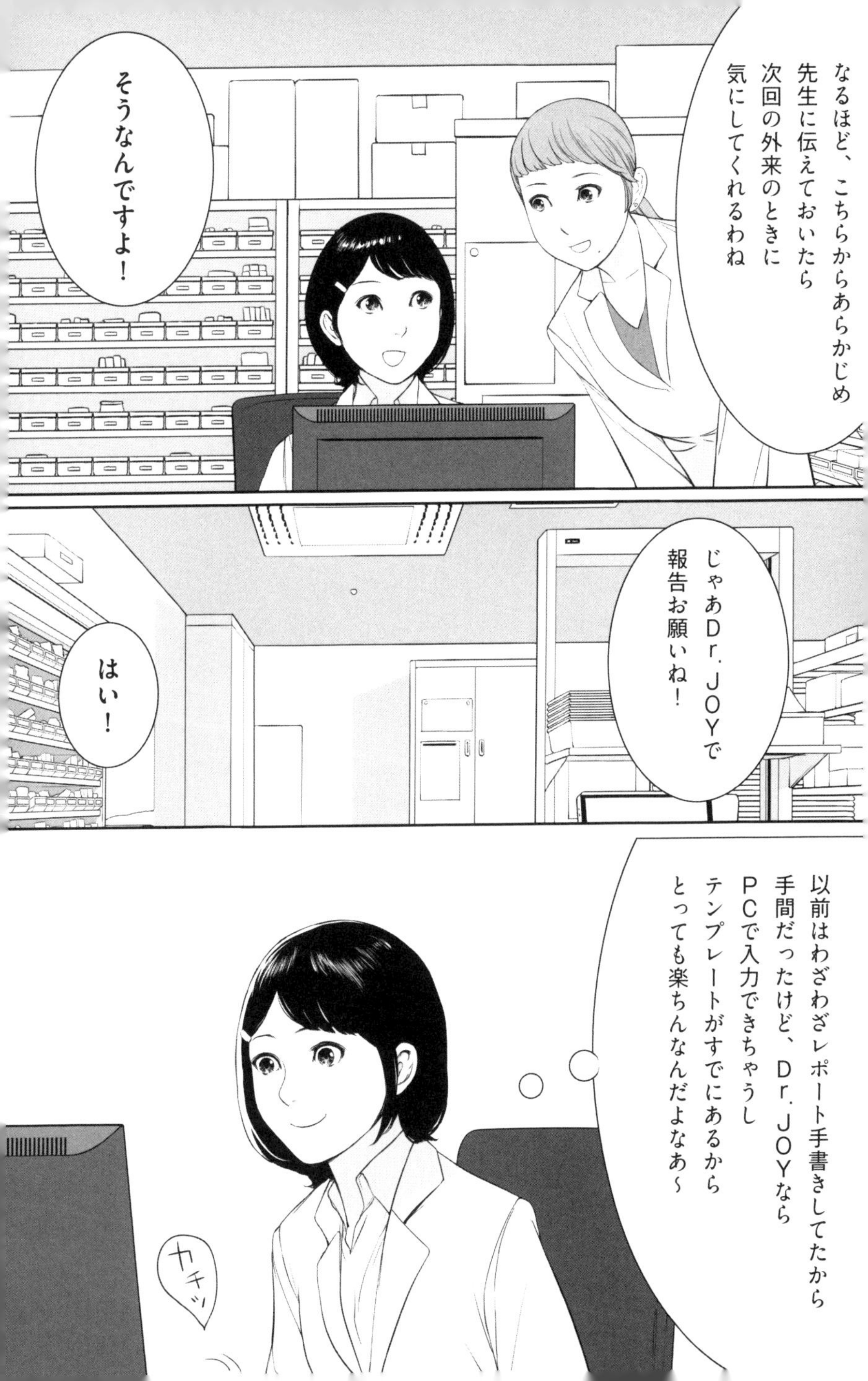
なるほど、こちらからあらかじめ
先生に伝えておいたら
次回の外来のときに
気にしてくれるわね
そうなんですよ！
じゃあDr.JOYで
報告お願いね！
はい！
以前はわざわざレポート手書きしてたから
手間だったけど、Dr.JOYなら
PCで入力できちゃうし
テンプレートがすでにあるから
とっても楽ちんなんだよなあ～
カチッ

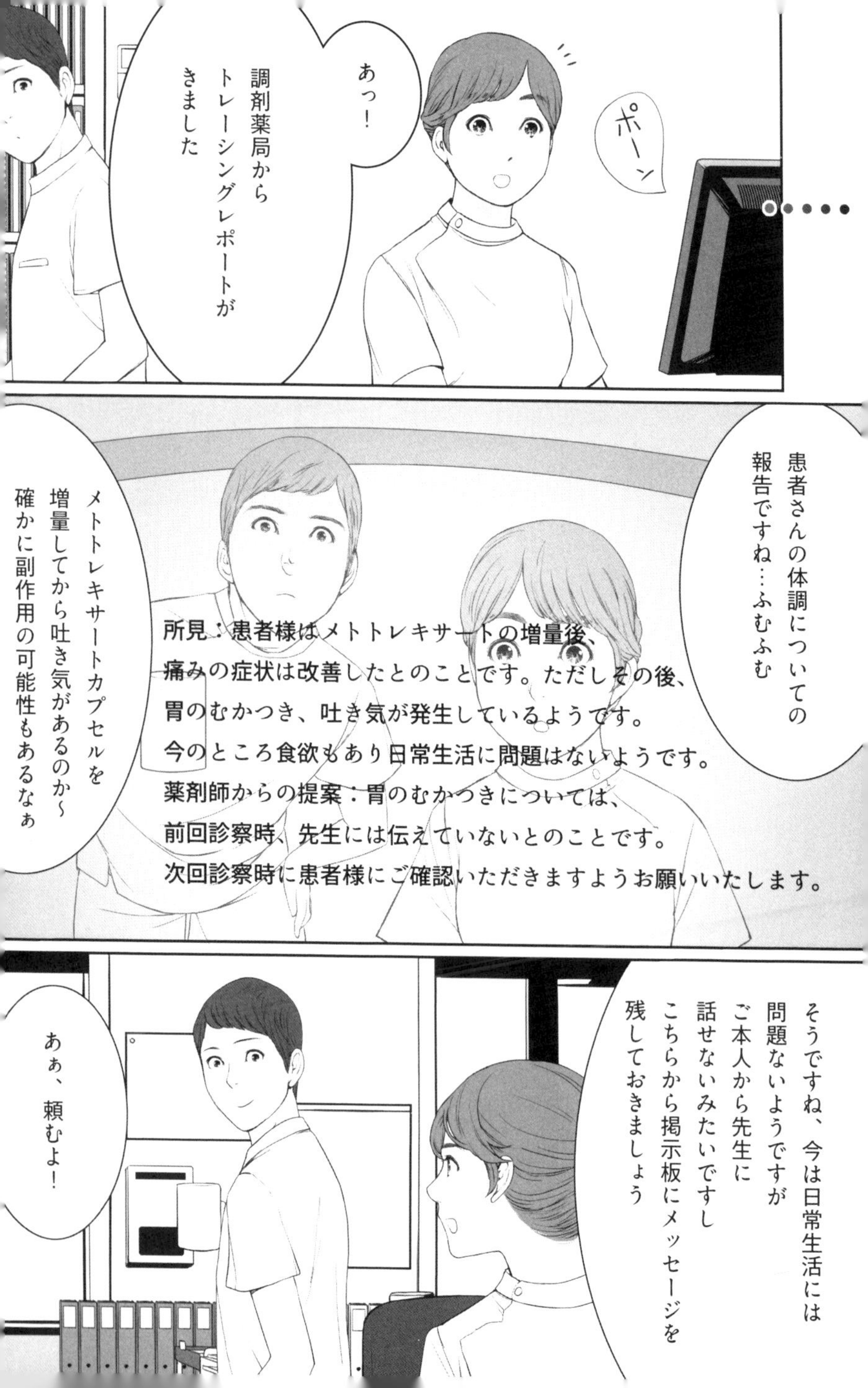
ポーン
あっ！
調剤薬局からトレーシングレポートがきました
患者さんの体調についての報告ですね…ふむふむ
所見：患者様はメトトレキサートの増量後、
痛みの症状は改善したとのことです。ただしその後、
胃のむかつき、吐き気が発生しているようです。
今のところ食欲もあり日常生活に問題はないようです。
薬剤師からの提案：胃のむかつきについては、
前回診察時、先生には伝えていないとのことです。
次回診察時に患者様にご確認いただきますようお願いいたします。
メトトレキサートカプセルを増量してから吐き気があるのか～確かに副作用の可能性もあるなぁ
そうですね、今は日常生活には問題ないようですがご本人から先生に話せないみたいですしこちらから掲示板にメッセージを残しておきましょう
あぁ、頼むよ！

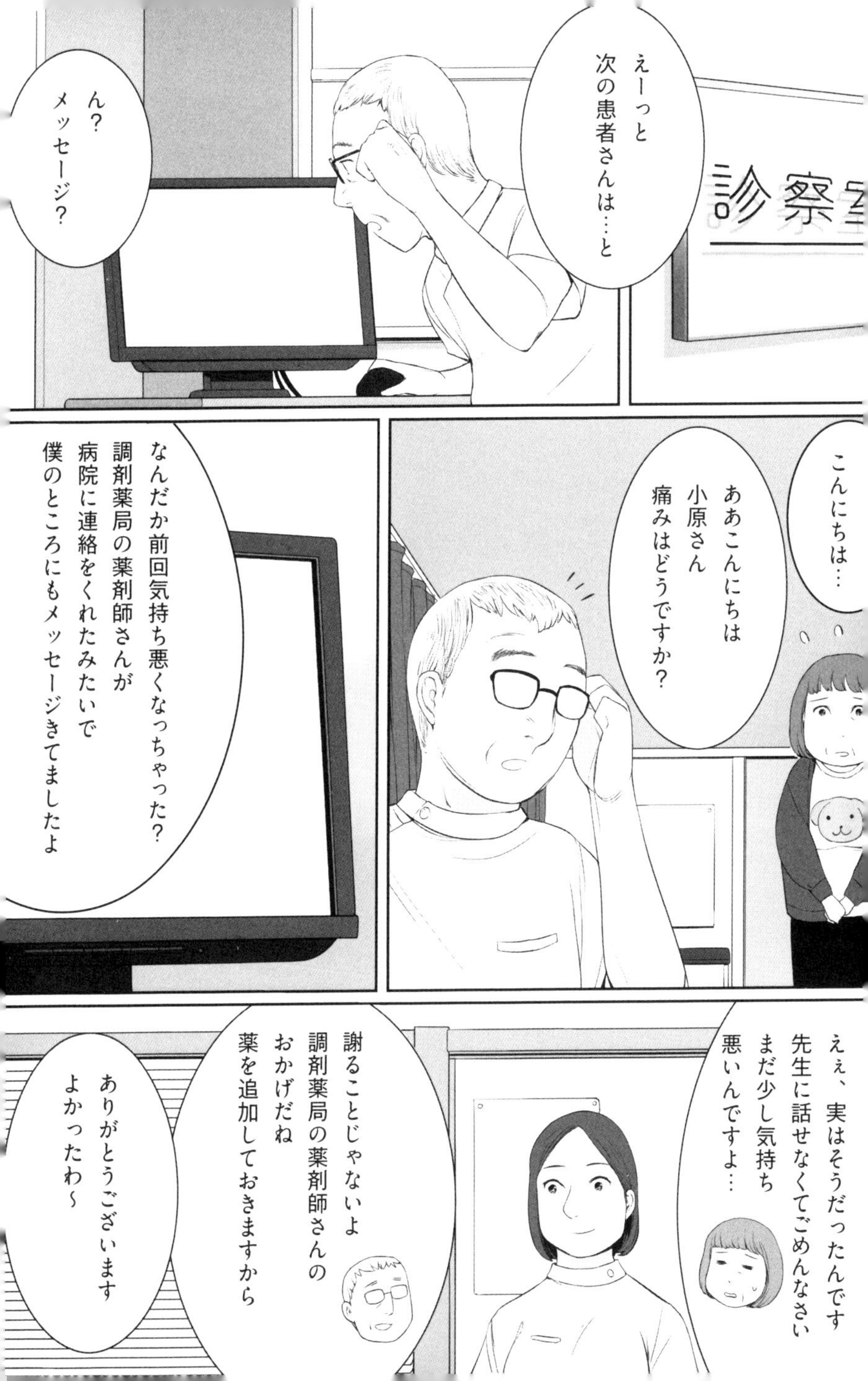
えーっと
次の患者さんは…と
診察室
ん？
メッセージ？
こんにちは…
ああこんにちは
小原さん
痛みはどうですか？
なんだか前回気持ち悪くなっちゃった？
調剤薬局の薬剤師さんが
病院に連絡をくれたみたいで
僕のところにもメッセージきてましたよ
えぇ、実はそうだったんです
先生に話せなくてごめんなさい
まだ少し気持ち
悪いんですよ…
謝ることじゃないよ
調剤薬局の薬剤師さんの
おかげだね
薬を追加しておきますから
ありがとうございます
よかったわ〜

トレーシングレポート機能

トレーシングレポートとは、緊急性は無いものの、医師に伝えておくべきと思われる患者さんの情報を調剤薬局から報告するものです。

従来はＦＡＸなどで送っていましたが、オンライン化することで手書きや印刷などの面倒がなく、報告しやすくなります。病院は送られてきたレポートの内容を読むだけでなく、必要に応じてコメントをオンラインで返すこともできるので、情報共有の密度を高めることが可能です。

レポートは有益な患者情報ですので、より多く集まることが医療の質を高めていく手助けになるはずです。

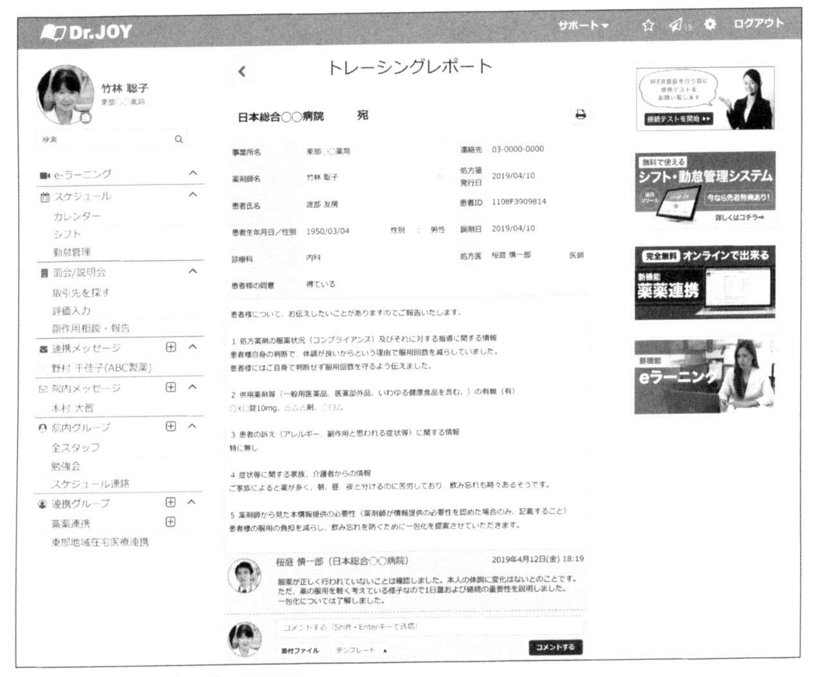

図5. トレーシングレポート画面

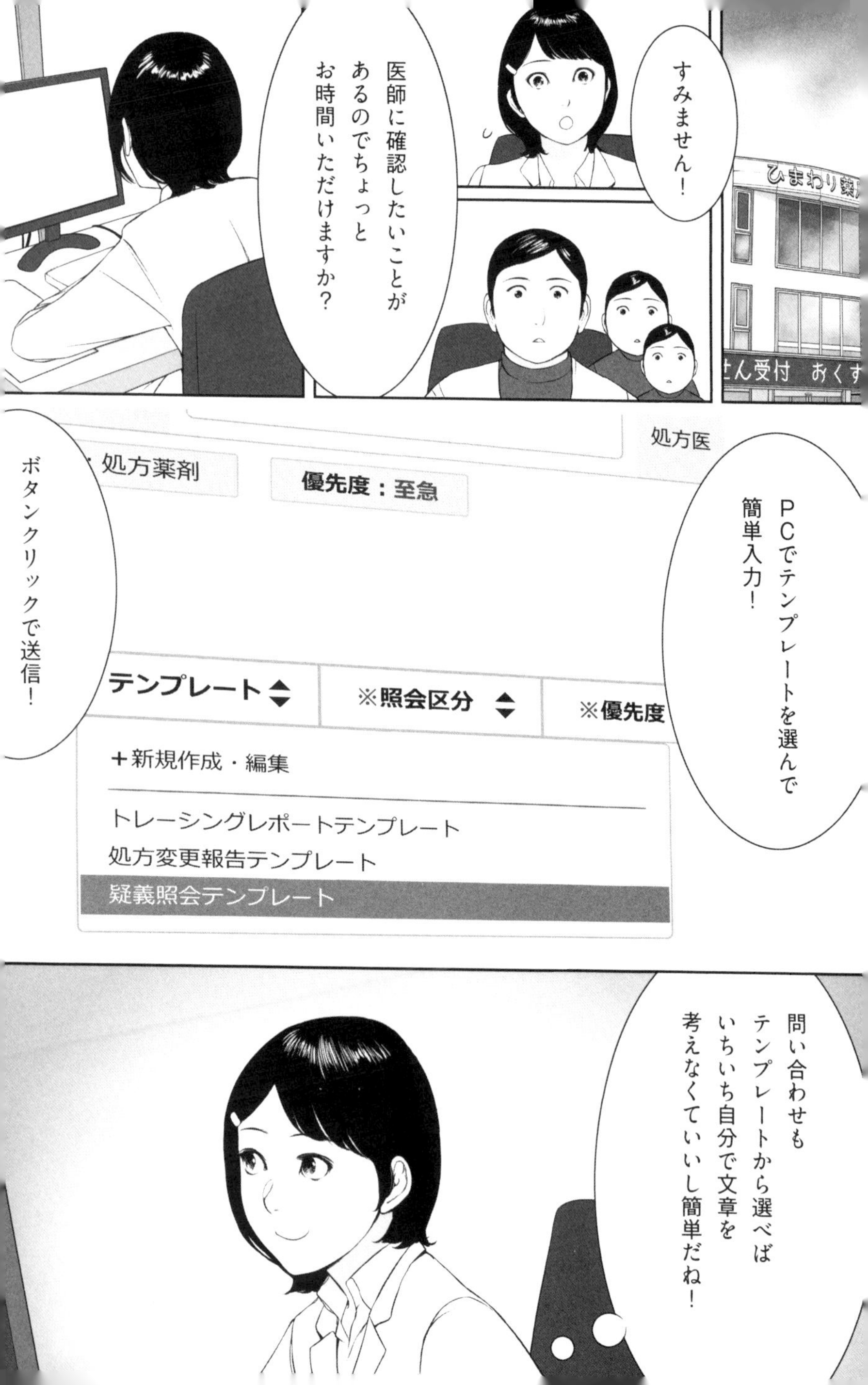
ひまわり薬局
せん受付　おくすり
すみません！
医師に確認したいことがあるのでちょっとお時間いただけますか？
PCでテンプレートを選んで簡単入力！
処方医
処方薬剤
優先度：至急
テンプレート
※照会区分
※優先度
＋新規作成・編集
トレーシングレポートテンプレート
処方変更報告テンプレート
疑義照会テンプレート
ボタンクリックで送信！
問い合わせもテンプレートから選べばいちいち自分で文章を考えなくていいし簡単だね！

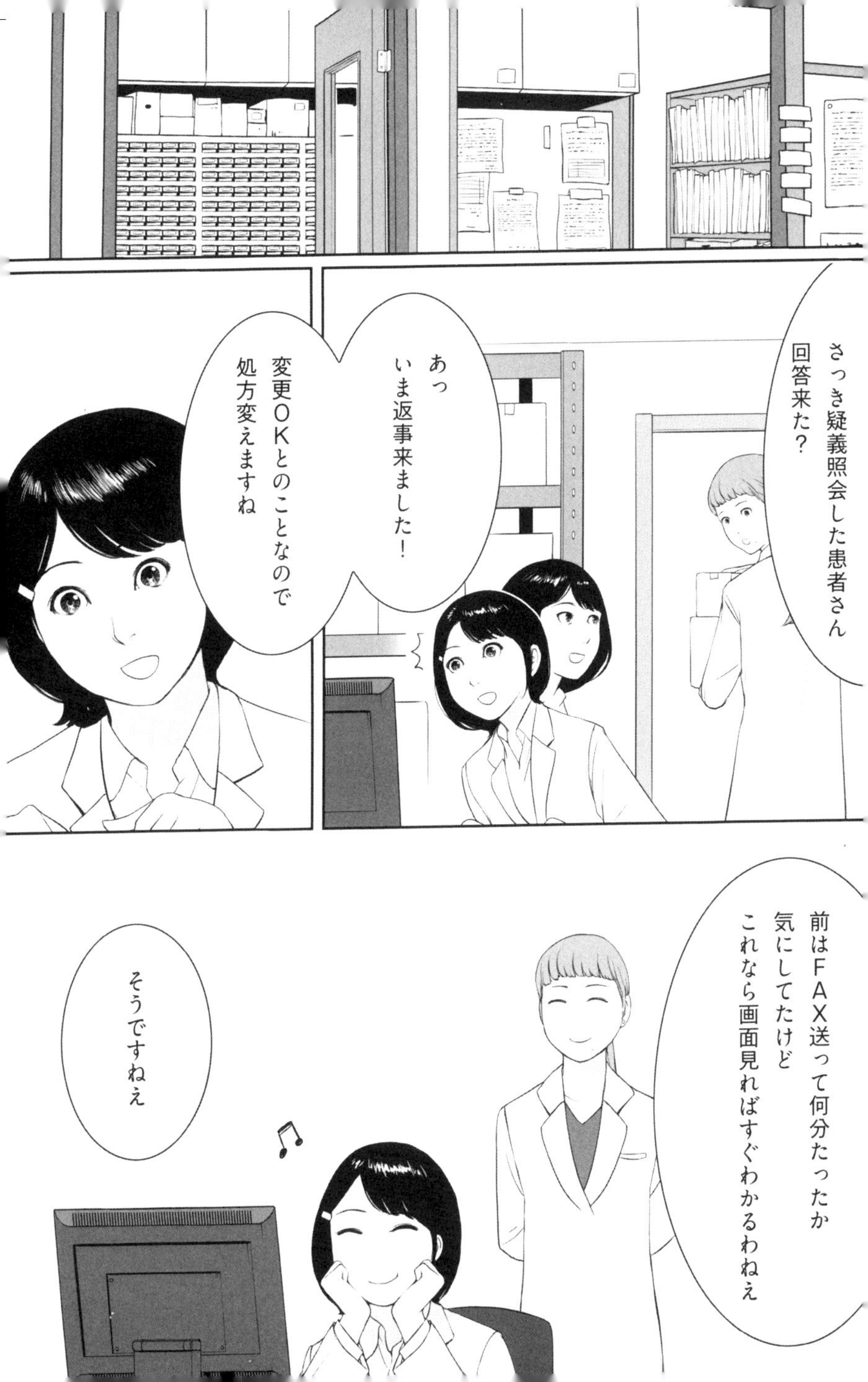
さっき疑義照会した患者さん回答来た？
あっ　いま返事来ました！
変更ＯＫとのことなので処方変えますね
前はＦＡＸ送って何分たったか気にしてたけどこれなら画面見ればすぐわかるわねえ
そうですねえ

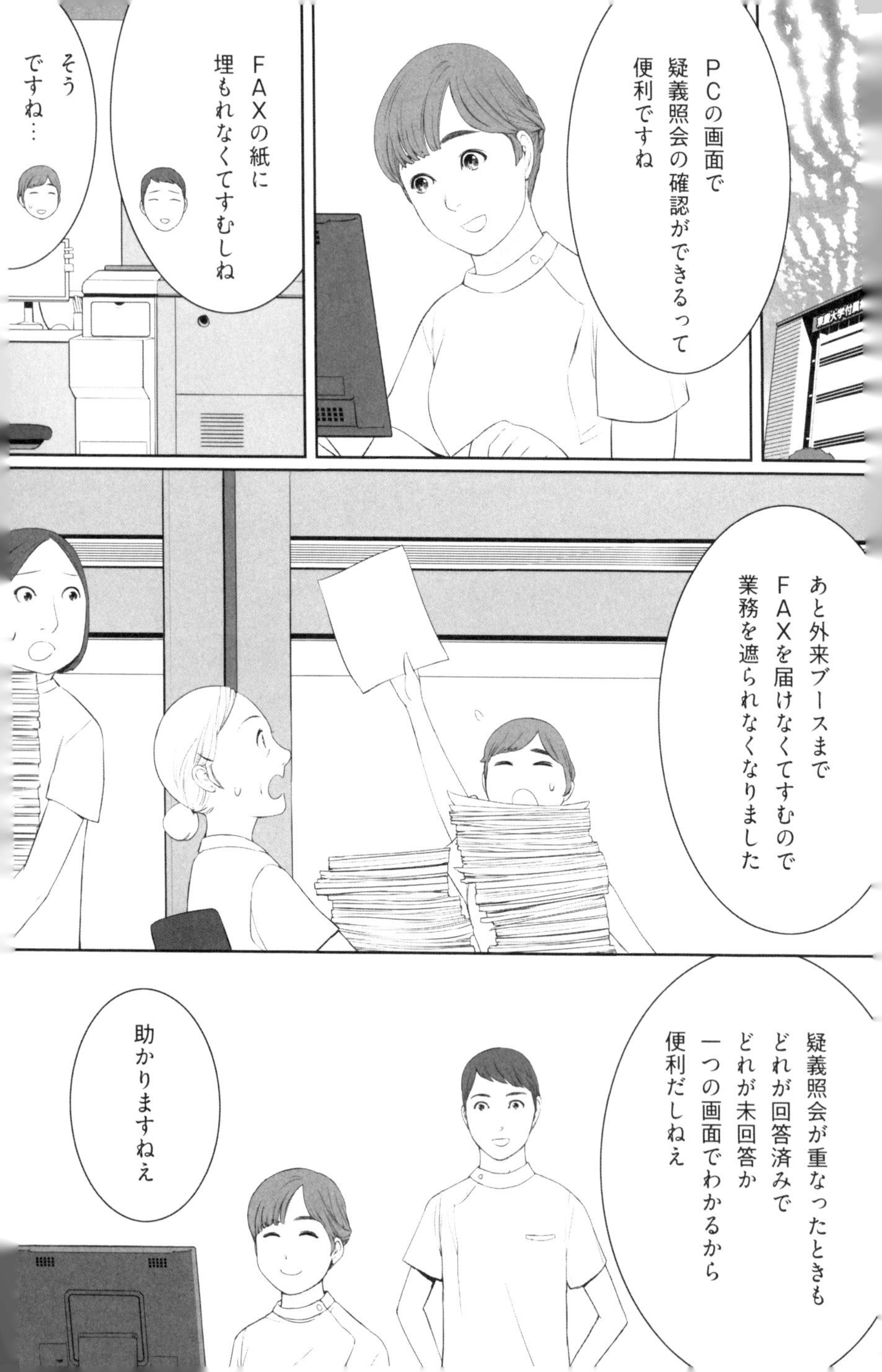
PCの画面で疑義照会の確認ができるって便利ですね
FAXの紙に埋もれなくてすむしね
そうですね…
あと外来ブースまでFAXを届けなくてすむので業務を遮られなくなりました
疑義照会が重なったときもどれが回答済みでどれが未回答か一つの画面でわかるから便利だしねえ
助かりますねえ

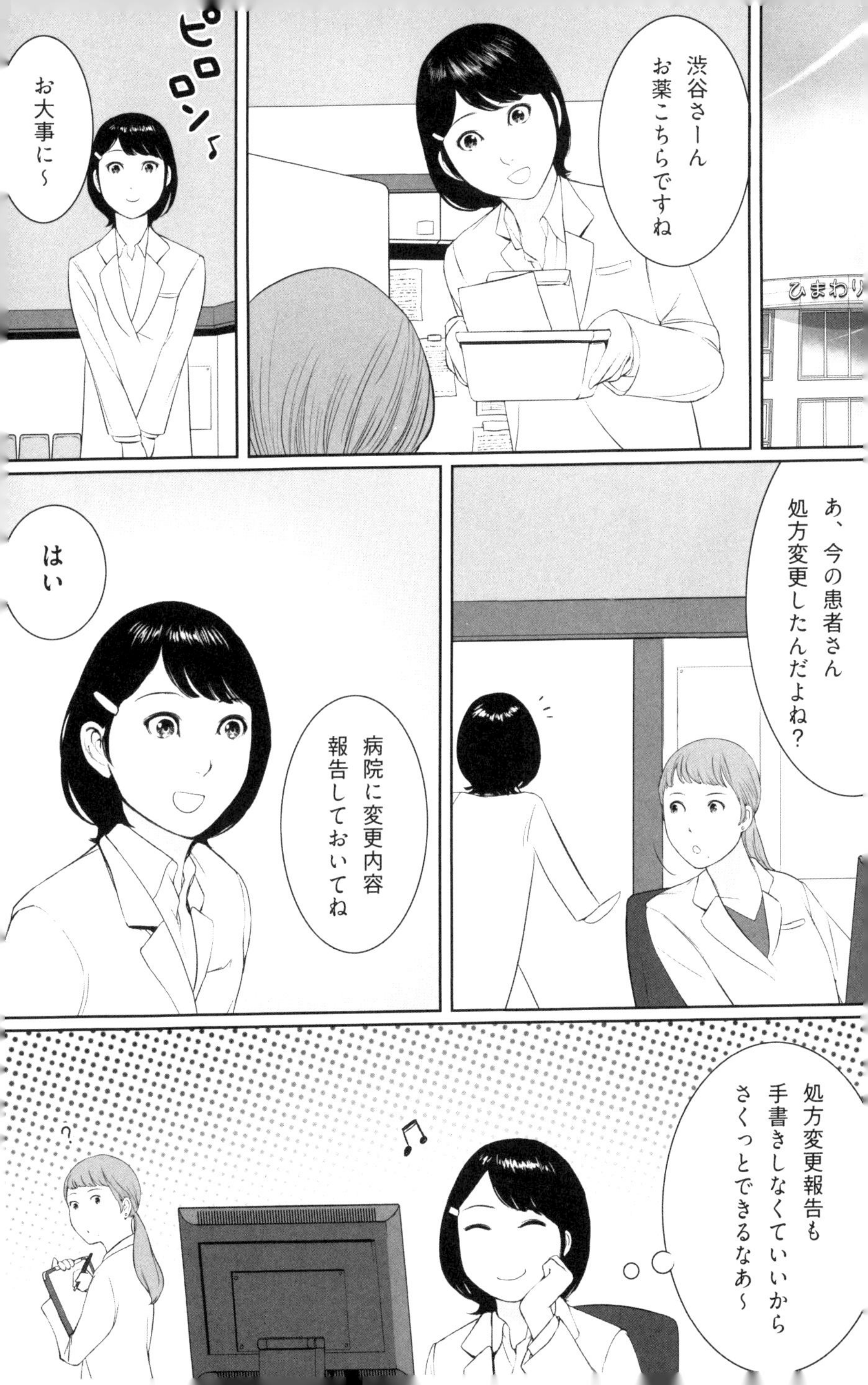
ひまわり
渋谷さーん
お薬こちらですね
ピロロン♪
お大事に～
あ、今の患者さん
処方変更したんだよね？
はい
病院に変更内容
報告しておいてね
処方変更報告も
手書きしなくていいから
さくっとできるなあ～
？

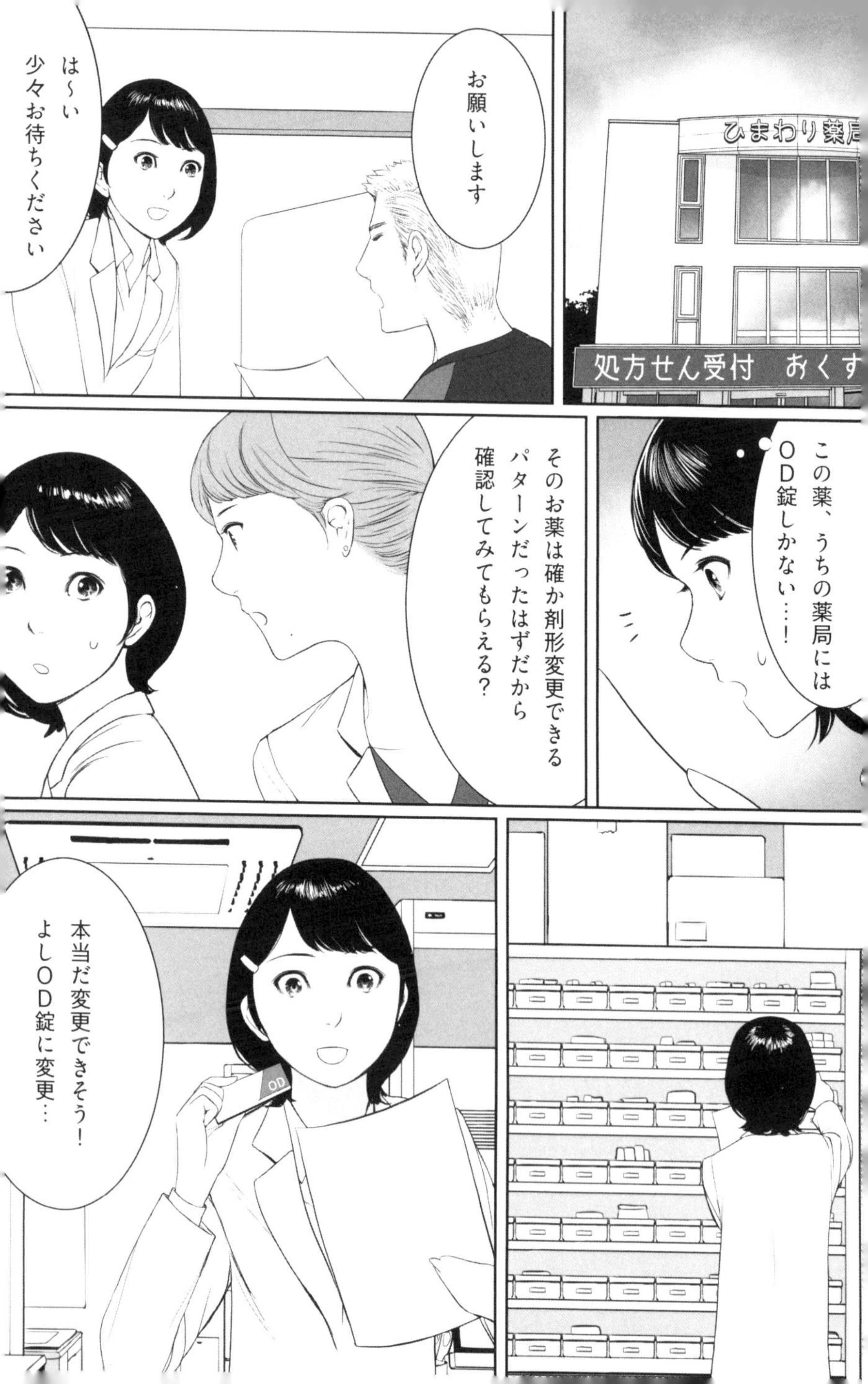
ひまわり薬局
処方せん受付　おくすり
お願いします
は〜い
少々お待ちください
この薬、うちの薬局にはOD錠しかない…！
そのお薬は確か剤形変更できるパターンだったはずだから確認してみてもらえる？
本当だ変更できそう！
よしOD錠に変更…
OD

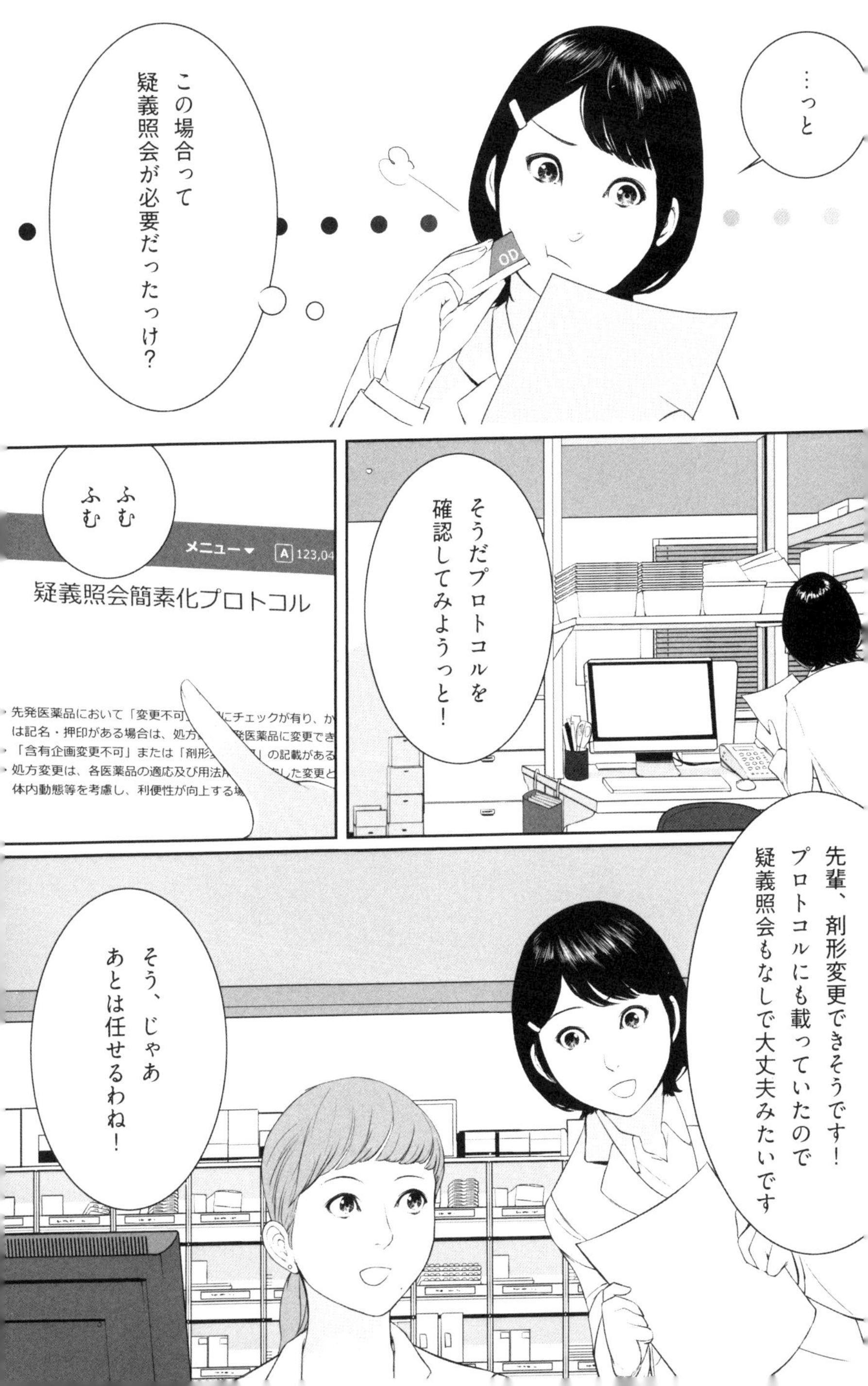
…っと
この場合って疑義照会が必要だったっけ?
そうだプロトコルを確認してみようっと!
ふむふむ
メニュー▼
A 123,04
疑義照会簡素化プロトコル
・先発医薬品において「変更不可」
にチェックが有り、か
は記名・押印がある場合は、処方
発医薬品に変更でき
・「含有企画変更不可」または「剤形
」の記載がある
・処方変更は、各医薬品の適応及び用法
した変更と
体内動態等を考慮し、利便性が向上する場
先輩、剤形変更できそうです！プロトコルにも載っていたので疑義照会もなしで大丈夫みたいです
そう、じゃああとは任せるわね！

疑義照会

これまで電話やＦＡＸで行われていた疑義照会をオンライン化します。

調剤薬局側からは問い合わせの状況（既読・回答あり）が画面上で確認でき、照会をしてから経過した時間などもわかります。

病院側も、どの照会が未読で回答が必要なのかわかりやすくなりますので、数が多くてもスムーズに対応することが可能になります

また、問い合わせ／回答のテンプレートを使えば、入力の手間を極力減らすことができ、作業時間を短縮して負担を軽減できます。

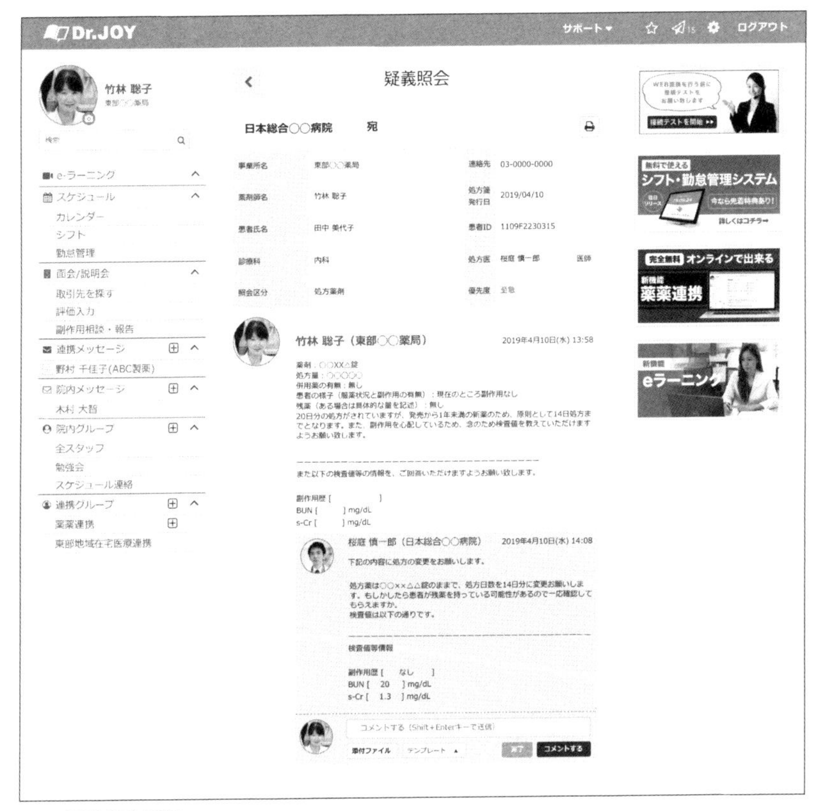
Dr.JOY
サポート
ログアウト
竹林 聡子
検索
e-ラーニング
スケジュール
カレンダー
シフト
勤怠管理
面会/説明会
取引先を探す
評価入力
副作用相談・報告
連携メッセージ
野村 千佳子(ABC製薬)
院内メッセージ
木村 大智
院内グループ
全スタッフ
勉強会
スケジュール連絡
連携グループ
薬薬連携
東部地域在宅医療連携
疑義照会
日本総合○○病院　宛
事業所名　東部○○薬局
連絡先　03-0000-0000
薬剤師名　竹林 聡子
処方箋発行日　2019/04/10
患者氏名　田中 美代子
患者ID　1109F2230315
診療科　内科
処方医　桜庭 慎一郎　医師
照会区分　処方薬剤
優先度　至急
竹林 聡子（東部○○薬局）　2019年4月10日(水) 13:58
薬剤：○○XX△錠
処方量：○○○○○
併用薬の有無：無し
患者の様子（服薬状況と副作用の有無）：現在のところ副作用なし
残薬（ある場合は具体的な量を記述）：無し
20日分の処方がされていますが、発売から1年未満の新薬のため、原則として14日処方までとなります。また、副作用を心配しているため、念のため検査値を教えていただけますようお願い致します。
また以下の検査値等の情報を、ご回答いただけますようお願い致します。
副作用歴 [ ]
BUN [ ] mg/dL
s-Cr [ ] mg/dL
桜庭 慎一郎（日本総合○○病院）　2019年4月10日(水) 14:08
下記の内容に処方の変更をお願いします。
処方薬は○○××△△錠のままで、処方日数を14日分に変更お願いします。もしかしたら患者が残薬を持っている可能性があるので一応確認してもらえますか。
検査値は以下の通りです。
検査値等情報
副作用歴 [なし]
BUN [20] mg/dL
s-Cr [1.3] mg/dL
コメントする（Shift+Enterキーで送信）
添付ファイル
テンプレート
コメントする
接続テストを開始
無料で使える
シフト・勤怠管理システム
今なら先着特典あり!
詳しくはコチラ
完全無料 オンラインで出来る
新機能
薬薬連携
新機能
eラーニング

図6. 疑義照会画面

処方変更報告

疑義照会を行った結果や、疑義照会簡素化プロトコルを活用して処方内容を変更した場合は、病院への報告が必要となります。

変更内容をPCから報告できるので、書類をFAX送信する手間と時間を省き、調剤薬局の業務を効率化できます。

また、報告では変更前と変更後の処方内容を併記できるので、病院側では何の薬をどのように変えたのか、ひと目でわかります。

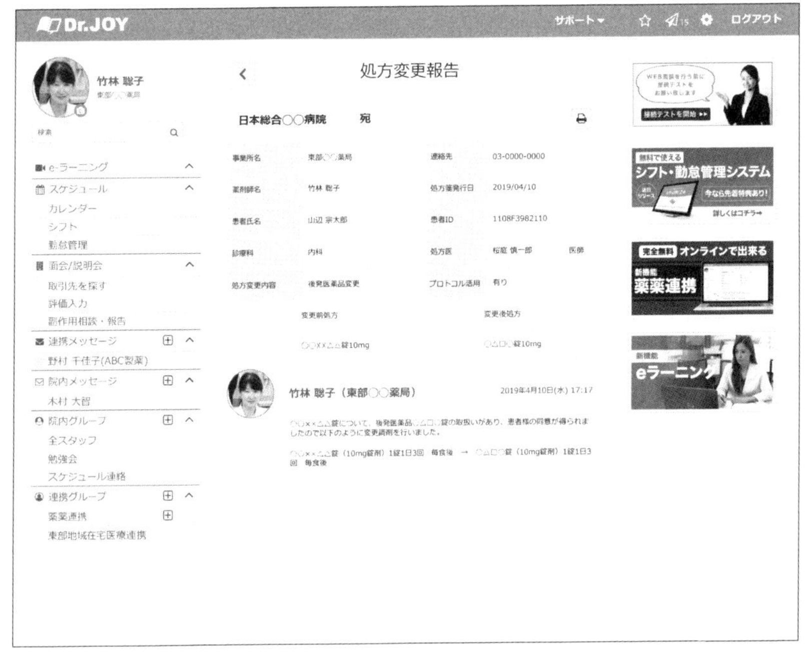
Dr.JOY
サポート
ログアウト
竹林 聡子
検索
e-ラーニング
スケジュール
カレンダー
シフト
勤怠管理
面会/説明会
取引先を探す
評価入力
副作用相談・報告
連携メッセージ
野村 千佳子(ABC製薬)
院内メッセージ
木村 大智
院内グループ
全スタッフ
勉強会
スケジュール連絡
連携グループ
薬薬連携
東部地域在宅医療連携
処方変更報告
日本総合○○病院　宛
事業所名　東部○○薬局
連絡先　03-0000-0000
薬剤師名　竹林 聡子
処方箋発行日　2019/04/10
患者氏名　山辺 宗太郎
患者ID　1108F3982110
診療科　内科
処方医　桜庭 慎一郎　医師
処方変更内容　後発医薬品変更
プロトコル活用　有り
変更前処方
変更後処方
竹林 聡子（東部○○薬局）
2019年4月10日(水) 17:17
接続テストを開始
無料で使える
シフト・勤怠管理システム
今なら先着特典あり!
詳しくはコチラ
完全無料 オンラインで出来る
新機能
薬薬連携
新機能
eラーニング

図7. 処方変更報告画面

疑義照会簡素化プロトコル

定形的な疑義照会に対しては疑義照会簡素化プロトコルが有効です。病院はプロトコルを設定しておくことで、毎回同じような問い合わせを繰り返す形式的な疑義照会を防ぎ、調剤薬局はプロトコルを確認するだけで疑義照会の要不要を判断できるので、業務の効率化ができます。

プロトコルは設定しても周知されなければ意味がありませんが、Ｄｒ．ＪＯＹを使えばオンラインで簡単に確認できるようになります。

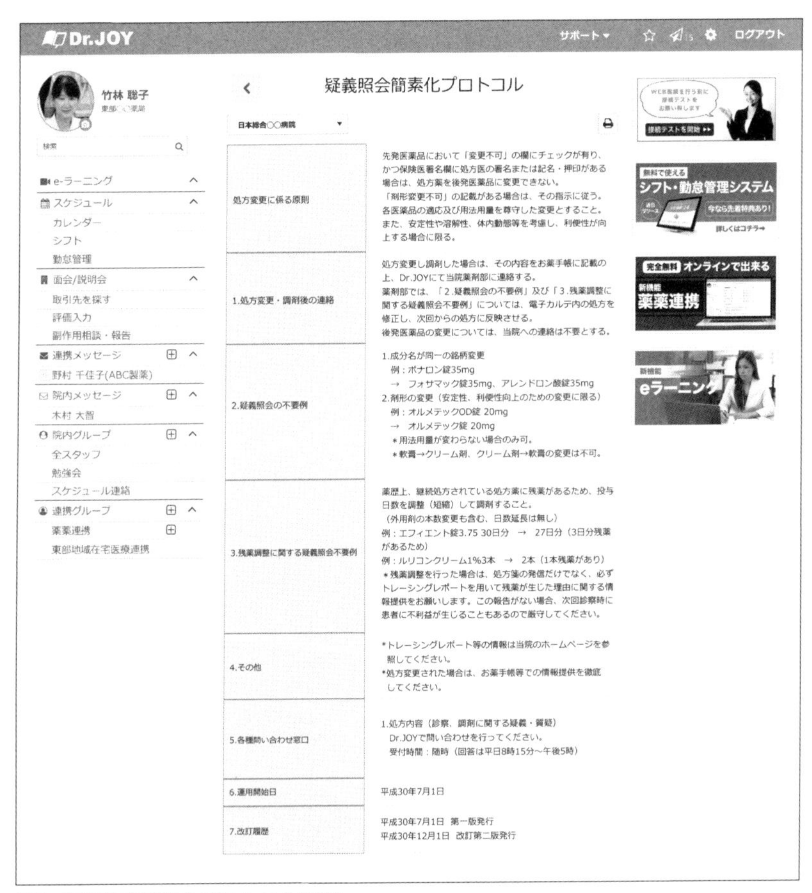

処方変更に係る原則	先発医薬品において「変更不可」の欄にチェックが有り、かつ保険医署名欄に処方医の署名または記名・押印がある場合は、処方薬を後発医薬品に変更できない。 「剤形変更不可」の記載がある場合は、その指示に従う。 各医薬品の適応及び用法用量を尊守した変更とすること。 また、安定性や溶解性、体内動態等を考慮し、利便性が向上する場合に限る。
1.処方変更・調剤後の連絡	処方変更し調剤した場合は、その内容をお薬手帳に記載の上、Dr.JOYにて当院薬剤部に連絡する。 薬剤部では、「2.疑義照会の不要例」及び「3.残薬調整に関する疑義照会不要例」については、電子カルテ内の処方を修正し、次回からの処方に反映させる。 後発医薬品の変更については、当院への連絡は不要とする。
2.疑義照会の不要例	1.成分名が同一の銘柄変更 例：ボナロン錠35mg →　フォサマック錠35mg、アレンドロン酸錠35mg 2.剤形の変更（安定性、利便性向上のための変更に限る） 例：オルメテックOD錠 20mg →　オルメテック錠 20mg ＊用法用量が変わらない場合のみ可。 ＊軟膏→クリーム剤、クリーム剤→軟膏の変更は不可。
3.残薬調整に関する疑義照会不要例	薬歴上、継続処方されている処方薬に残薬があるため、投与日数を調整（短縮）して調剤すること。 （外用剤の本数変更も含む、日数延長は無し） 例：エフィエント錠3.75 30日分　→　27日分（3日分残薬があるため） 例：ルリコンクリーム1%3本　→　2本（1本残薬があり） ＊残薬調整を行った場合は、処方箋の発信だけでなく、必ずトレーシングレポートを用いて残薬が生じた理由に関する情報提供をお願いします。この報告がない場合、次回診察時に患者に不利益が生じることもあるので厳守してください。
4.その他	*トレーシングレポート等の情報は当院のホームページを参照してください。 *処方変更された場合は、お薬手帳等での情報提供を徹底してください。
5.各種問い合わせ窓口	1.処方内容（診察、調剤に関する疑義・質疑） Dr.JOYで問い合わせを行ってください。 受付時間：随時（回答は平日8時15分～午後5時）
6.運用開始日	平成30年7月1日
7.改訂履歴	平成30年7月1日　第一版発行 平成30年12月1日　改訂第二版発行

図8. 疑義照会簡素化プロトコル画面

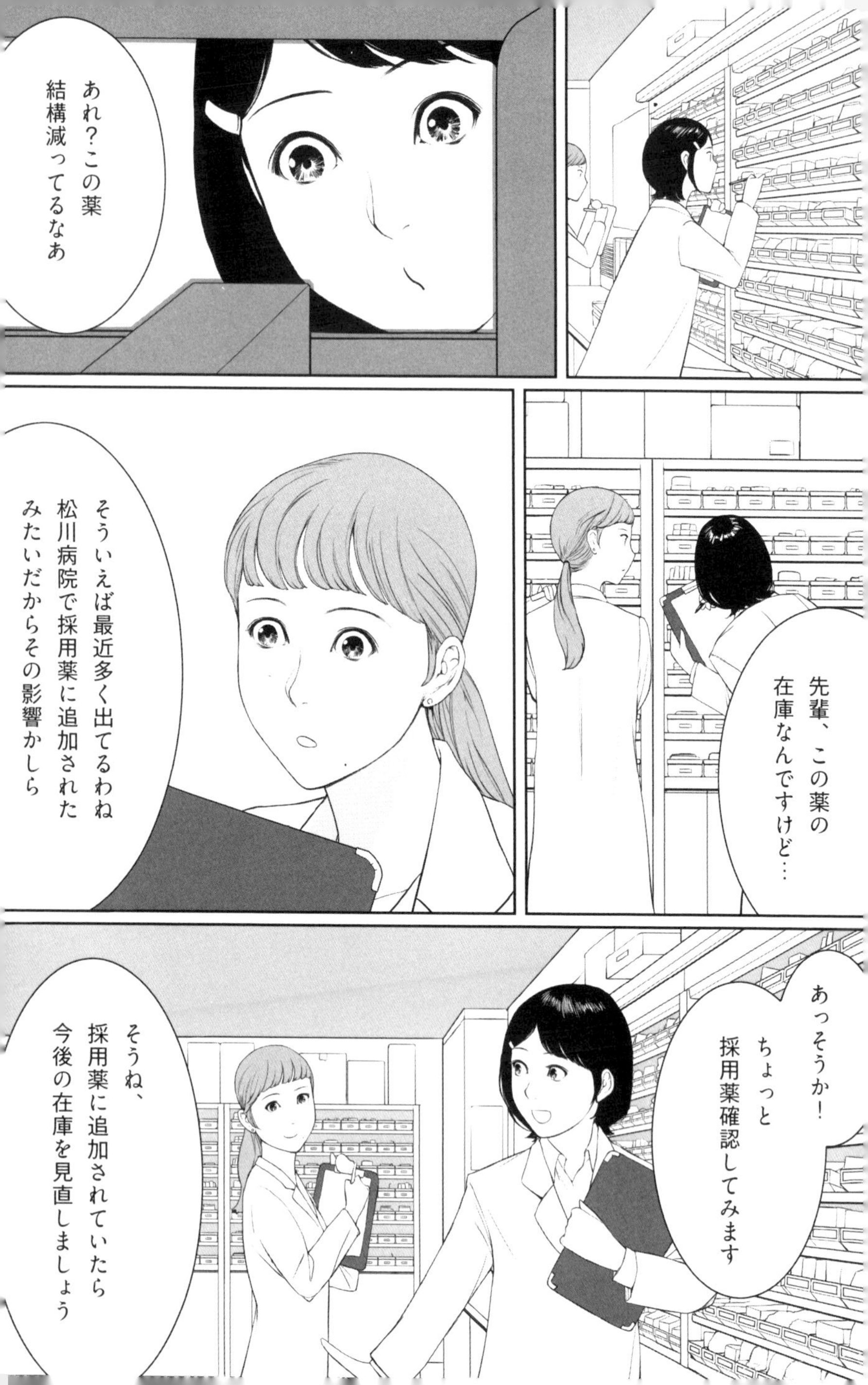
あれ?この薬
結構減ってるなあ
先輩、この薬の
在庫なんですけど…
そういえば最近多く出てるわね
松川病院で採用薬に追加された
みたいだからその影響かしら
あっそうか!
ちょっと
採用薬確認してみます
そうね、
採用薬に追加されていたら
今後の在庫を見直しましょう

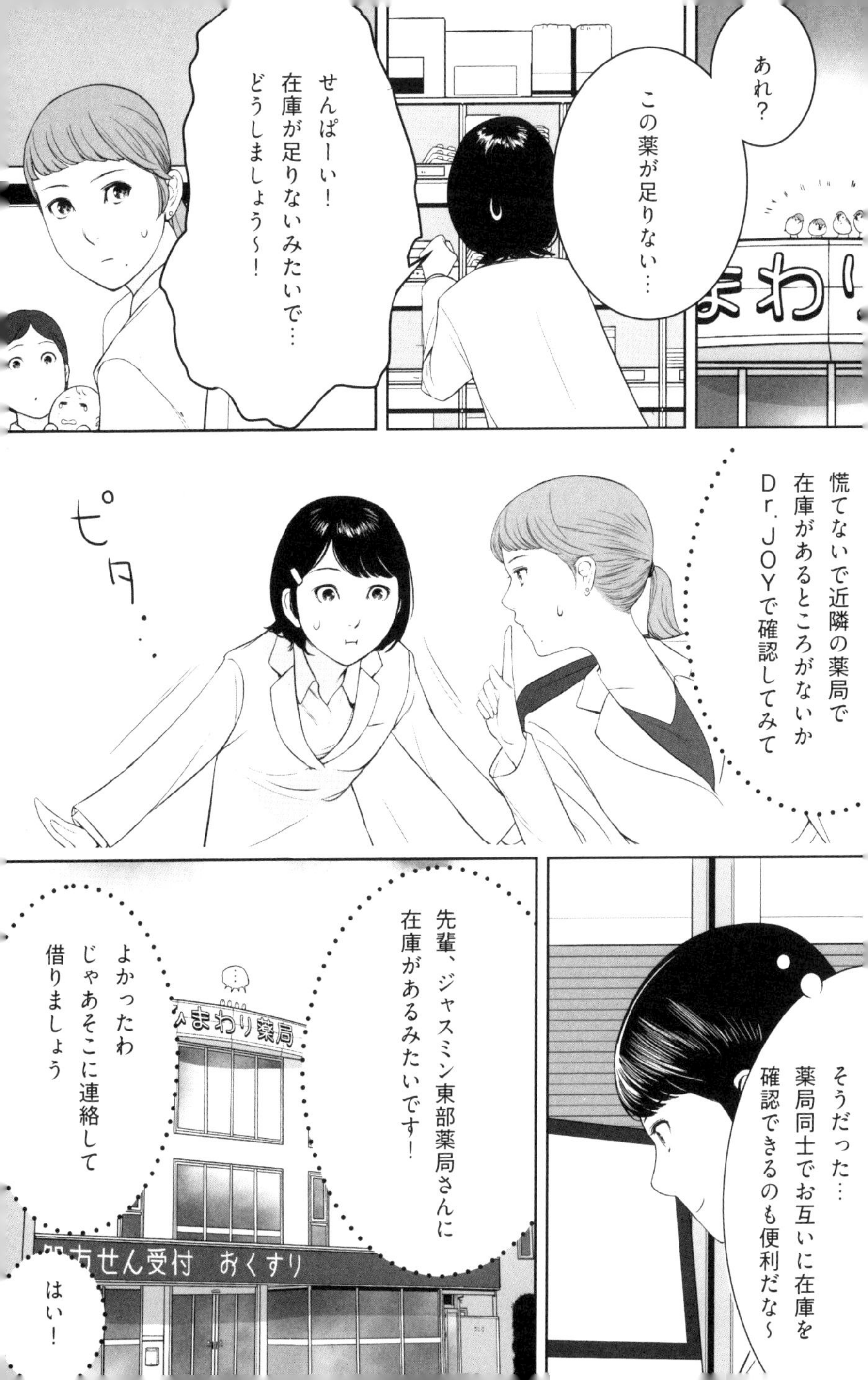
あれ？
この薬が足りない…
せんぱーい！
在庫が足りないみたいで…
どうしましょう～！
慌てないで近隣の薬局で
在庫があるところがないか
Dr.JOYで確認してみて
ピタ…
先輩、ジャスミン東部薬局さんに
在庫があるみたいです！
よかったわ
じゃあそこに連絡して
借りましょう
はい！
ひまわり薬局
せん受付　おくすり
そうだった…
薬局同士でお互いに在庫を
確認できるのも便利だな～

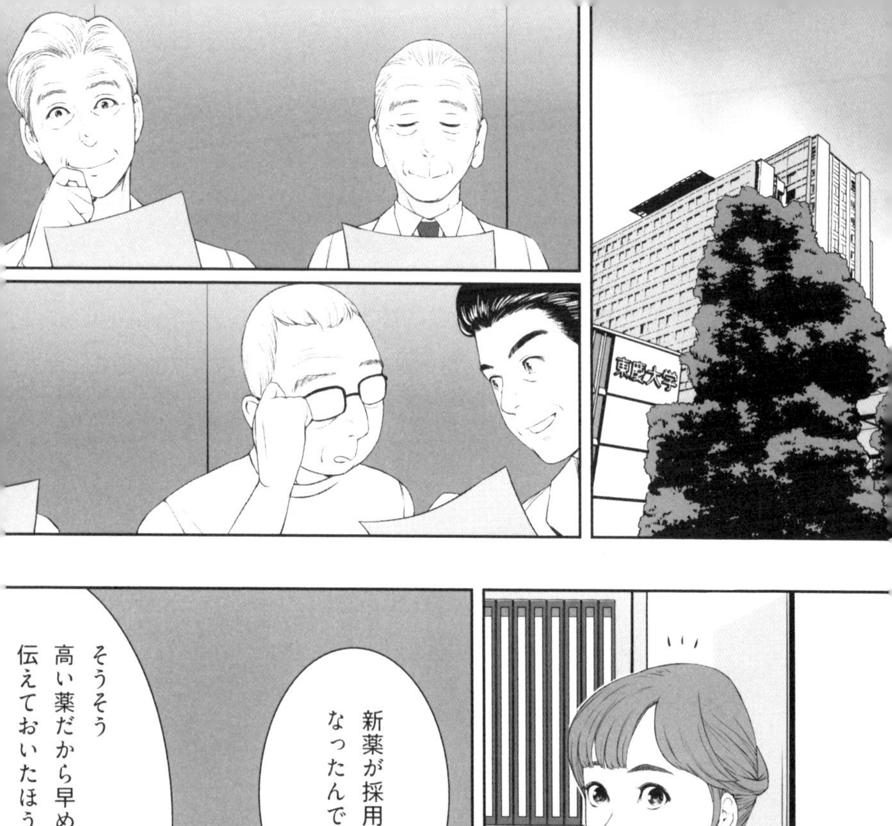
東慶大学

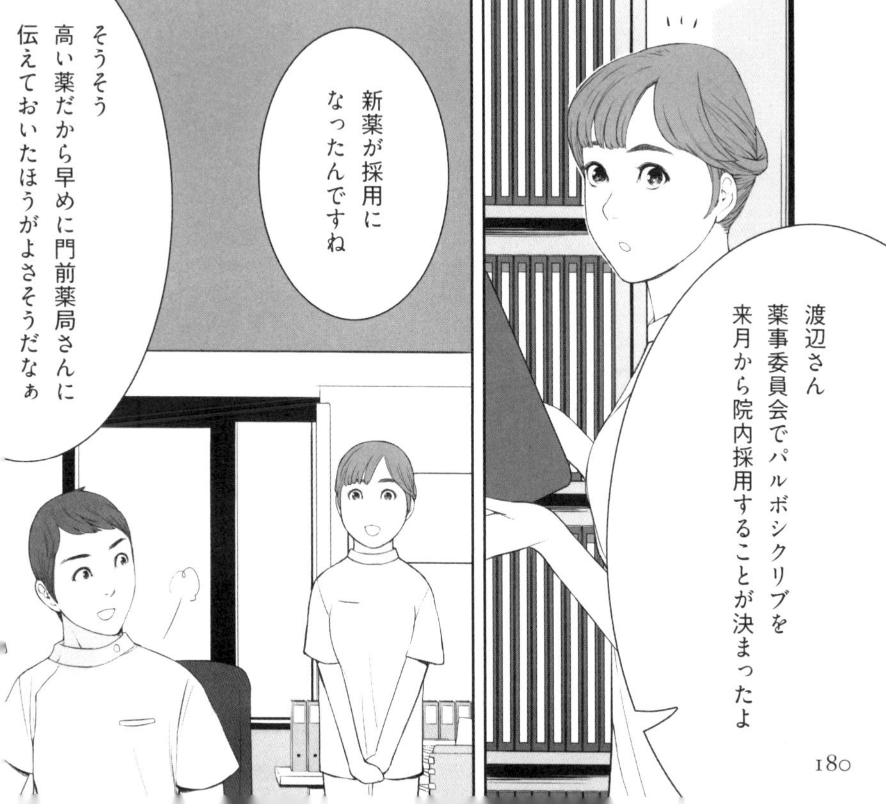
渡辺さん
薬事委員会でパルボシクリブを
来月から院内採用することが決まったよ
新薬が採用に
なったんですね
そうそう
高い薬だから早めに門前薬局さんに
伝えておいたほうがよさそうだなぁ

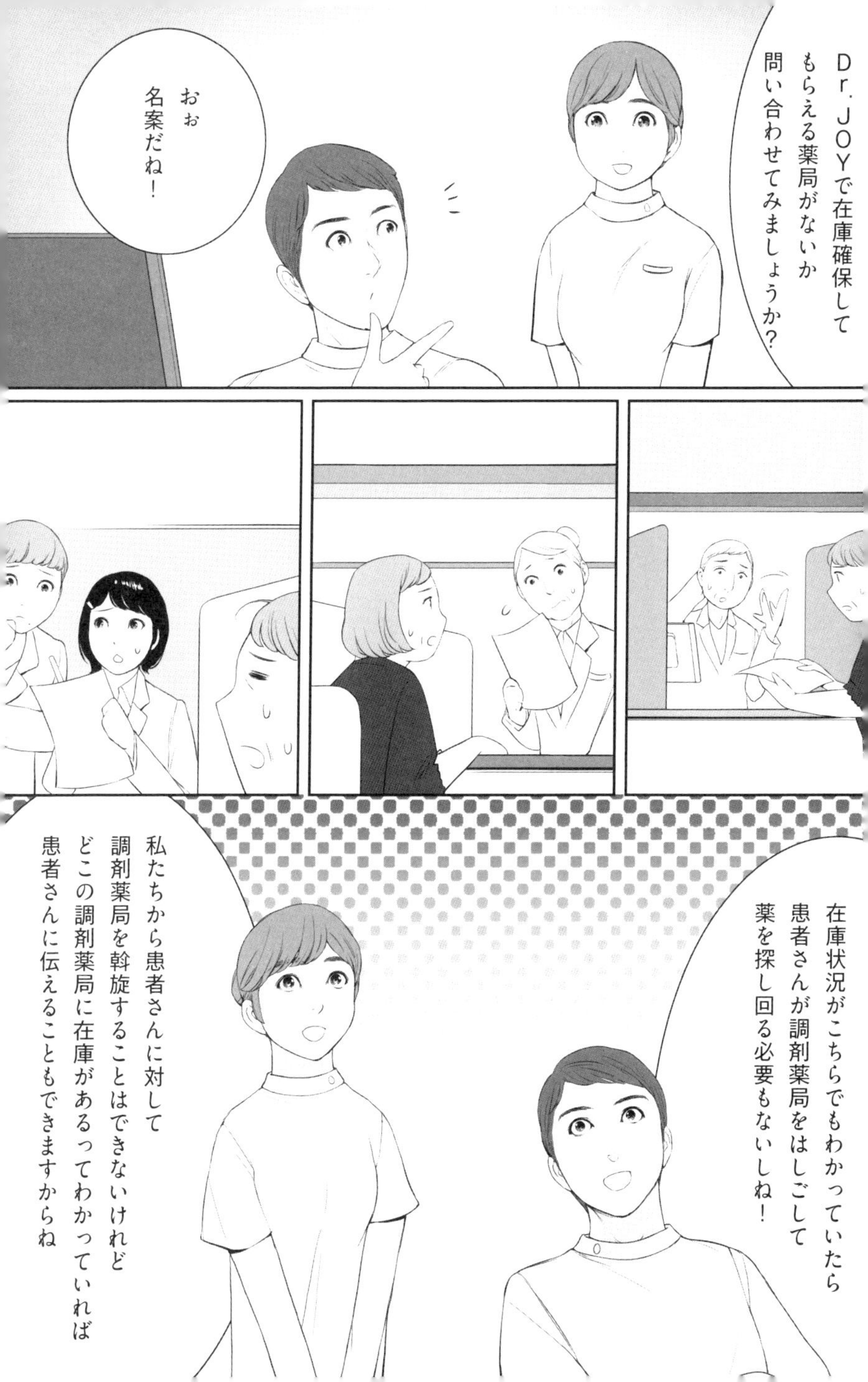
Dr.JOYで在庫確保してもらえる薬局がないか問い合わせてみましょうか？
おぉ名案だね！
在庫状況がこちらでもわかっていたら患者さんが調剤薬局をはしごして薬を探し回る必要もないしね！
私たちから患者さんに対して調剤薬局を斡旋することはできないけれどどこの調剤薬局に在庫があるってわかっていれば患者さんに伝えることもできますからね

採用薬／在庫薬参照

病院の採用薬と薬局の在庫薬が、お互いに簡単に参照できるようになります。調剤薬局側では病院が採用している薬剤をチェックできますので、その病院からの来局患者数などを考えて薬の仕入れなどを調整できます。また、病院の採用中止薬もわかりますので、在庫の計画を立てる際にも役立ちます。

さらに病院から調剤薬局の在庫薬を確認するだけでなく、調剤薬局同士でも相互に在庫薬の参照ができるようになりますので、不動在庫を確認し合って融通することで、薬の廃棄ロスを減らしたりすることも可能です。また、地域の調剤薬局全体でジェネリック医薬品を統一しておけば、在庫が不足した場合にも、Ｄｒ．ＪＯＹで在庫がある調剤薬局を確認して、足りなくなった薬品を借りることが簡単にできるようになります。

病院と調剤薬局、さらに調剤薬局同士で薬の採用・在庫情報を共有することで、在庫管理の効率化や、薬の無駄な廃棄削減に役立てることができます。

Dr.JOY
サポート
ログアウト
竹林 聡子
検索
e-ラーニング
スケジュール
カレンダー
シフト
勤怠管理
面会/説明会
取引先を探す
評価入力
副作用相談・報告
連携メッセージ
野村 千佳子(ABC製薬)
院内メッセージ
木村 大智
院内グループ
全スタッフ
勉強会
スケジュール連絡
連携グループ
薬薬連携
東部地域在宅医療連携
採用薬参照
日本総合○○病院
製品名を入力してください
ダウンロード
あ か さ た な は ま や ら わ 他
製品名 企業名 YJコード 採用区分
アセチルスピラマイシン錠200mg ABC製薬株式会社 6142001F2038 院内
アキネトン細粒1％ 大日本DEF製薬工業 1162001C1043 院内
アキネトン錠1mg 大日本DEF製薬工業 1162001C1066 院内・院外
アリーゼS配合錠 TTK薬品 2239206F1070 院内
アリーゼS配合錠 明仁製薬工業 2239206F1070 院内
アリーゼS配合錠 LFN日本 2239206F1070 院内
エバミール錠1．0 日本○△製薬 1124010F1021 院内・院外
エバミール錠1．0 日本□□□薬品 1124010F1021 院内・院外
オキシブチニン塩酸塩錠3mg「△△」 △△製薬 259005F2274 院外
オキシブチニン塩酸塩錠3mg「JAPAN－P」 JAPAN－P 259005F2231 院内・院外
オキシブプロカイン塩酸塩点眼液0.4% 日南メディカル 1313700Q2097 院内・院外
オタノールカプセル0.25 北斗化成ファーマ 3112004M1040 院外
オタノールカプセル0.5 北斗化成ファーマ 3112004M2046 院内・院外
オノンカプセル112.5mg おおしろ工業 4490017M1036 院内
サージセル・アブソーバブル・ヘモスタット ジョージ薬品 3325700X8022 院内・院外
サーティカン錠0.25mg 児玉ファーマ 3999022F1028 院内・院外
ザイアジェン錠300mg ノーム薬剤 6250014F1036 院内

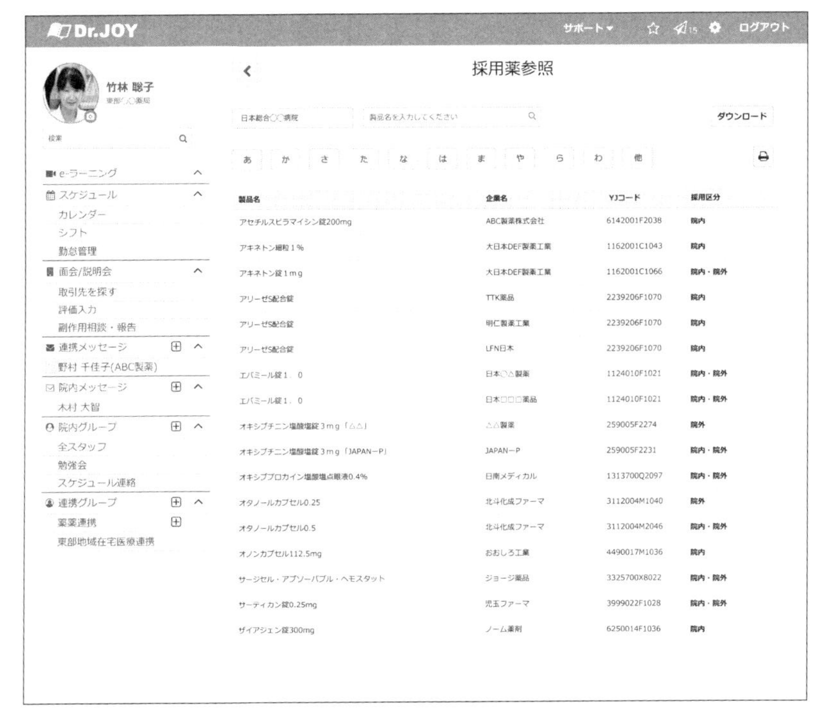

図9. 採用薬・在庫薬参照画面

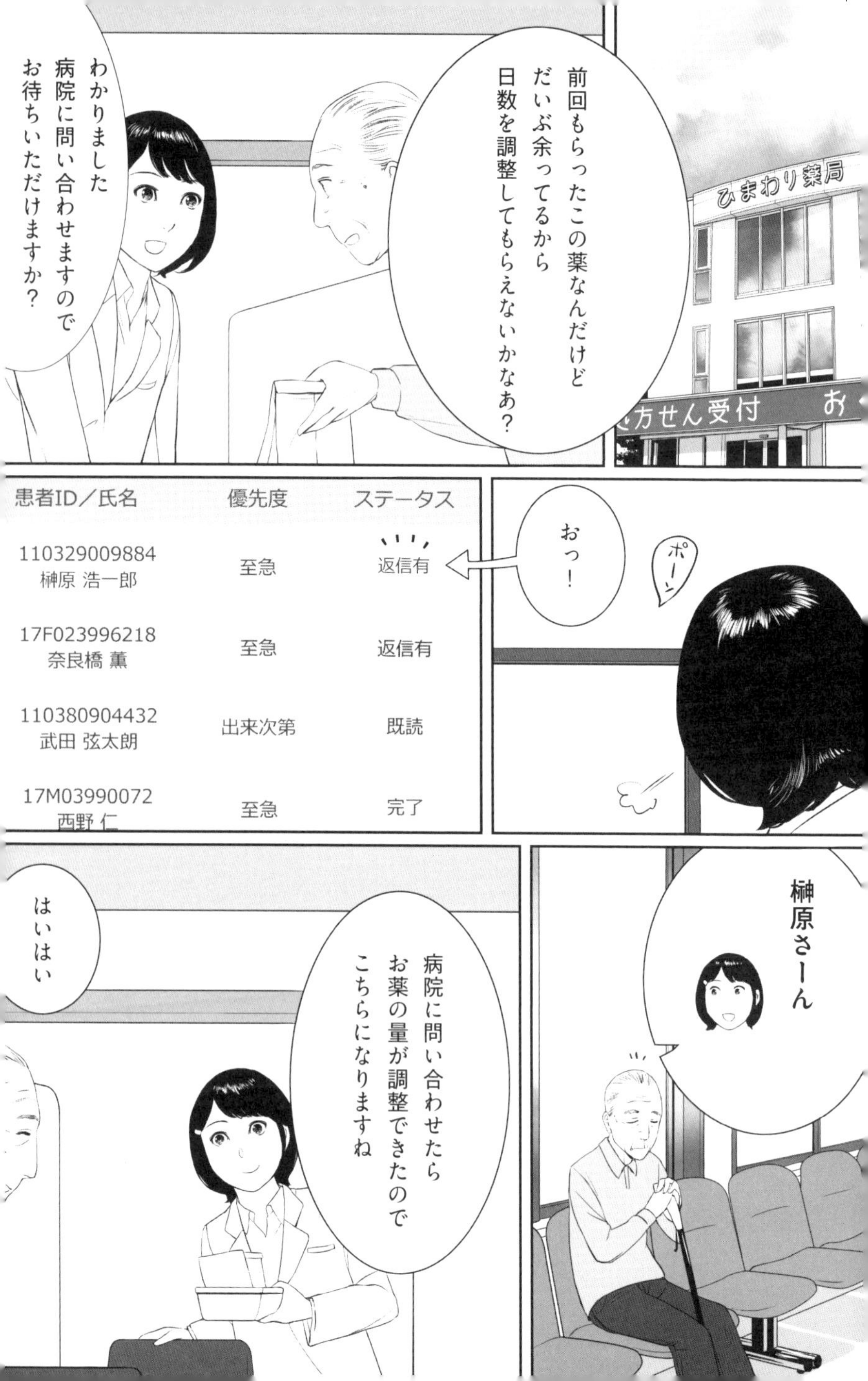
ひまわり薬局
方せん受付
前回もらったこの薬なんだけど だいぶ余ってるから 日数を調整してもらえないかなあ？
わかりました 病院に問い合わせますので お待ちいただけますか？
ポーン
おっ！
患者ID／氏名 優先度 ステータス
110329009884 榊原 浩一郎 至急 返信有
17F023996218 奈良橋 薫 至急 返信有
110380904432 武田 弦太朗 出来次第 既読
17M03990072 西野 仁 至急 完了
榊原さーん
病院に問い合わせたら お薬の量が調整できたので こちらになりますね
はいはい

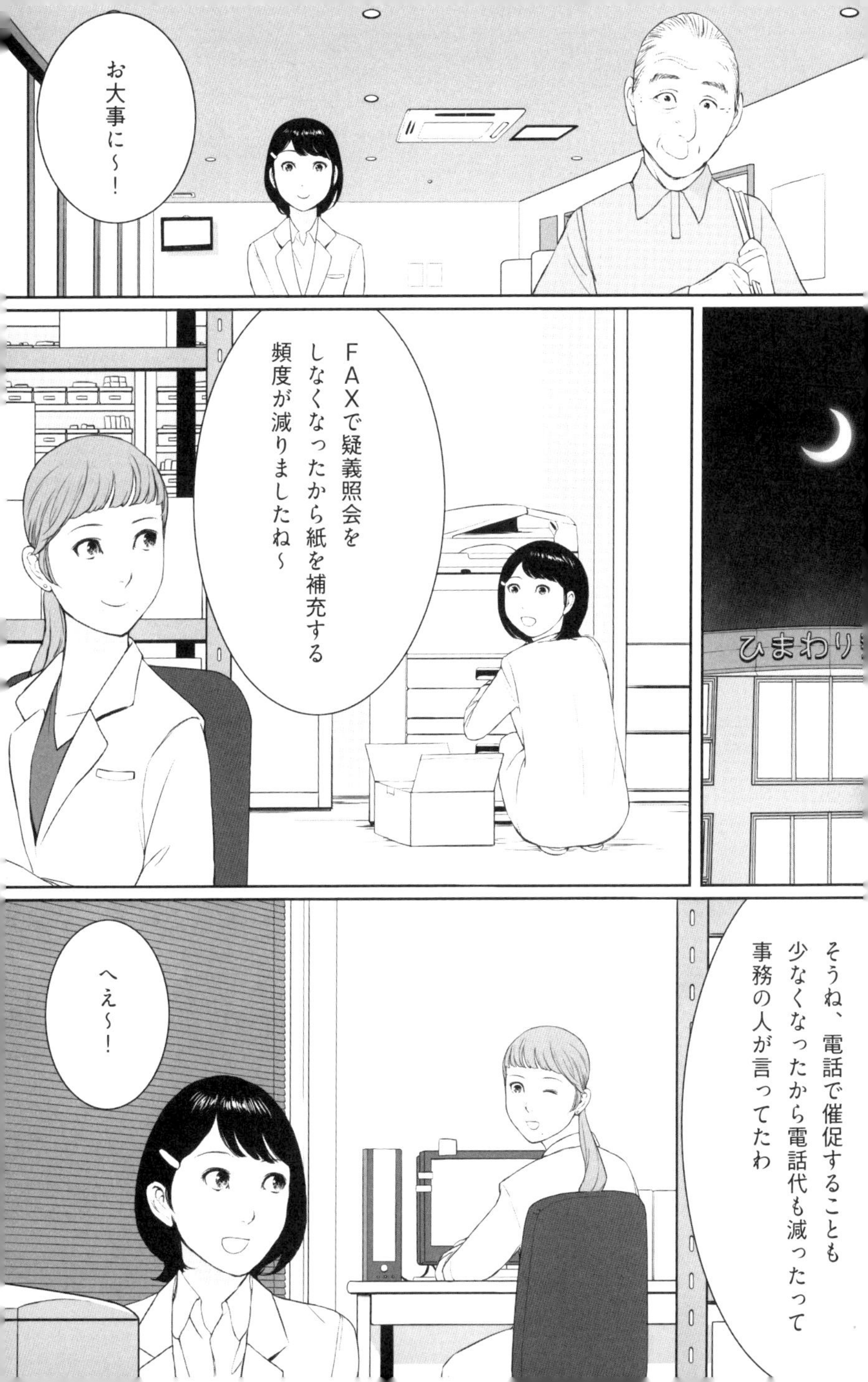
お大事に～！
FAXで疑義照会をしなくなったから紙を補充する頻度が減りましたね～
ひまわり
そうね、電話で催促することも少なくなったから電話代も減ったって事務の人が言ってたわ
へえ～！

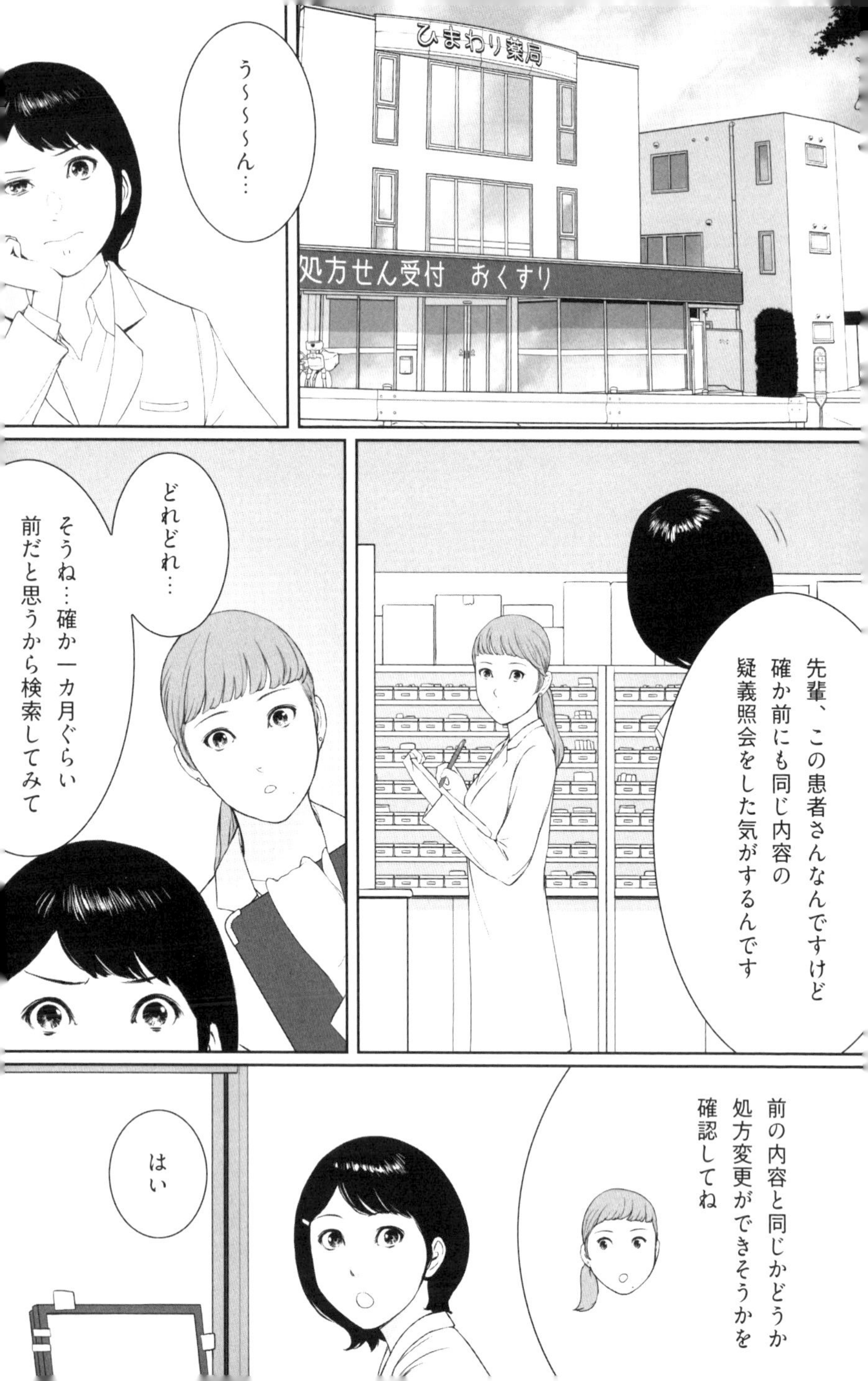
ひまわり薬局
処方せん受付　おくすり
う〜〜〜ん…
先輩、この患者さんなんですけど確か前にも同じ内容の疑義照会をした気がするんです
どれどれ…
そうね…確か一カ月ぐらい前だと思うから検索してみて
前の内容と同じかどうか処方変更ができそうかを確認してね
はい

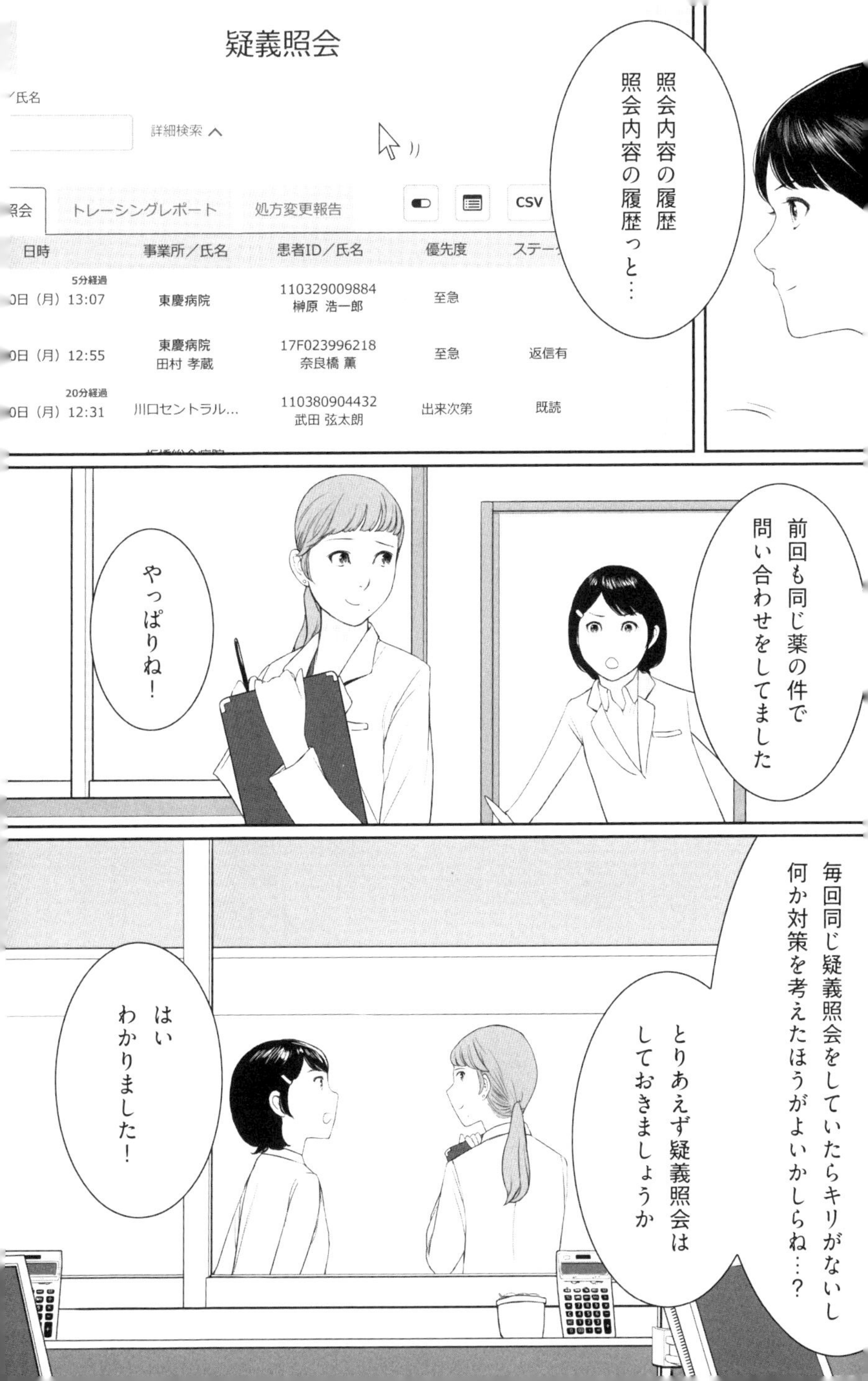
照会内容の履歴
照会内容の履歴っと…
疑義照会
氏名
詳細検索
トレーシングレポート
処方変更報告
CSV
日時
事業所／氏名
患者ID／氏名
優先度
5分経過
日（月）13:07
東慶病院
110329009884
榊原 浩一郎
至急
日（月）12:55
東慶病院
田村 孝蔵
17F023996218
奈良橋 薫
至急
返信有
20分経過
日（月）12:31
川口セントラル…
110380904432
武田 弦太朗
出来次第
既読
前回も同じ薬の件で問い合わせをしてました
やっぱりね！
毎回同じ疑義照会をしていたらキリがないし何か対策を考えたほうがよいかしらね…？
とりあえず疑義照会はしておきましょうか
はい わかりました！

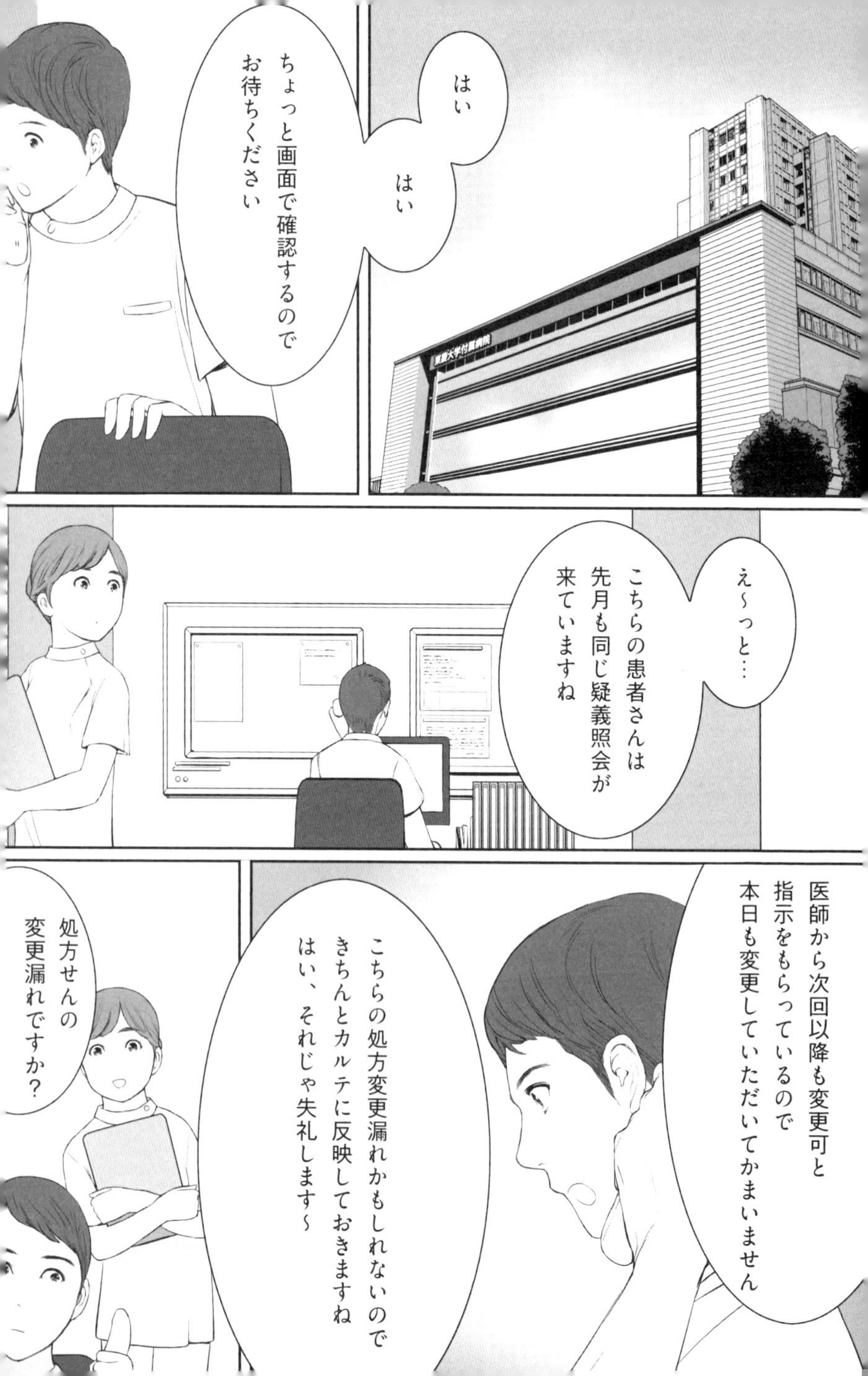
はい
はい
ちょっと画面で確認するので
お待ちください
え～っと…
こちらの患者さんは
先月も同じ疑義照会が
来ていますね
医師から次回以降も変更可と
指示をもらっているので
本日も変更していただいてかまいません
こちらの処方変更漏れかもしれないので
きちんとカルテに反映しておきますね
はい、それじゃ失礼します～
処方せんの
変更漏れですか？

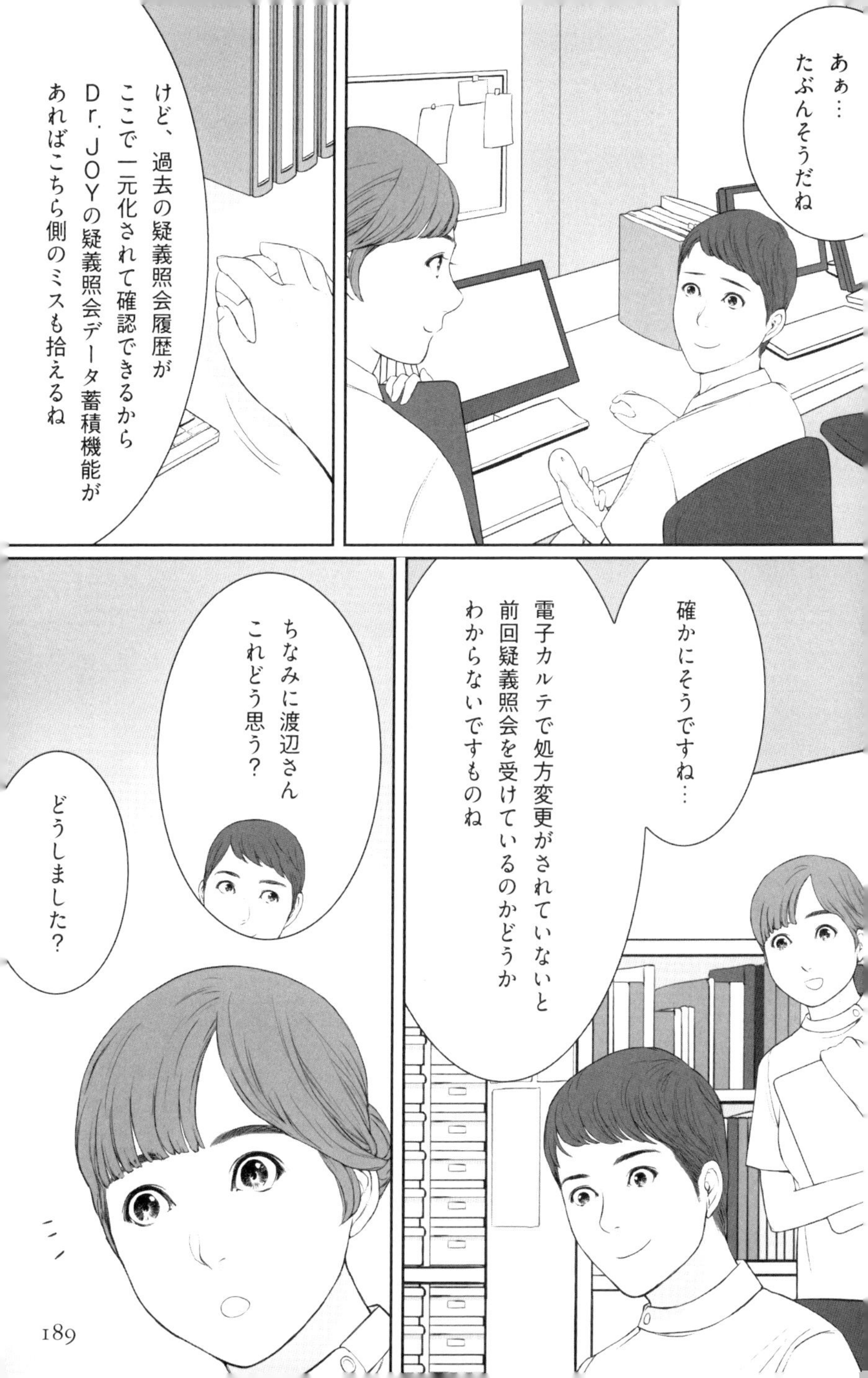
あぁ…
たぶんそうだね
けど、過去の疑義照会履歴が
ここで一元化されて確認できるから
Dr.JOYの疑義照会データ蓄積機能が
あればこちら側のミスも拾えるね
確かにそうですね…
電子カルテで処方変更がされていないと
前回疑義照会を受けているのかどうか
わからないですものね
ちなみに渡辺さん
これどう思う?
どうしました?

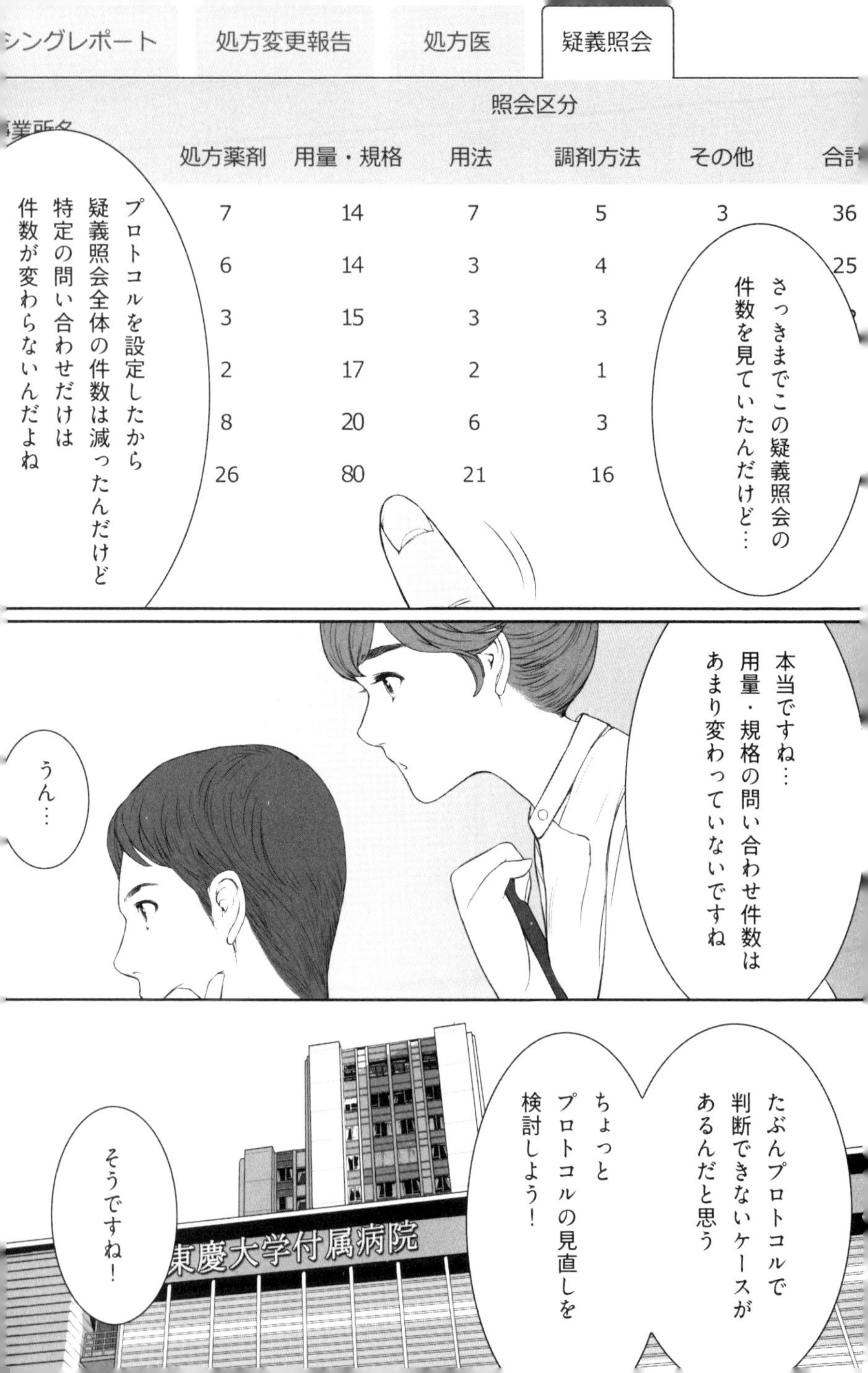
処方変更報告
処方医
疑義照会
照会区分
処方薬剤 用量・規格 用法 調剤方法 その他
7 14 7 5 3 36
6 14 3 4
3 15 3 3
2 17 2 1
8 20 6 3
26 80 21 16
さっきまでこの疑義照会の件数を見ていたんだけど…
プロトコルを設定したから疑義照会全体の件数は減ったんだけど特定の問い合わせだけは件数が変わらないんだよね
本当ですね…用量・規格の問い合わせ件数はあまり変わっていないですね
うん…
たぶんプロトコルで判断できないケースがあるんだと思う
ちょっとプロトコルの見直しを検討しよう！
そうですね！
東慶大学付属病院

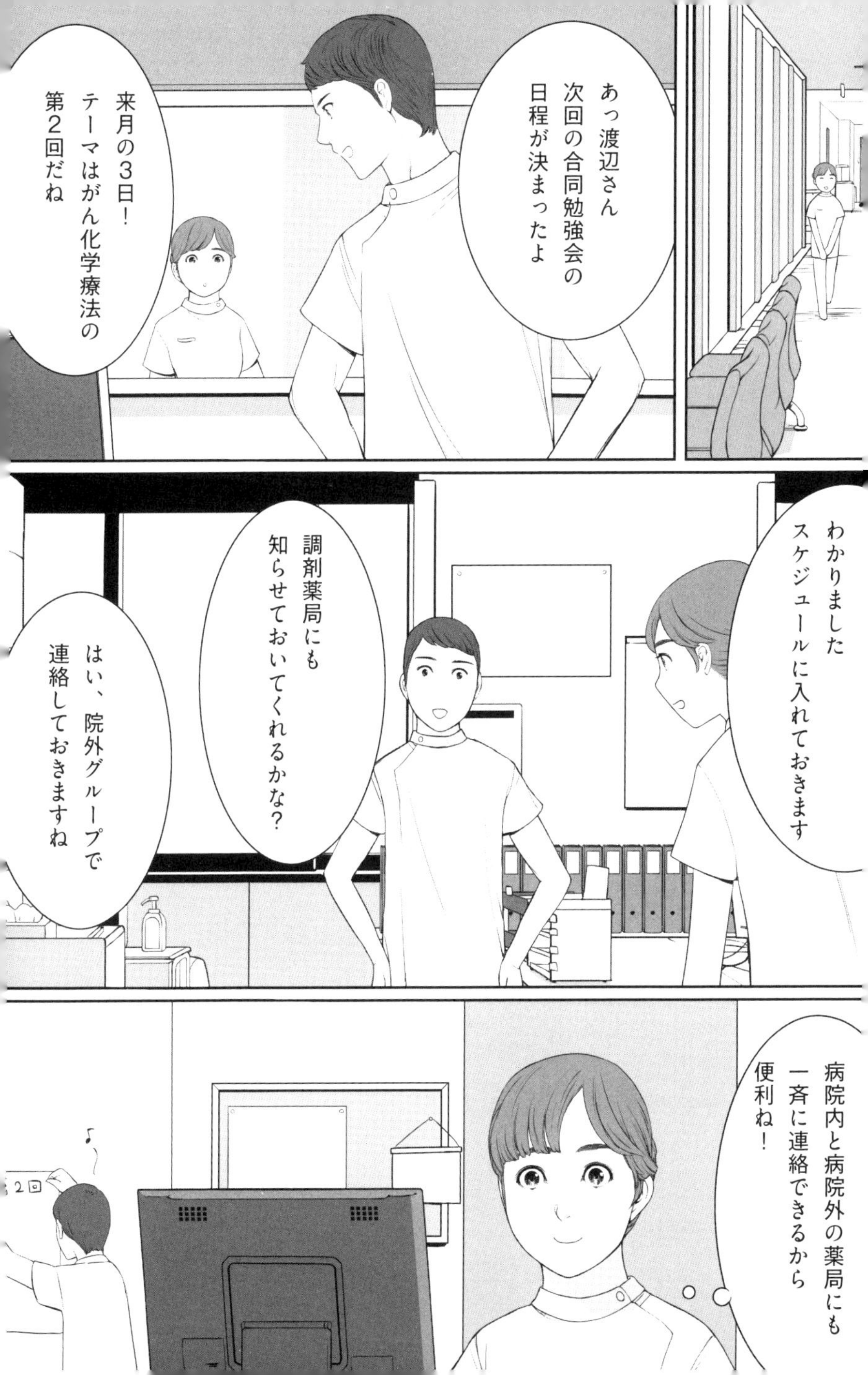
あっ渡辺さん
次回の合同勉強会の
日程が決まったよ
来月の3日！
テーマはがん化学療法の
第2回だね
わかりました
スケジュールに入れておきます
調剤薬局にも
知らせておいてくれるかな？
はい、院外グループで
連絡しておきますね
病院内と病院外の薬局にも
一斉に連絡できるから
便利ね！
2回

電話や紙（FAX）からの解放／データ集計

これまで電話やFAXで行ってきた病院と調剤薬局の連携は、Dr．JOYによってオンラインの情報連携に替わります。

電話取り次ぎの待ち時間はオンラインの問い合わせによって解消されます。また、FAXを手書きして送る手間がなくなり、送ったり受け取ったりしたFAXの保管・整理もなくなるので、大量のFAXが溢れて困るようなこともないでしょう。薬薬連携に付随するこういった作業、手間が省けることで、時間をより有効に本来の業務に使うことができるようになります。

また、Dr．JOYで行う薬薬連携の各種やり取りは集計され、数値化されます。紙の情報をいちいち読み取ったり、電話のやり取りをメモしたりすることなく、オンラインのデータがそのまま集計されます。処方変更報告や疑義照会ではどのような変更・照会が多かったのかを分類でき、また病院ごと、薬局ごとの集計もできます。得られた数値や、やり取りの傾向を分析することで、薬薬連携業務の改善のためのヒントをつかむことが可能です。

集計は自動的に行われるので、日々の業務の積み重ねが、有効なデータとして蓄積されていきます。

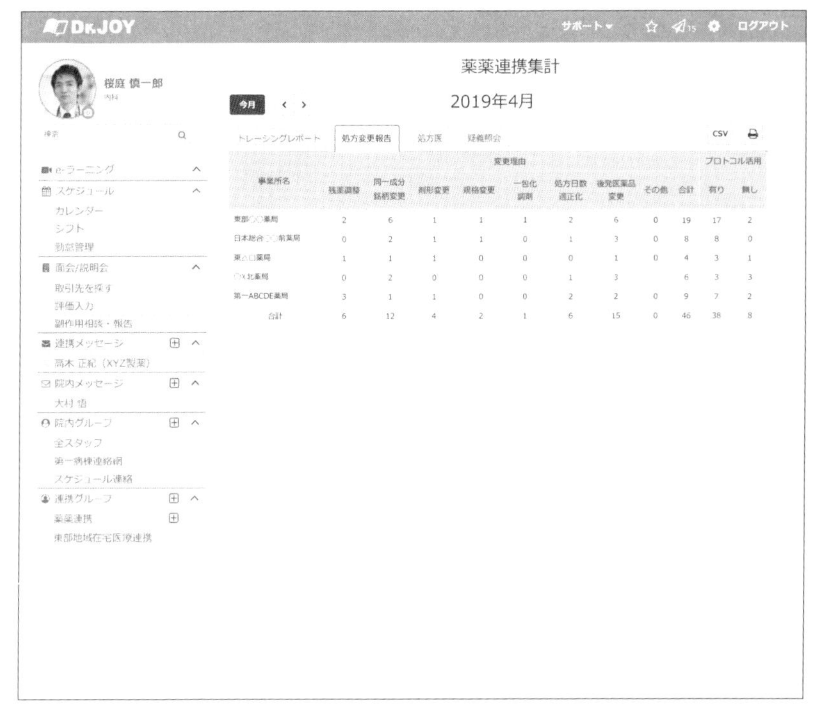

事業所名	変更理由									プロトコル活用	
	残薬調整	同一成分銘柄変更	剤形変更	規格変更	一包化調剤	処方日数適正化	後発医薬品変更	その他	合計	有り	無し
東部〇〇薬局	2	6	1	1	1	2	6	0	19	17	2
日本総合〇〇前薬局	0	2	1	1	0	1	3	0	8	8	0
東△□薬局	1	1	1	0	0	0	1	0	4	3	1
〇X北薬局	0	2	0	0	0	1	3		6	3	3
第一ABCDE薬局	3	1	1	0	0	2	2	0	9	7	2
合計	6	12	4	2	1	6	15	0	46	38	8

図10. 薬薬連携集計画面

院外グループと在宅医療連携

院外グループ機能を使えば、病院と調剤薬局との間でSNSのようにメッセージの交換ができます。勉強会などの案内もグループのメンバーに簡単に通知できるので、個々に連絡する手間が省けます。

また、この機能を使って、在宅医療に関わる薬剤師と医療機関との連携もできます。これは病診薬連携（病院、診療所、調剤薬局のネットワーク）になりますが、在宅の患者さんを訪問して薬の管理指導をしたあとに、訪問薬剤管理指導報告書を医師に送ることが可能です。在宅医療に関わる他のスタッフとも、メッセージのやり取りが可能ですので、地域全体でのスタッフの結びつきの強化、発展にもつながります。

Dr.JOY
サポート
ログアウト
野沢 進
e-ラーニング
スケジュール
カレンダー
シフト
勤怠管理
面会/説明会
取引先を探す
評価入力
副作用相談・報告
連携メッセージ
高木 正紀（XYZ製薬）
院内メッセージ
大村 悟
院内グループ
全スタッフ
第一病棟連絡網
スケジュール連絡
連携グループ
薬薬連携
東部地域在宅医療連携
東部地域在宅医療連携
お疲れ様です。
訪問薬剤管理指導報告があるので報告書を送ります。ご参照ください。
添付ファイル
アンケート
TO宛先
送信
松本 修三（薬剤部）
2019年4月10日(水) 10:20
来週の地域在宅医療グループ月例ミーティングについてお知らせします。
期日は4月24日（水）17：30から、場所は5Fの第三会議室です。人数によっては場所を変更する可能性がありますので、欠席される方はご連絡ください。
よろしくお願いします。
飯田 哲哉（内科）
2019年4月10日(水) 11:08
松本 修三 さん
申し訳ありませんが、当日は都合がつきません。先に資料を送っておきますので、会議で配布していただければと思います。よろしくお願いします。
確認しました！
返信する
コメントする（Shift+Enterキーで送信）
コメントする
東部診療所のスタッフからの投稿です
小柴 道雄（東部診療所）
2019年4月10日(水) 10:00
明日は在宅患者さんの家に訪問するため、午前中は診療所におりません。
緊急時は携帯へご連絡ください。よろしくお願いします。
無料で使える
シフト・勤怠管理システム
今なら先着特典あり！
詳しくはコチラ→
完全無料 オンラインで出来る
新機能
薬薬連携
新機能
eラーニング

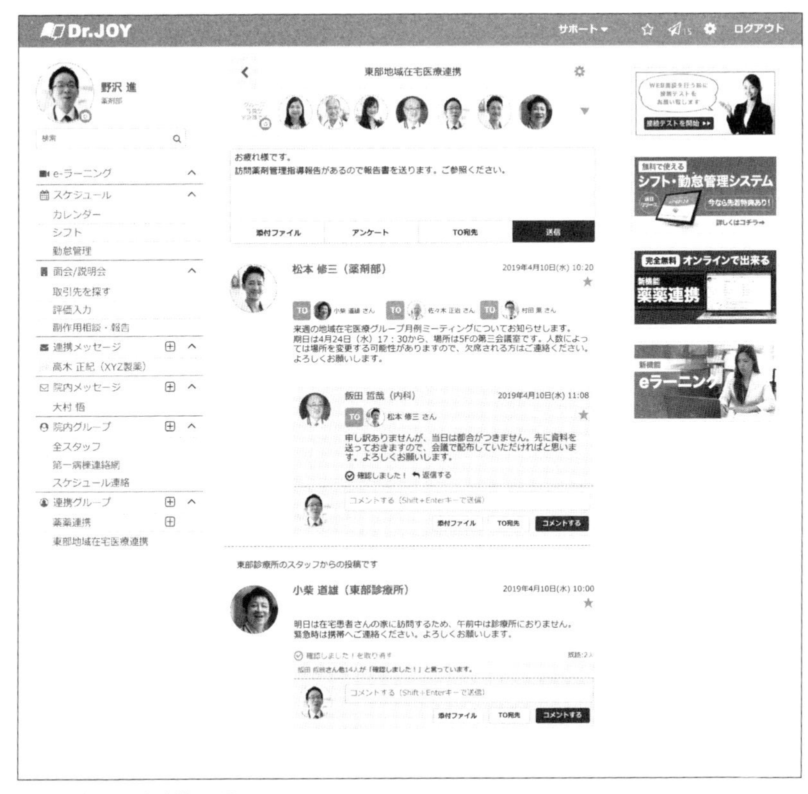

図11. 在宅医療連携画面

Ｄｒ．ＪＯＹ「薬薬連携機能」メリット

Ｄｒ．ＪＯＹの薬薬連携機能には次のようなメリットがあります。

・電話／ＦＡＸの非効率さの解消

電話やＦＡＸを使った調剤薬局と病院のやり取りには、インターネットが普及した現在ではアナログで非効率なケースが多々あります。もちろん緊急の場合は電話での問い合わせが必要ですが、それでも処方医や病院薬剤部にとって、電話による時間的な拘束や業務の中断は、ストレスとなることに変わりありません。また調剤薬局側も相手につながるまで時間がかかったりすると効率が悪いと思うこともあります。ＦＡＸでの問い合わせも一旦印刷してから送ったり、多数のＦＡＸを受けている病院ではその仕分けが面倒など、こちらも効率的とはいえません。

Ｄｒ．ＪＯＹならば、薬薬連携をオンライン化することにより、画面上で問い合わせ・確認・回答が大きな手間なく行えます。無駄な拘束や待ち時間などから解放され、調剤薬局からの相談・報告、病院からの回答・コメントを効率的にやり取りすることが可能になります。

・蓄積された情報から学ぶ

今までの薬薬連携の業務では、問い合わせや報告の記録は紙ベースで保存されていることが多いでしょう。記録という面では問題ないのですが、過去の問い合わせを検索して参考にしたりするような利用の仕方は難しいと思われます。

Ｄｒ．ＪＯＹでは、問い合わせや報告の履歴を簡単に検索、参照することができるので、過去のケースの内容を閲覧してスタッフ間で情報を共有できます。これにより、個人の経験や慣例として蓄積されていた事例や知識を、チーム全体のスキルとして学んでいくことが可能です。新人教育や人員交代による業務引き継ぎなどの際にも有効活用できます。

・記録と集計

薬局が電話で問い合わせを行った場合、メモに取らなければ詳細が残りませんし、書き間違いもあるかもしれません。また問い合わせのＦＡＸに対して、病院側ではそれが既に回答済みかどうか、ひと目見ただけではわからないかもしれません。

Ｄｒ．ＪＯＹでは、いつ、どこへ、どのような問い合わせを行い、どんな回答があったのか、すべて画面上で確認でき、記録として残ります。回答済みかどうかやコメントなどの状況も一覧でわかりますので、病院と調剤薬局の間で行われたやり取りも一目瞭然です。

また、薬薬連携の業務を改善していくためには、問い合わせの分類や集計を行い、傾向分析する必要がありますが、これを手動で行うには大きな手間がかかり現実的ではありませんでした。しかしDr.JOYならば分類と集計が自動化され、項目ごとの数値を簡単に確認することが可能です。自動集計によって得られた数値を参考に、業務改善の方策を練ることが出来ます。

この様なDr.JOYのメリットは、薬薬連携に何をもたらすのでしょうか。

薬薬連携の基本は円滑なコミュニケーション、スムーズな情報共有だと既に述べてきました。これを妨げる要因として、問い合わせと回答にかかる手間や時間に対するストレス、個人の経験に頼ることで起こるスタッフ全体での情報共有の停滞、可視化されていないがための状況のわかりにくさなどがあると思われます。

Dr.JOYの薬薬連携機能は、これらの問題を解消し、病院と調剤薬局の間で、風通しのよい関係を構築することを目指しています。情報を提供・共有しやすくすることで、よりよい医療の提供に貢献できるものと思います。

終章
これからの薬薬連携

出版にあたって

「薬薬連携」は医師として働く僕にとって、重要なトピックの一つです。医師は患者さんを診察・検査し、その結果に応じて処方しますが、処方された薬は患者さんの治療にダイレクトにつながり、それを正しく飲んでくれているかが気になります。

患者さんは診察時、医師の前では自分の思っていることをなかなか言えないことも多いでしょう。しかし、調剤薬局で薬剤師の前でなら言えることもあるかと思います。つまり、調剤薬局でわかる患者さんの情報はたくさんあるわけです。でも、実際にはそれを病院へ伝える手段はFAXや電話などに限られていて、面倒です。だからこそ、病院と調剤薬局の情報連携が上手く行けば「絶対に患者さんのためになる」、そう思ってシステムの開発と、この本の出版を思い立ちました。

医療業界では「薬薬連携は重要だ」と言われながらも、なぜIT化が進んでいないのでしょうか。システムベンダーの経営者の立場から見ると、病院薬剤部や調剤薬局は現状のFAXや電話等で進めている連携で事足りており、それを新たに予算を取ってシステムに乗り換えるまではなかなか決断できないのでしょう。その結果ベンダーは参入するメリットがなく、いつまでたってもFAXや電話のアナログな世界が続いています。この状況を打開するには、できるだけ医療機関に負担のない形でIT化する必要がありました。そこで僕は、「薬薬連携」をシステム化し、無料で病院と調剤薬局へ提供する事を考えました。病院と調剤薬局間の円滑な情報連携は、これからの医療業界には絶対不可欠です。もし、僕が考えている「薬薬連携」のＩＴ化が、医療そして社会のためになるのであれば、医師として、また企業経営者として、これはやるべき事なのだと強く思っています。

今回、この本を出版するにあたってはあえて「マンガ」というスタイルを取りました。実際に、「薬薬連携」の現場でＦＡＸや電話などを使って実務に携わっているのは、若手の薬剤師の方々です。そういった方々にできるだけ共感してもらうことが重要だと思い、「マンガ」という分かりやすい表現で「薬薬連携」の現場を見てもらったうえで、今後の効率化の方法などを議論してもらうきっかけになればと考えました。また、これから薬剤師になる方にも手に取っていただき、病院と調剤薬局の間の情報共有の大切さなどを感じてもらい、自分が薬剤師になったときにどのようなことができるのか、少しでも想像してもらえれば幸いです。これからを担う若い薬剤師の方々が中心となって連携を推し進め、患者さんによりよい医療を提供していく、そんな気運を医療業界に起こしていきたい、そんな思いから「薬薬連携」の現状と今後の希望をこの本に記しました。

できる限り現場の薬剤師さんにヒアリングし、執筆していますが、実際の仕事と合っていない描写があるかもしれません。もしそのような点があればご容赦ください。

最後になりましたが、この本の出版に協力していただいた薬剤師、関係者の皆様に厚く御礼申し上げます。

著者　石松 宏章（医師 ｜ Dr.JOY株式会社 代表取締役社長）

1984年大分県生まれ。大分上野丘高校、東京医科大学卒業。医学部時代に学生医療支援NGO-GRAPHIS-を立ち上げ、リーダーとして活動を牽引。カンボジアの無医村に小学校と診療所を建設。その活動の内容を記した著書『マジでガチなボランティア』(講談社文庫）は映画化され、ハリウッドで開催された映画祭「LA EigaFest 2011」で最優秀長編部門賞を受賞するなど、大きな注目を集める。卒業後は、東京女子医科大学病院で研修医会長を務め、2012年に沖縄の勝連病院に内科医として赴任。MR担当 窓口の役割を拝命し、その経験から病院と製薬企業における旧態依然の慣習を改革することを決意。2013年11月にDr. JOY株式会社を創業。

Dr. JOY株式会社

医療機関専用の働き方改革支援システム『Dr. JOY』を開発。職員のシフト・勤怠管理、院内SNSをはじめ、地域連携、薬薬連携など、医療業界の非効率な業務フローをICTで改善するサービスを提供。さらに病院と製薬企業・医療機器メーカーなど取引業者との連絡機能（アポイント調整、入退館管理システム）も提供しており、医療業界全体の業務改善を目指している。
https://www.drjoy.jp/

執筆協力／遠藤 陽子（薬剤師）

ご協力いただいた薬剤師の先生（五十音順、敬称略）

井上　和子
遠藤　篤
岸本　美紀子
徳本　響子
町田　和敏
宮澤　正幸

作画／FUJI
構成／Dr. JOY株式会社　下位　亮

マンガでわかる 薬薬連携
地域連携を活性化する仕組み

2019年 3月25日 第1版第1刷発行

著 者／石松 宏章

作 画／FUJI
発行者／高尾 肇
発行所／日経メディカル開発
発 売／日経BPマーケティング
〒105-8308 東京都港区虎ノ門4-3-12

装丁・本文デザイン／若菜 啓
印刷・製本／図書印刷株式会社
ISBN 978-4-931400-93-1

本書籍に関するお問い合わせ、ご連絡は下記にて承ります。
http://nkbp.jp/booksQA